KB111069

밥따로 물따로
음양식사법

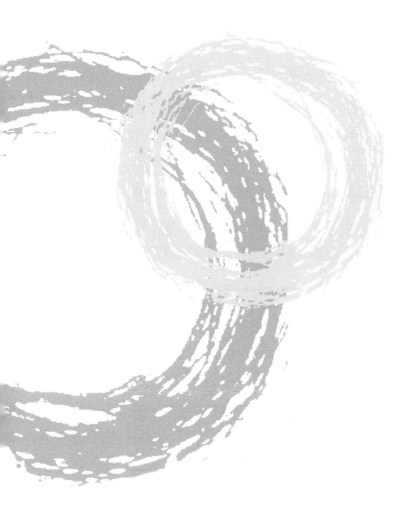

밥따로 물따로 음양식사법

이상문 지은 것을 정신세계사 정주득이 2005년 6월 7일 고쳐 펴내다(개정3판). 제1판은 2002년 10월 26일 펴내다. 편집주간 유기천, 편집부장 이상실, 정미화, 문시연이 편집을 류승인이 책의 꾸밈을 맡다. 정신세계사의 등록일자는 1978년 4월 25일(제1-100호), 주소는 03785 서울시 서대문구 연희로2길 76 한빛빌딩 A동 2층, 전화는 02-733-3134(대표전화), 팩스는 02-733-3144, 홈페이지는 www.mindbook.co.kr, 인터넷 카페는 cafe.naver.com/mindbooky 이다.

2021년 2월 22일 박은 책(개정3판 제30쇄)

ISBN 978-89-357-0213-8 03510

밥따로 물따로
음양식사법

이상문 지음

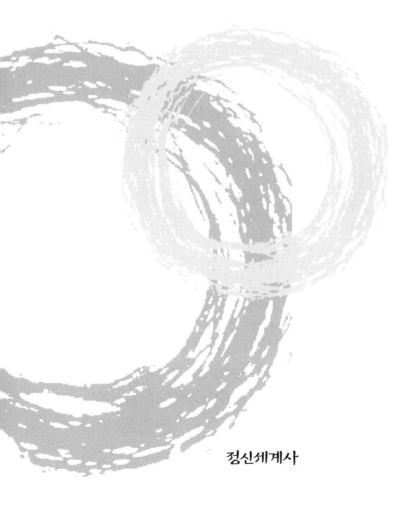

정신세계사

음양식사법 기본요령

1. 물은 식후 2시간이 지난 후부터 다음 식사 2시간 전까지는 마음 껏 마실 수 있다.

2. 식후 2시간 후에도 물이 먹고 싶지 않을 때는 의무적으로 마시 지 말라.

3. 식후 2시간 후에 물을 마셨는데 기운이 가라앉는 증세가 있으면 1시간 후에 마신다.

4. 식후 2시간 후에 물을 마셨는데 변비가 생기는 경우는 1시간 후 에 물을 마신다.

5. 식후 2시간 후에 물을 마시거나 아침, 저녁 두 끼로 조절할 때는 밤낮으로 잠이 오는 수가 있다. 특히 2개월 반까지 잠이 오는 경 우가 많은데 이럴 때는 잠을 실컷 자도록 한다. 음양식사법으로 잠이 오는 것은 그동안 피로해 있던 신경세포가 안정되어간다는 증거이다.

6. 음양식사를 하다보면 좋은 효과를 보는 듯하다가 몇 달이 지난 후에는 오히려 위산과다증이나 자주 체하는 증상이 올 수 있는 데, 이때는 식사를 전과 같이 1일 3식으로 하면 정상으로 회복 된다.

밥따로 물따로 음양식사법 〈개정판〉을 펴내며

음양식사법은 단순히 질병 예방이나 퇴치, 혹은 건강유지를 위한 것이 아니다. 물론 사람이 한평생 건강하게 사는 것도 큰 축복이지만, 참다운 건강이란 몸과 마음의 일치가 이루어져야 비로소 가능하다.

지금까지 우리는 몸의 건강은 의사나 약사에게, 그리고 마음의 건강은 종교나 마음수행 등에 맡겨왔다. 그러나 이 두 가지는 결코 분리되어서는 안 되는 것이다. 예를 들어 영적인 수행을 하는 사람들이 많으나, 무엇보다도 몸을 제대로 만들지 않고서는 소기의 목적을 달성하기 어렵다는 사실을 말하고 싶다. 몸과 마음은 함께 완성되는 것이지 결코 어느 한쪽으로 치우쳐서는 안 된다.

인간은 몸과 마음의 질병에서 벗어나기 위해 그동안 다양한 방편을 동원했지만, 그 어떤 것보다 우선인 것은 식사이다. 식사를 제대로 못하면 약이나 사상이 무슨 소용인가.

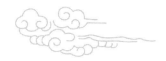

그러나 이제까지 우리는 이토록 중요한 식사를 일정한 공식 없이 무절제하게 해왔다. 그 결과로 오늘날 최첨단 의학과 장비를 자랑하는 병원이 늘어가고 있지만, 또한 그만큼 이름 모를 치명적인 질병들이 속속 등장하고 있다. 질병들이 범람하는 현실을 보면 오히려 문명과 질병은 궤를 같이 하여, 문명이 발달하면 질병도 따라서 증가하는 것 같다. 문명의 혜택을 입는 만큼 질병에도 쉽게 노출되어 있다는 역설은 안타까운 일이다.

그 중에서도 가장 안타까운 것은, 사람에게는 분명 천부적으로 부여받은 자연치유력이 있는데도 그걸 제대로 활용하지 못하고 있다는 사실이다. 건강은 단순히 의지만 있다고 얻을 수 있는 것이 아니다. 몸이 원하는 바를 제대로 알고 생활하는 것, 즉 몸의 순리를 따라야 인간은 질병으로부터 온전히 안전할 수 있다. 그러므로 질병은 자연의 공식에 역행한 대가에 불과하다.

한마디로 인체는 자연의 공식대로만 살면 불멸의 몸으로 계속 새로워질 수 있다. 오늘날의 과학자와 의학자들도 인정하는 것처럼 세포는 항상 신진대사를 하지 않는가. 낡은 세포가 사라지고 그 자리에 새로운 세포가 돋아나면 항상 새로운 몸을 유지해야 하는데도 불구하고 우리 인간은 노화와 질병에서 벗어나지 못하고 있다. 그 이유는 우주의 공식인 시간의 법칙을 식생활에 적용하지 못한 결과이다.

지금의 무절제한 식습관으로는 그 어떤 각고의 노력이나 수행을 통해서도, 몸과 마음이 온전한 일치를 이루기는 불가능하다. 오직, 그릇된 건강상식을 과감히 던져버리고 음양의 법칙대로 올바른 식사법을 실천할 때만 영육의 온전한 열매를 맺을 수 있다.

이 글을 통해 많은 사람들이 영육의 질병에서 벗어나는 계기가 될 수

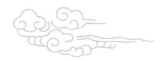

있다면 얼마나 좋을까. 질병에서 고통받는 사람들, 마음의 갈등으로 고통받는 사람들, 그 외 여러 가지 괴로움을 당하는 사람들이 있다면 이 글을 읽고 무한한 인간의 능력에 희열을 느끼길 바라며 엄청난 축복과 희망이 우리 앞에 놓여져 있다는 사실을 발견하길 바란다.

2005년 6월, 이상문

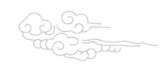

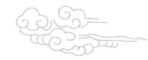

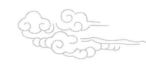

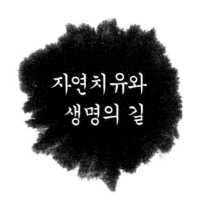

자연치유와 생명의 길

천식으로 고생하다 우연히 음식 조절에 관한 얘기를 듣고 몸을 도구로 고난의 실험에 뛰어든 지 어언 40여 년이 흘렀다.

자신의 몸을 도구 삼아 실험에 몰입한다는 것은 목숨을 건 도박이나 다름없는 행위였다. 무절제한 단식과 폭식을 반복하면서 몸을 혹사했고 그 과정에서 오장육부에 치명적인 손상을 입기도 했다. 하지만 그와 같은 고통의 시간을 쌓아올린 결과 음양식사법이라는 신비롭고도 놀라운 생명의 법을 터득할 수 있었다. 궁극적으로는 건강을 잃고 생의 절망 속에서 신음하는 많은 이들에게 희망의 불을 밝힐 수 있었다.

사실 '나'라는 개인의 삶에서 사회적 의미를 제거하고 나면 아무것도 남는 것이 없다. 남들은 그렇게 많은 병을 고쳤으니 당연히 돈도 많을 것이라 생각하지만 호주머니는 과거나 지금이나 늘 가볍고 서늘하다. 찢어지게 가난한 집에서 태어나 어렸을 때부터 배를 곯았고, 머리가 좀 굵어진 다음에는 곧장 타지로 올라와 이곳 저곳을 전전하며 내 몸뚱어리를 책임져야 했다. 게다가 20대 초반부터 약 20년 간은 오로지 음양식사법이라는 화두를 붙들고 살았다.

본격적으로 음양식사법을 대중화하기 시작한 것이 1990년대 초반. 애당초 타인의 병을 치료해주고 돈을 벌 생각은 없었다. 그런 욕심이 있었다면 음양식사법을 공개하지도 않았을 것이며, 그저 1년에 돈 있는 암환자 두어 명 골라 고쳐주는 것으로 떼돈을 벌었을 것이다. 하지만 나는 음양식사법을 생명의 법이라 여기는 사람이다. 말 그대로 생명 있는 것들의 법도이므로 이것이 단지 한 개인의 물욕과 영생을 위한 것으로 전락하면 안 된다고, 온전히 전 인류의 생명과 행복을 위한 제단에 바쳐져야 한다고 생각한다.

따지고 보면 밥따로 물따로 원리를 기초로 하는 음양식사법은 그 자체가 개인의 영달과는 무관한 속성을 지녔다고 볼 수 있다. 약을 파는 것도 아니고 특효 주사를 놓아주는 것도 아니다. 단지 자연의 이치에 맞게 살라는 지극히 당연하고 평범한 진리를 깨우쳐주는 것에 불과하기 때문이다.

많은 사람들은 이를 이해하지 못했다. 이는 부와 명예를 획득하는 것을 최선의 과업으로 여기는 사회 풍조가 빚어낸 필연적인 결과이다. 사람들은 병을 고치러 와서도 나를 의심했고, 심지어는 무면허로 고발해 감옥 신세를 지기도 했다. 그렇다고 내가 그들을 원망하는 것은 아니다. 오히려 교도소 옥살이를 통해 그동안 앞만 보고 달려온 내 삶에 제동을 걸 수 있었으며, 내 육체를 이용해 실험한 결과를 체계적인 이론으로 정립하는 시간적, 정신적 여유를 회복할 수 있었다.

물론 아내와 두 자녀에게는 개인적으로 미안하고 가슴 아픈 부분이 많다. 무엇보다 경제적으로 가장 노릇을 제대로 못했다는 게 가장 마음에 걸린다. 하지만 이제 성인으로 자란 내 아이들은 누구보다도 나를 믿고 따르는 지지자가 되었다. 많은 사람들에게 생명을 전하고 삶의 희망을 이어주는 메신저로서의 내 역할을 십분 인정하기 시작한 것이다. 그래서 나는 음양식사법의 대중화에 더 많은 힘과 정열을 쏟고자 한다. 그것이 작게는 나의 가족, 크게는 전 인류를 위한 것이라는 확신이 있는 까닭이다.

내가 이 책을 통해 말하고자 하는 것은 사람이 지키고 따라야 할 법과 질서다. 우리는 흔히 법과 질서라는 말에서 사람을 억압하고 통제하는 일종의 '강제'를 떠올리기 쉽다. 그러나 내가 말하는 법과 질서란 오히려 인간의 평화롭고 안정된 생활을 보장해주는 속성을 지녔다. 여기서는 바로 건강을 유지해주는 비결과 같기 때문이다.

생각해보라. 아무리 지식이 높고, 권력이 있고, 돈이 많다고 한들 건강을 잃으면 무슨 소용인가. 자신의 건강과 생명을 자신이 책임지지 못한다면 천하를 소유한다 한들 얼마나 행복할 수 있을 것인가.

생명의 법에 따르면 사람의 육체는 곧 하나의 국가와 마찬가지다. 정신이 대통령이라면 마음은 부통령이고, 오장육부가 각부 장차관이라면 모든 세포는 국민이다. 그런데 오늘날 사람들이 즐기는 식생활은 국민을 괴롭힌다는 점에서 부정 부패한 정치에 비유할 수 있다. 사람들은 서양에서 도입된 영양학설의 고정관념에 갇혀 시간과 때를 가리지 않고 분별 없이 먹고 마시기 일쑤다. 이 때문에 육체의 나라를 운용하는 생명의 법과 질서는 깨져버렸고, 국민 세포는 극심한 혼란 속에서 기아 상태로 죽어가거나 아니면 적군이라 할 질병에 시달리다 결국 사망하고 만다.

이처럼 썩어 문드러지고 망가진 육체의 나라를 다시 제대로 세우려면 생명의 법을 올곧게 세우는 것이 필요하다. 생명의 법을 세운다는 것은 먹고 마시는 식생활 습관을 개선해야 한다는 것을 의미한다. 그러나 이것이 단지 일개인의 건강만을 위한 것은 아니다.

국가는 일개 개인보다 크고 중한 존재지만 그것 역시 개인의 힘에 기초하여 세워진 조직이다. 국가뿐 아니라 온 우주도 사실은 인체에서 시작하는 것이다. 그리고 인체는 하나의 작은 세포에서 비롯된다. 다시 말하면 진정으로 국가를 사랑하고 우주와 인류를 사랑하는 사람이라면 먼저 인체의 작은 세포 하나 하나를 사랑하고 보듬을 줄 알아야 한다는 것이다. 무릇 가장 작은 것을 사랑하는 사람이 가장 큰 것도 사랑할 수 있는 법이다.

이 내용을 갈무리하여 몇 편의 비디오테이프로도 제작했다. 그 비디오테이프가 세상에 알려지자 갑자기 건강 상담을 청해오는 사람들이 많아졌다. 세상에 병으로 시달리는 사람들이 얼마나 많은지 새삼 확인했던 순간이었다. 내가 보기에 세상은 마치 거대한 병동과 같았다. 그들의 절망과 슬픔이 폐부를 찌르며 나의 마음을 아프게 했다. 하지만 한편으론 그들과 접하면서 나는 비로소 내가 왜 태어났고 이 세상에서 해야 할 일이 무엇인지 확고하게 깨달을 수 있었다.

나는 나를 찾는 환자들의 후원과 열의에 힘입어 독산동 우시장 맞은편 건물에 세를 얻어 지도원을 개원했다. 사무실 이름은 '음양사'라고 지었다. 당시 내가 음양사를 낸 심정은 아래의 시 한 편에 가장 잘 녹아 들어 있다.

지구촌의 형제들이여

하늘 아래 사는 지구촌의 형제들이여
모두가 모여 오라
종교를 초월하고
국경을 초월하고
사상을 초월하고 인종을 초월하여
모두가 모여 오라
우리는 모두가 형제요 자매요 한 가족이다
인간이 오늘날까지 질병의 노예로서
죽음에 예속되어
시련과 고통의 생활을 하였지만
이제 생명의 법 안에서
생명의 빛을 영원히 얻어
죽음의 쇠사슬을 끊고
장생의 길로 달려가자
오라 오라 모두가 모여 오라
인류의 형제들이여
모두가 한마음이 되어
신비한 생명의 법을 배우고 실천하여
무병장수국을 건설하자

음양식사법이 호응을 얻자 언론 매체에서 인터뷰 요청이 쇄도했고 그 이론도 소개되었다. 찾아오는 환자들은 더욱 늘었고, 오래된 질병에서 해방된 사람들은 자비를 들여 신문에 감사의 광고를 내주었다. 사무실은 점점 바빠지기 시작했다. 전화 상담에, 개인 면담에, 나의 하루는 24시간이 모자랄 지경이었다.

그렇다고 그들에게 대단한 치유의 은사를 베푼 것은 아니다. 앞에서도 얘기했듯이 내가 전달한 것은 너무도 단순하고 평범하다. 병을 고치려면 증상이 아닌 원인을 보아야 한다는 것, 무슨 병이든 그 원인은 기혈순환의 부조화라는 것, 기혈순환의 부조화는 결국 음양의 실조에서 비롯된 것이고 음양실조의 가장 큰 원인은 잘못된 식생활이라는 것.

잘못된 식생활을 바로잡는 핵심은 밥과 물을 따로 먹는 것이다. 밥이 양이라면 물은 음이다. 그러므로 음식을 섭취하는 것은 우리 인체에서 음과 양을 합하는 과정이다. 그런데 인체는 우주에 속해 있기 때문에 인체 내의 음양 역시 우주에 통용되는 음양의 기운에 맞추어야 한다. 음의 시간에는 음이 활동하게 하고 양의 시간에는 양이 활동하게끔 해줘야 인체에 탈이 없다는 얘기다. 간단하게 풀이하면 물은 음이기 때문에 음의 시간에 복용해야 하고 밥은 양이므로 양의 시간에 섭취해야 한다는 결론이 나온다.

만약 이를 무시하고 밥과 물을 함께 먹으면 물과 불을 섞는 것과 같은 결과를 야기한다. 물과 불을 섞으면 불이 제 힘을 발휘하지 못하고 꺼진다. 불기운이 일어나는 양의 시간에 물을 가까이 하면 체내에 한창 일어나는 불기운을 물로 꺾어버리는 것과 마찬가지다. 이는 궁극적으로 음양실조를 불러일으켜 온갖 질병을 낳는 원인이 되고 만다. 물론 이는 무척 단순하게 표현한 것이다. 음양식사법 이론은 이보다 훨씬 많은 원리와 내용을 체계적으로 포괄하고 있고 또 실천 방안 역시 단계에 따라 차이를 보인다. 하지만 중요한 것은 음양식사 수련의 기초는 어디까지나 '밥따로 물따로' 라는 것이다. 나는 이 쉽고도 평범한 진리를 얻기 위해 무려 몇십여 년을 깊고 험한 산 속에서 나 자신과 싸워가며 고통을 감내해야 했다.

그러나 지금 과거의 고통은 무엇과도 바꿀 수 없는 환희의 물결이 되어 나를 감싸고 있다. 이는 인류의 행복을 위해 자기 자신을 희생한 사람만이 느낄 수 있는 최대의 감동이라고 생각한다. 그리고 이 감동과 환희에 동참하는 사람들이 더욱 많아졌으면 하는 것이 내게 남은 유일한 소망이다. 그 소망을 한 발자국 실현하는 심정으로 나는 지나간 과거와 영적 체험과 그리고 수없이 많은 임상 사례를 공개한다. 이것을 읽는 모든 사람이 빛은 어둠에서 비롯되지만, 어둠을 태우는 놀라운 힘을 지녔다는 것을 알게 된다면 나는 그것으로 족할 뿐이다.

I

음양식사법의 원리와 실천

왜 음양식사인가. 음양의 합일은 온전한 인간을 구현하는 데 필수적으로 요구된다. 음양의 조화로운 합일을 통해 인체는 균형을 유지하며 결국 정신과 물질이 하나 되는 경지에 이르러 시공을 초월하는 몸으로 거듭날 수 있게 된다. 음양식사란 물질에서 벗어나기 위한 구체적인 수련법이다.

음양식사법의 원리

생명의 법

생명의 법이란 한마디로 '인간의 생명에 관한 법'이다.

국가마다 헌법이 있고 도로에 도로교통법이 있듯이, 생명에도 엄연한 법이 존재한다.

생명은 우주의 공식에 의해서 태어나고 사라진다. 그러므로 생명의 법이란 곧 우주의 공식과 같은 말이다.

이 시대의 모든 종교와 철학들이 주장하는 죄악이나 선악의 가치를 초월하여, 생명의 법은 모든 사람들에게 자신의 근원인 우주의 공식대로 살아가도록 가르친다.

또한 인체 내에 든 생명의 법을 깨달아 생활에 적용시키기만 하면 모든 사람이 영육의 질병과 부조리에서 온전히 벗어날 수 있다고 강조한다. 말하자면 생명의 법은 인종, 종교, 사상, 철학 등을 뛰어넘어 천지인신(天地人神)이 하나 되는 우주의 공식인 것이다.

세포의 비밀

생명은 세포에서 비롯되므로 세포가 건강해야 생명도 건강하게 유지될 수 있다. 노벨상을 두 번이나 수상한 미국의 라이너스 폴링 박사는 육체와 생명의 근본이 되는 세포에 대해 다음과 같이 설명했다.

> "죽음은 자연에 역행하는 것이다. 이론적으로 인간은 영원불멸의 존재이지 않으면 안 된다. 육체의 조직은 스스로 재생 가능하다."

이 말을 풀이하면 늙은 세포가 사라진 자리에는 반드시 새로운 세포가 재생하기 때문에 인체는 항상 젊음과 활력을 유지할 수 있어야 한다는 것이다. 이를 보다 근본적으로 밝혀주는 것이 바로 생명의 법이다. 생명의 법에서는 세포의 노화 원인이 기혈순환의 부조화에 있다고 보고, 기혈순환을 정상화하여 원활하게 하기 위한 방법으로 음양식사법을 제시한다. 즉, 음양식사법은 세포의 비밀을 밝혀낸 근거를 바탕으로, 인체에 발생하는 모든 질병의 치유와 불로장수를 가능하게 만든 방법이라할 수 있다.

우주의 비밀 🌿

인간의 세포는 무한한 잠재력을 지니고 있다. 그것은 인위적으로 조작된 것이 아니라 천지에서 부여받은 완벽한 신성에서 비롯한 것이다. 그래서 인체는 곧 우주의 축소체라 할 수 있다. 생명의 비밀을 풀기 위해서는 먼저 이 우주의 법도를 알고 또 그것을 철저하게 생활에 적용하여 온전한 생명력이 인체 내에서 발휘되도록 해야 한다. 생명의 법은 우주가 시간과 공간의 법칙으로 구성되는 것처럼 인체도 시공의 법칙 속에서 운행한다는 근본 원리에 입각해 하루 24시간을 24절기에 배당하여 인간이 먹고 마시는 '시간의 공식'을 역사상 최초로 밝혀냈다.

인류가 질병에서 벗어나지 못하는 이유는 바로 이와 같은 간단한 원리를 생활에 적용하지 못한 결과일 뿐이다. 반면 생명의 법에서는 양의 시간대와 음의 시간대를 명확하게 구분함으로써 밥 먹고 물 마시는 시간과 요령을 일러주기에, 이대로만 실천하면 병고에서 벗어날 수 있게 된다.

4대 체질론 🌿

생명의 법에서는 사람의 체질을 4단계로 나눈다.

1차원 　 형성체질
모태 안에서 인체로 형성되는 10개월 간의 체질을 말한다.

2차원   발육체질

유아기에서 이유기를 거쳐 온전하게 젖을 떼는 기간의 체질을 말한다. 보통 10세까지가 이에 해당한다. 이때는 젖과 같은 부드러운 액체식을 위주로 한다.

3차원   성장체질

발육 체질을 거쳐 성인의 상태가 되면 단단한 고체식을 먹는다. 이 시기를 가리켜 성장체질이라 하는데 성장체질의 수명은 보통 1백년이다.

4차원   영장체질

성장체질이 되면 보통 23세까지는 세포가 활발하게 성장하지만 그 이후로는 성장이 멈춘다. 따라서 성장체질의 한계를 벗어나려면 액체식과 고체식이 아닌 기체식을 위주로 살아야 한다. 이처럼 기체식으로 유지되는 체질을 영장체질이라 하는데 영장체질에서는 1천년을 1기로 본다. 영장체질이 되면 인간은 물질에서 온전히 벗어나 참다운 자유를 누릴 수 있게 된다.

완전건강을 위한 음양식사법
(전반기 수련법)

음양식사법의 원래 목적은 인간의 체질을 영장체질로 만드는 것이다. 그러나 많은 사람들이 당면한 과제는 영장체질로 변화하는 것이 아니라 어떻게 하면 질병에서 벗어날 수 있는지 그 방법을 찾는 것에 있다. 그러나 단지 건강하게 사는 것을 넘어서 신이 부여한 인간의 본성과 본질을 되찾고자 깊은 내면의 세계에 관심을 기울이는 사람이 있다면 좀더 체계적으로 음양식사법의 수련법을 익히고 행하길 바란다.

물론 그 과정은 쉽지 않을 것이다. 이미 오래전부터 무절제하게 먹고 마시는 습관에 길들여져 있는 데다가, 또 사회 생활을 하다보면 아무래도 다른 이들과 어울려야 하는 일이 많아져 먹고 마시는 시간을 제대로 지키기가 힘든 탓이다. 하지만 분명한 것은 무슨 일을 하든 자신과의 싸움에서 이기지 못하면 현재 멈춰 선 곳에서 한 발자국도 더 진전하기가 힘들다는 사실이다.

음양식사 수련법은 크게 완전건강을 위한 전반기 수련과 후반기 영장체질 수련으로 나뉘어져 있다. 부디 많은 이들이 전반기, 후반기 수련법을 실천하는 과정에서 현재의 자신을 뛰어넘어 한 차원 더 발전한 삶을 살아가길 바란다.

앞에서 사람의 체질을 4대 체질로 나누어 설명한 바와 같이 사람은 본래 24세가 넘으면 기식에 돌입하기 위한 수련을 해야 한다. 많은 이들이 이런 원리를 몰라 늙어 죽을 때까지 성장체질에 맞는 고체식 위주로만 식생활을 하다가 생을 마감한다. 그러나 전반기 수련을 통해 후반기 수련을 감당할 수 있는 체질로 변화하는 데 성공하게 되면 그 후 인간은 전혀 다른 삶을 영위할 수 있다. 음양식사법이 전반기 수련(7년 과정)과 후반기 수련(7년 과정)으로 나뉘어 구성되어 있는 이유도 바로 이 때문이며, 그런 점에서 전반기 수련은 후반기 수련을 위한 준비 과정이라고 할 수 있다.

완전건강을 위한 전반기 수련의 내용은 물과 밥을 따로 먹고 마시는 생활을 하는 것이다. 아무 때나 스스로 결심이 섰을 때 1일 3식, 1일 2식, 1일 1식과 같은 식으로 밥을 먹고 물은 식후 2시간 뒤부터 다음 식사하기 2시간 전에 마시면 된다. 처음에는 1일 3식을 하다가 나중에 2식으로

교환수련의 순서

① 1개월 2식 후 1개월 3식   ② 2개월 2식 후 2개월 3식

③ 3개월 2식 후 3개월 3식   ④ 4개월 2식 후 4개월 3식

⑤ 6개월 2식 후 6개월 3식

돌릴 수 있으며 1식을 하다가 다시 2식이나 3식으로 돌릴 수도 있는데, 이를 가리켜 교환수련이라고 한다. 예를 들어, 1일 2식과 1일 3식의 교환수련 기간 동안 2식과 3식 사이를 넓혀가다보면 1일 2식 하는 습관이 정착되는데, 그 정도 단계에 오르면 1일 2식만으로도 사회 생활을 하는 데 별다른 지장을 받지 않는다. 만약 자신이 없으면 우선 하루 한 끼라도 물을 식후 두 시간 뒤에 먹는 습관을 들이도록 노력하면 된다.

이고식이란 무엇인가

전반기든 후반기든 밥따로 물따로를 실천하는 사람들이라면 이고식을 먹는 것이 좋다. 이고식(離固食)은 글자 그대로 '고체식에서 벗어나는 음식'이라는 뜻이다. 어머니 품안에서 젖을 먹던 유아가 발육체질에서 성장체질로 개선하기 위해 꼭 먹어야 할 공식적인 음식이 이유식이라면, 마찬가지로 성장체질에서 영장체질로 개선하기 위한 과도기에 꼭 먹어야 할 공식적인 음식물도 있어야 하는데, 그것을 이고식이라고 한다. 이고식은 음양이고식을 줄인 말이다.

기식만으로도 얼마든지 생존할 수 있으며, 시공을 자유자재로 초월할 수 있는 신령한 몸으로 거듭나는 과정에서 필수적인 음식물이 바로 이고식이다. 이처럼 영체로 개선하기 위한 목적이 아니더라도, 단순히 건강을 목적으로 하는 사람들에게도 이고식은 필수적이다. 누구든 적게는 6개월에서 길게는 1년 정도 이고식을 복용하면서 밥따로 물따로를 실천한다면 곱절의 상승효과를 볼 수 있음은 물론이다.

1일 3식 수련법 🌿

음양식사법의 첫 단계이자 수련의 시작이다. 하루 세 끼의 일반적인 식생활 방식을 그대로 유지하되, 다만 국이나 물은 멀리 해야 한다. 그리고 1일 3식의 정해진 시간 외에는 어떠한 음식이나 간식도 일체 삼가고, 물 마시는 시간을 깜빡 잊고 지나쳤을 경우에는 참았다가 다음 물 마시는 시간을 이용해야 한다.

물을 마시지 않고 된음식을 먹은 후, 2시간이 지나서 물을 마시는 음양식사는 그야말로 느슨하게 풀려 있던 인체 세포에 새로운 활명(活命)의 기운을 불어넣는 촉매제로서, 나사를 죄어주는 인고(忍苦)의 연단(鍊鍛)임을 명심하고 어린아이가 젖을 떼는 기분으로 임해야 한다.

이렇듯, 평소의 식생활과는 달리 된음식만 먹고 국이나 물을 먹지 않으면, 처음에는 식사를 해도 음식을 섭취한 것 같지 않고 소화도 잘 안 되는 것 같으며, 가슴이 답답해지면서 여러 가지 불쾌감과 괴로움이 수반되는 증상이 나타나기도 한다. 어린아이가 쓴 젖꼭지를 물었을 때 비록 말은 못해도 마찬가지의 불쾌감에 시달린다는 사실을 상기해보라.

전 세계인은 음식을 이렇게 먹어라

음식을 먹을 때는 국이나 물과 함께 먹지 말고, 음식을 다 먹은 후에도 곧바로 물을 마시지 않는다. 반드시 식사 후 2시간이 지나 물을 마시도록 한다. 흔히 동양인은 음식을 먹을 때 물부터 먼저 마시는데 이러한 습관은 버려야 한다. 국이나 찌개를 먹을 때는 젓가락으로 건더기만 건져먹고 국물은 절대 먹지 않도록 한다.

식사를 된음식으로만 했을 때 얻는 효과

- 강한 침샘의 작용으로 소화력이 향상된다.
- 위액의 분비가 촉진돼 섭취한 음식의 영양분이 완전 흡수, 소화된다(실험 결과 강아지는 음양식사를 한 사람의 변은 절대 먹지 않는 것으로 드러났다. 이미 인체 내에서 영양분이 완전 소화되어 변에는 강아지가 먹을 영양분이 남아 있지 않기 때문이다).
- 저절로 과식하는 일이 없어진다. 설령 과식을 한다 해도 위액이 강하게 작용하므로 소화불량이나 체증으로 고생하지 않게 된다. 음양식사법을 하면 호흡이 자연적으로 깊어져 단전호흡을 하지 않아도 그 이상의 효과를 얻을 수 있다.
- 다소 변질된 음식을 먹더라도 입 안에서 분비된 침의 살균력과 위에서 분비된 강한 위액의 멸균력이 이를 간단하게 처리한다. 잘못된 음식물 섭취로 인해 질병에 걸리지 않을 만큼 튼튼한 체질로 바뀐다.
- 누구든지 2~3주 정도만 계속하면 위장 기능의 강화로 신진대사가 활발해지고 소화, 흡수력이 높아져 몸이 편안하고 정신이 맑아진다. 그 결과 활기찬 생활을 할 수 있게 된다. 만일 1일 3식 때 식후 2시간 뒤에 물을 마셨는데 변비가 생길 경우는 물 마시는 시간을 식후 1시간 뒤로 조절한다.
- 식후 2시간 뒤에 물을 마시게 되면 위에서 정체되지 않고 빨리 흡수된다.
- 몸 안의 자연치유력이 강화된다. 따라서 그 어떤 질병도 5일에서 15일 안에 치유가 가능하다.
- 이고식을 병행하면 더욱 좋은 효과를 볼 수 있다.

또한 서양인은 빵을 먹기 전에 수프를 먼저 먹는데 이것 역시 절대 삼가야 할 습관이다. 먼저 빵을 먹고 2시간 후에 물이나 수프를 먹어야 한다. 이렇게 2시간 후에 물을 마시게 되면 만병을 예방할 수 있다.

만병의 원인은 과음과 과식, 절제 없는 식생활 때문이기도 하지만 식사할 때 물과 음식을 함께 먹는 데 근본적인 원인이 있으며 이것이 음양 이론이다. 예를 들면 음식은 불이요, 물은 음이다. 인간이 살아가는 데 물과 불은 필수 조건이지만, 불은 불대로 활활 타오르는 작용을 해야 가치 있고, 물은 물대로 순행을 잘 해야 가치 있는 것이다. 그러나 물과 불이 혼합되면 너도 죽고 나도 죽는 격이 되고 만다.

이와 같이 근본적으로 잘못된 음식 문화로 인해 몸 안의 자연치유력은 쓰레기를 처리하는 데만 급급했지, 병을 치료할 시간적 여유가 없기 때문에 만병이 유발될 수밖에 없다.

오늘날 대부분의 사람들은 음식을 먹기 전에 물을 마시고 또한 음식을 먹으면서 물을 마셔야 좋다고 생각한다. 그런데 엉뚱하게 음양 이론을 들고 나와서는 식사 때 물과 함께 음식을 먹기 때문에 만병이 온다고 하니 혹자는 얼른 이해가 안 갈 것이요, 상식 밖의 일이라고 생각할지도 모른다.

수천 년을 그렇게 내려왔으며, 또한 80~90이 되면 어김없이 늙은이 행세를 하게 되니 그렇게 생각하는 것도 무리는 아니다. 그러나 음양 이론, 즉 생명의 법에서는 절대 80~90세에 늙은이 행세를 할 수 없을 뿐만 아니라, 100세쯤 되어야 이제 겨우 지적, 육체적, 재정적으로 완성을 이루어 그때부터 진정으로 실천적인 삶을 시작할 수 있다고 본다.

음식과 물을 구분해 먹으면 만병을 예방

된음식을 먹고 수분을 섭취하지 않는 데 따른 직접적인 효과는, 앞에서도 언급했듯이 침샘의 작용과 위액의 분비를 촉진시켜 살균력을 강화함으로써 음식의 각종 불순 세균들이 깨끗이 박멸되며, 과식 현상이 일어나지 않아 자연히 기혈순환이 잘 되고 덩달아 호흡 조절이 순조롭게 이루어진다는 것이다. 누구든 당장 체험해볼 수 있다.

음식을 먹을 때 국이나 찌개, 물 등을 같이 먹게 되면 우선은 배가 부르고 좋은 것 같으나 입을 꼭 다물고 숨을 길게 쉬어보면 배꼽 위로는 실(實)하고 포만감이 들면서 호흡이 잘 되는 것 같은데, 배꼽 밑(단전)으로는 허(虛)하고 호흡이 잘 통하지 않는다는 것을 느낄 것이다.

이번에는 된음식을 먹고 물을 마시지 않은 상태에서 입을 꼭 다물고 숨을 길게 쉬어보자. 그러면 반대로 배꼽 위로는 허한 기분을 느끼고, 배꼽 밑으로는 아주 실한 기분이 느껴지며 호흡이 잘 되는 것을 체험할 것이다.

이와 같이 우리 인체는 음식을 섭취한 후 호흡 조절이 원활히 이루어져야 기혈순환이 잘 되어 노폐물이 체내에 축적되지 않고 따라서 만병도 생기지 않는다.

그런데 음식을 먹을 때 물을 같이 먹게 되면 상체는 호흡이 너무 잘 되는 반면 배꼽 밑 하체는 반대로 호흡 조절이 잘 되지 않는다. 따라서 심장박동이 잠시도 쉴 수 없으며 그 리듬이 흐트러질 수밖에 없어, 결국은 몸 위, 아래 전체가 달통(達通)하지 못하기 때문에 기혈순환 부족 현상이 일어나는 것이다.

이러한 이유 때문에 식사하고 2시간쯤 지나서 물을 마시게 되면 음식 섭취에 온 힘을 쏟았던 자율신경이 자신들의 임무를 완전히 끝낸 뒤에, 편안한 자세로 공급되는 물을 충분히 수용하게 되어 실조 현상이 일어나지 않는다.

이렇게 된밥을 먹고 2시간 후에 물을 먹으면 체질에 따라서 처음에는 소화도 안 되는 것 같고, 답답하기도 하고, 밥 먹은 것 같지도 않고, 속이 쓰리기도 하고, 포만감이 오는 것 같고, 공연히 심란한 마음이 들어 일이 손에 잡히지 않는 등등의 괴로움이 따를 수도 있다.

그러나 이런 현상들은 아기가 이유식을 하는 과정과 다를 바 없으며, 2주나 3주 정도 지나면 모든 괴로움은 없어지고 몸이 편안해지며 컨디션도 좋아질 것이다. 그동안 법도 없이 마구잡이로 먹고 마시던 식생활 습관에서 넘치게 공급되던 물량을 처리하느라 기진맥진해 있던, 다시 말해 나사가 확 풀려진 인체세포가 단단히 조여지면서 조율되는 변화 과정에서 겪는 하찮은 괴로움이라 생각하면 된다.

또 체질상 위장 부분에 많은 부담을 주었던 사람은 속 쓰린 증세를 느낄 수도 있는데, 조금 괴롭더라도 며칠만 음식을 꼭꼭 씹어서 천천히 먹으면 자연히 정상으로 돌아온다. 만약 쓰린 증세가 심해서 참기 괴롭다면 쓰린 데 먹는 약을 물 마시는 시간에 며칠 간만 복용해도 좋다. 그러나 약을 먹지 않아도 괜찮을 것이니 참을 수 있으면 참도록 한다.

때때로 2시간 후에 물을 마시면 갑갑하고 포만감이 들 수도 있는데, 이럴 때는 물 마시는 시간에 맞춰 물을 마시게 되면 편안해지므로 조금도 염려할 필요가 없다.

음식은 열의 에너지, 물은 음의 에너지

세상 모든 사람들이 음식과 물만 구분하여 먹고 마신다면 만병을 예방하는 것은 물론이요, 어지간한 환자는 다 회복할 수 있다는 것이 음양의 이론이다. 음식은 열(熱 ; 陽) 에너지이고, 물은 음(陰) 에너지라 할 수 있다. 따라서 음식은 남자, 물은 여자에 비유할 수 있다.

마치 남자가 여자를 맞이할 수 있는 정력이 있을 때 여자를 맞이해야만 존경과 화합이 이루어지듯이 된음식을 먹고 2시간을 참게 되면 몸에서는 물을 그리워하는 강력한 힘이 생긴다. 즉, 양(陽)의 기운이 일어나는 것이다. 이때 물을 마시면 물은 체내에 들어가자마자 위장에 정체할 시간도 없이, 필요로 하는 각 장기에 적절히 흡수되어 기혈순환을 원활하게 해주면서 노폐물을 걸러내게 된다.

일반적으로 밥을 먹고 난 후에는 물을 마셔야 한다는 고정관념에서 비롯된 오늘날의 그릇된 식생활 습관은 인체 내부의 음양순행을 모르는 무지에서 나온 것이다. 이 그릇된 관념 때문에 동맥경화를 비롯한 각종 질병과 노화가 찾아오는 것이다.

식후 2시간 뒤 물 마시는 시간에는 음료수나 커피, 기타 물 종류는 마음놓고 먹어도 된다. 다만 건강에 이상이 있는 사람은 당분 음료를 삼간다. 2시간 후에 물을 마시게 되면 처음에는 많이 마시게 되지만 1개월쯤 지나면 하루 종일 가도 물 마시고 싶은 생각이 없어 2, 3일에 한 번씩 물을 마시기도 한다.

이때 물을 너무 적게 마시는 것은 아닐까 걱정할 필요는 없다. 음식에 들어 있는 수분만으로도 음양순행이 충분히 되기 때문이다. 그리고 그만큼 물을 마시지 않는 습성이 체질화되면 침샘의 작용이나 위액이 강한 살균력을 갖게 되어 설령 콜레라균이 몸 안에 침입했다 하더라도 살균 작용으로 물리쳐 건강을 그대로 유지할 수 있다.

주변에서 된밥을 좋아하고 물이나 국에 말아먹지 않는 사람들을 보면 몸도 비대하지 않고 활력이 있으며 건강하게 생활하는 모습을 볼 수 있다. 가축 중에도 염소나 토끼는 물을 좋아하지 않는 편인데, 그들은 별다른 전염병에 걸리지 않는 대표적인 동물이다.

물을 조절하는 식생활을 하다가 혹 설사를 할 경우에는 하루쯤 물 한 모금 입에 대지 않고 단식을 하면 깨끗이 회복되며, 오히려 설사하기 전보다 장의 기능이 증진될 것이다.

명심할 점은 이렇게 하루를 굶었다 하더라도 다시 식사를 시작할 때는 절대로 물부터 마시지 말고 된음식부터 먼저 먹고 2시간 후에 물을 마셔야 한다는 것이다.

1일 2식 수련법

1일 2식 수련은 1일 3식 수련과 병행하여 실천한다. 자기 체질에 맞게 1개월이나 2개월씩 교환하여 수련하되, 가능하면 1대2나 1대3으로 1일 2식이 차지하는 비율을 1일 3식보다 점차 늘려나가도록 한다. 1일 2식 수련의 원칙은 아침—저녁이지만 사회 활동이 많은 사람은 편의상 점심—저녁, 혹은 아침—저녁 수련 중 하나를 선택한다.

점심—저녁 수련법

1일 2식 수련법의 하나인 점심—저녁 수련을 할 때는 새벽부터 점심식사 때까지 물은 물론 우유나 계란 등 어떤 가벼운 음식도 먹어서는 안 된다. 낮 12시가 지나면 된음식으로 점심식사를 하는데 식사중에 물이나 국은 먹지 않는다. 물은 반드시 식사 후 2시간이 지난 뒤에 마셔야 한다.

아침부터 점심 때까지 아무 음식도 입에 대지 않았다고 하여 점심식사 때 된음식 이외에 국이나 다른 물 종류의 반찬을 같이 먹게 되면 식사 후 식곤증이 찾아오고, 위 확장으로 인한 위하수(胃下垂)가 유발된다. 또한 인체가 음양의 균형을 잃어버리게 된다.

그것은 아침부터 점심 때까지 단식으로 인해 인체 내부에 피어오르던 열 기운과, 낮에 양체질이 되어 일어나는 열 기운을 점심식사 때 먹는 국이나 물로 꺾어버려 음양의 균형이 실조됨으로써 생기는 현상이다.

그러나 점심에 된음식만 먹고 식사중에 물이나 국 또는 물 종류의 반찬을 먹지 않으면, 위장은 튼튼해지고 식후의 포만 상태에서 오는 식곤증이 사라진다. 따라서 몸은 가벼워지고 마음은 상쾌해져 최고의 쾌적지수를 유지하며 활기차게 생활할 수 있다.

바쁜 사회 활동 혹은 직장 내에서의 다양한 인간관계에도 불구하고 1일 2식 수련법을 실천하기 위해 새벽부터 낮 12시까지 음료수의 유혹을 물리칠 수 있는 결단만 있으면 음양식사법은 대성공이라 할 수 있다. 그리고 술로 인한 각종 질환에 전전긍긍할 필요도 이유도 없으며 각종 만성적인 질병에서도 완전히 해방될 수 있다.

점심, 저녁 수련법의 경우, 저녁 한 끼는 국이나 물, 또는 술 등의 물 종류와 함께 식사해도 괜찮다. 단, 질병이 있으면 역시 물은 2시간 뒤에 마시도록 한다.

저녁 6시 이후 밤 시간은 우리 인체가 음체질이 되어 물 기운이 일어나는 시간이므로 인체의 체질과 물음식이 상생하며 조화가 이루어진다. 될 수 있으면 원칙을 지키는 것이 좋지만, 부득이한 경우 물 종류와 함께 저녁식사를 해야 할 때는 그렇게 해도 큰 지장은 없다. 음양식사법을 실천하기가 힘들다면 이런 식으로 서서히 길들이는 것도 하나의 방법이라고 할 수 있다. 아울러, 이고식을 먹게 되면 더욱 좋은 효과를 보게 된다.

아침 ― 저녁 수련법

아침―저녁 수련법은 전반기 7년의 준비 수련 과정 중 가장 중요한 수련이며, 나아가 후반기 7년의 영장체질 수련에 적응하기 위한 기본적인 체질 형성에 보다 가까이 접근할 수 있는 지름길이기도 하다.

아침, 저녁만 먹는 수련을 할 때는 무엇보다 물과 음식을 뚜렷이 구분해야 한다. 또한 아침, 저녁 두 끼 식사는 일종의 기도식(祈禱食)으로서 냉장고의 찬물은 절대로 금해야 한다.

이때도 물 마시는 시간은 반드시 지켜야 하는데 신체의 이기(二氣)인 음양의 변화에 맞추어 모든 음식을 먹어야 우리 인체의 세포 활동이 나사를 꽉 죄어주듯 더욱 활발해지기 때문이다.

만일 아침식사중이나 식사 후 곧바로 물을 먹게 되면, 낮 시간에 심한 공복감을 느끼게 되고 체력이 급격히 떨어져 기운이 없어지며 몸이 무거워져 저녁식사 시간까지 참기가 매우 어려워진다.

식사 후 6시간이 지나면 위장이 완전한 공복 상태가 되면서 체내에 열

아침 — 저녁 수련법의 준수사항

- 아침은 오전 6시~8시 사이에 먹는다.
- 아침식사중 국이나 물은 절대 먹지 않는다.
- 저녁식사 후 물 마시는 시간까지는 절대 물을 먹지 않는다.
- 저녁식사 시간까지는 어떤 음식이나 간식도 삼간다.
- 꿀, 설탕은 먹지 않으며 당분이 함유된 음식이나 음료수도 피한다. 특히 돼지고기는 절대 먹지 않는다.
- 저녁식사는 오후 5시~7시 사이에 한다.
- 저녁식사중 국이나 물은 절대 먹지 않는다.
- 물은 저녁식사 후 2시간이 경과한 시점부터 밤 10시 사이에 마음놓고 마신다.
- 물 마시는 시간 외에 어떤 갈증이나 맛의 유혹이라도 단호히 물리친다.
- 과일은 식후나 식사중에 어느 정도 먹을 수 있지만, 특히 수박은 절대 금한다.
- 아침, 저녁으로 2식을 하다가 지구력이 떨어지거나 기운이 딸리는 증상이 보이면, 즉시 하루 3식으로 전환하는 것이 좋다. 만약 이 시기를 놓치면 도리어 몸이 나빠질 수 있기 때문에 특히 유의한다.
- 아침, 저녁 2식을 하는 중에 병원에서 건강검진을 받아보면, 대부분 모든 영양이 고갈되어 각종 수치가 위험 상태로 나타나는 수가 있다. 그러나 자신의 몸이 편안하며, 정신이 맑은 상태라면 그런 데 전혀 신경쓰지 않아야 한다. 그렇게 되는 원인은 그간 몸의 에너지를 소모만 시키던 세포가 모자라는 영양분을 스스로 생성시키는 능력 있는 세포로 거듭나는 과정에 있기 때문이다. 혈당치나 혈압수치가 갑자기 위험수위를 넘는 것은 몸에 있는 질환을 신속하게 자연치유력으로 치료하기 위한 인체의 자연발생적인 현상이므로 걱정할 일이 못된다.

기운이 일어난다. 다시 말해 우리의 인체는 밤 12시가 되면서 양이 동(動)하기 시작하여 새벽 4시부터는 본격적으로 양체질이 되어 불기운이 일어나는데, 아침식사중이나 식후에 물을 먹게 되면 한참 일어나는 불기운(양기운)을 꺾어버리는 결과를 낳아 정상적인 기력을 잃어버리는 것이다.

하지만 음양식사법에 따라 아침식사중 국이나 물을 먹지 않고 또 식후에도 물 마시는 시간까지 물을 마시지 않으면 양체질로 변화되는 체내의 불기운이 정상적으로 일어나기 때문에 점심시간에도 배는 조금 고픈 것 같지만 공복을 느낄 수가 없고, 오히려 몸이 가볍고 상쾌해져 예전에 못 느끼던 새로운 활력을 느낄 수 있다.

또한 저녁식사 때도 아침식사와 마찬가지로 식사중에 국이나 물을 마셔서는 안 된다. 왜냐하면 아침을 먹은 후 하루 종일 물 한 모금 입에 대지 않아 체내에는 마치 불 같은 열 기운이 상승하고 있는데, 저녁식사중에 국이나 물을 마셔서 활활 타오르던 열 기운을 꺼버리면 음양의 불균형을 초래한다. 따라서 몸이 무거워지고, 힘이 빠지며, 식후에 곧바로 식곤증이 온다. 뿐만 아니라, 위장이 확장되어 위하수(胃下垂) 증세가 일어날 수도 있다.

따라서 저녁식사 때 아무리 입이 마르고 갈증이 나더라도 된음식으로 식사를 하되, 음식을 충분히 씹어서 삼키게 되면, 입안의 침과 위에서 분비된 소화액에 의해 체내의 열 기운과 함께 섭취된 모든 음식이 완전히 소화, 흡수된다.

그리고 식후 2시간 뒤에 물을 마시게 되면 위에 부담을 주지 않고 나아가 음양의 균형을 이루어 점차 영생체질로 세포를 조율할 수 있다. 이렇게 아침, 저녁 1일 2식의 연단을 엄격히 쌓으면 쌓을수록 숨겨져 있던 놀라운 생명 씨앗의 유전인자는 본색을 드러낼 것이다. 이와 같은 수련을 할 때 이고식을 항상 병행하는 것이 좋다.

- 아침, 저녁 2식을 할 때, 배변을 7일에서 15일 만에 보게 되는 경우가 있다. 이럴 때는, 변의가 있다고 하여 화장실에 바로 갈 것이 아니라, 금방 나올 것 같을 때 가야 한다. 바로 배변하지 않는 습관이 들게 되면 관장을 하지 않고는 배변하지 못하게 되는 경우가 많다. 변비는 대개 의식의 영향을 크게 받는 것이므로, 이런 습관은 고치는 것이 중요하다. 필자는 38일 만에 변을 본 경험이 있고, 또한 30일 만에 변을 본 사람도 있으니, 변이 안 나온다고 하여 크게 걱정하지 않아도 된다.

1일 2식 수련 시 나타나는 인체의 변화

1일 3식 수련 시에는 별로 느낄 수 없었던 신체상의 여러 변동이 나타나기 시작하는데 그 점에 대해서는 조금도 걱정하거나 동요할 필요 없다. 몇 가지 변화는 다음과 같다.

- 감식으로 인해 체중이 보통 20일 전후해서 1~5킬로그램 정도 줄며 체질에 따라서 10킬로그램까지 빠지는 경우도 있다.

- 소변 색깔이 짙고 탁해지며 때로는 붉은색을 띠기도 한다.
- 체질에 따라서 빈혈, 현기증 등이 일어날 수 있으며 몸에 이상이 있는 부분에는 바늘로 찌르는 듯한 통증이 있을 수 있다.
- 2주 정도는 갈증을 느끼나 전혀 갈증을 느끼지 않는 체질도 있다.

이렇게 1일 2식 수련을 하다보면 사소한 여러 가지 변동이 있을 수 있지만, 체질이 근본적으로 개선되는 과정에서 생기는 전환기의 변화인 만큼 염려하거나 걱정할 필요는 없다. 오직 확신을 갖고 인내하며 10일 정도만 수련하게 되면 신체 변화로 인한 여러 가지 괴로움은 점차 사라지고 새로운 기운이 서서히 일어날 것이다.

그리고 20일이 지나면서부터는 인체의 모든 괴로움이 없어지고 1일 2식만 해도 새로운 힘이 솟아나며, 정신은 맑아지고, 의욕이 샘솟는 등 여러 가지 신기한 자각증상을 경험하게 될 것이다.

하루에 식사를 두 번만 하고 그 외 전혀 간식을 하지 않기 때문에 영양 섭취가 충분치 못해 필수영양이 조금씩 부족할 수 있다. 그러나 음양 식사법은 인체의 음양에 맞춘 것으로, 물과 음식을 엄격히 구분하여 섭취함으로써 부족분을 메워주는 새로운 생산세포를 생성한다. 그렇게 모든 필수영양분을 자체 충당하는 것이다. 그러니 영양학설에 동요할 필요가 조금도 없다.

요컨대 현대의학은 인간의 질병을 수동적인 입장에서 치료하는 데 반해, 신비한 음양식사법은 능동적이면서 근본적으로 인간의 질병을 치료, 예방하고 질병의 고통으로부터 벗어날 수 있도록 체질을 개선시켜준다.

〈1일 2식의 사례〉

아침, 저녁으로 음양식사법을 실천하던 간염환자가 있었다. 음양식사법 2개월 만에 주치의를 찾아가 검진을 해보았더니 영양은 고갈상태였다. 또한 GOP, GOT 수치는 1,200~1,400까지 올라가 있었다. 주치의는 당장 입원하여 치료받지 않으면 생명에 위험이 올 수 있다고 말했고, 가족들은 그간 음양식사법 때문에 영양섭취를 하지 못해서 이 지경에 이르렀다면서 당장에 중지하라고 성화였다. 이에 환자는 어떻게 하면 좋겠느냐며 필자에게 난처한 입장을 호소했다. 그래서 필자는 "몸의 컨디션은 어떻습니까?" 하고 물었다. 그러자 환자는 "100% 좋습니다"라고 대답했다. 환자의 혈색은 남들이 보기에 좀 야위었지만, 본인의 상태는 아주 좋다는 것이었다. 이에 필자는 "그러면 됐지, 무슨 걱정입니까? 검진결과처럼 정말로 몸에 여러 가지 영양이 부족하고 수치가 위험하게 나왔다면, 몸의 컨디션도 당연히 위독하고 혈색도 나빠야 하지 않습니까? 몸이 피로하고 활동하기도 힘들 정도가 되어야 마땅한데, 오히려 컨디션이 좋고 혈색도 좋으며 정신이 맑아지는 것은 그만큼 몸이 좋아지고 있다는 증거 아니겠습니까? 그런데 왜 그런 수치에 연연하십니까? 그런 걱정은 하지 말고, 나중에 다시 검진을 받아보세요"라고 말했다. 과연, 40일 후에 다시 검진을 받아보니 환자의 모든 것이 정상으로 나왔다며 의사가 고개를 갸웃하더라는 것이다.

1일 1식 수련법

점심, 저녁과 아침, 저녁의 1일 2식 수련법을 실천하다보면 1일 1식 수련법은 쉽게 할 수 있다. 끊임없는 활동을 하는 직장인들에게는 1일 1식이 어려울 것 같지만 단계적인 음양식사의 연단을 쌓아온 터이므로 생각보다 훨씬 수월할 것이다.

또한 가벼운 몸과 마음, 두 끼를 먹지 않는 데서 오는 시간적 여유는 사색과 연속적인 활동을 가능케 함으로써 평소에 느끼지 못했던 환희마저 느낄 수 있다.

다만 한 가지 커다란 어려움은 1일 2식 때와 마찬가지로 미각에 대한 유혹을 참는 일이다. 하지만 "미식(美食)은 칼보다 무섭다"라는 값진 경고를 겸허히 받아들여 1일 1식 수련을 신념과 인내로써 견뎌내기 바란다.

이렇게 2, 3주 정도만 수련하면 우리 인체는 음양의 조화와 생산세포의 생성으로 인해 자연영양(自然營養)의 대체생산기능이 증진된다. 따라서 하루 한 끼만 먹어도 영양 음식을 많이 먹을 때보다 훨씬 더 신체 활력이 좋아질 것이다. 그리고 자연치유력이 불같이 일어나 어떠한 질병도 몸 안에 머무를 수 없게 된다.

이렇게 음양식사법의 전반기 수련 과정의 연단을 인내로써 꾸준히 실천하면 장생체질로 개선해 들어갈 때 쉽게 들어갈 수 있다. 오직 음양식사만이 4차원 영생체질로 개선할 수 있는 길임을 인식하고, 비록 어려운 연단이라도 꿋꿋하게 인내하며 수련을 쌓아나가야 할 것이다. 또한, 이 고식을 병행하면 좋다는 것을 잊지 말기 바란다.

〈1일 1식의 사례〉

2004년 2월경에 미국에서 교사 한 분이 전화를 했다. 하루 한 끼를 시작한 지 1년이 지나 병원검진을 해보았는데, 콜레스테롤 수치가 매우 높게 나왔다고 걱정을 하는 것이었다. 그래서 몸의 컨디션이 좋으면 아무 걱정하지 말라고 필자는 답해주었다. 그리고 다시 3개월 후에 그분한테 전화가 왔다. 완전 채식을 하면 콜레스테롤 수치가 낮아질 거라는 기대감으로, 김치와 깍두기로만 반찬을 해서 먹었는데, 검진 결과 오히려 위험 수치에 달했다며 도저히 이해가 안 된다고 했다. 필자역시 잘 이해되지는 않았지만 다음과 같이 설명해주었다. "우리 인체에는 어느 정도의 콜레스테롤이 있어야 하는데, 지방이 들어 있는 음식을 너무 안 먹으면 몸안에서 스스로 지방질을 만들어내려는 과정에서 콜레스테롤 수치가 높아질 수 있습니다. 그러니 그런 수치에 연연하지 말고 몸 컨디션만 좋으면 아무 걱정할 필요없습니다." 그 후, 다시 3개월 후에 검진을 받았더니 모든 것이 정상으로 돌아왔다는 전화가 걸려왔다.

이와 같이, 우리 몸은 현대의학에서 말하는 영양학설로 인해 오히려많은 부작용을 초래하고 있다. 필자는 환자들에게 될 수 있으면, 한 가지 반찬으로만 먹도록 처방을 내리는 경우가 많다. 현대의학으로 보면큰일 날 이야기지만, 그렇게 3개월 정도만 먹으면 인체는 현대의학에서는 믿을 수 없는 여러 가지 놀라운 현상들이 나타난다. 왜냐하면 인체는같은 음식을 계속해서 3일 간 먹게 되면, 그 음식물에 길들어지기 때문이다. 실제로, 라면만 먹고도 평생을 사는 사람이 있는가 하면, 콜라나맥주만 마시고도 평생을 사는 사람이 있다.

1일 1식 수련법의 준수사항

- 확신과 신념을 가지고 인내로써 꾸준히 규칙적으로 실천한다.
- 1일 1식은 하루 중 저녁 한 끼로 선택한다.
- 저녁식사는 오후 5시에서 7시 사이에 하고, 한번 정한 식사시간은 일정하게 지키면서 꾸준히 한다. 단, 저녁 5시까지 배가 고파서 기다리기 힘든 경우에는 오후 3시나 4시에 저녁식사를 해도 무방하다.
- 아침에 눈을 뜨면서부터 이미 정해진 저녁식사 시간까지는 어떤 음식도 먹어서는 안 된다.
- 저녁식사중 국이나 물은 절대 먹지 않는다.
- 저녁식사는 반드시 된음식으로 충분히 씹어서 먹는다.
- 물은 저녁식사가 끝난 후 2시간 뒤에 마시며, 10시까지는 마음껏 마셔도 좋다.
- 저녁식사중 꿀, 설탕, 돼지고기가 들어 있는 음식은 삼가고, 특히 수박은 절대 먹어서는 안 된다.
- 1일 2식 수련 때와 같은 약간의 인체 변동이 있으나 조금도 걱정하거나 동요할 필요 없다.
- 혹, 대인관계로 인해 저녁식사중에 술을 마셔야 할 일이 있다면, 저녁식사 한두 시간 전에 간단하게 음식을 먹고 난 후, 저녁에 국이나 찌개 등과 함께 반주를 해도 괜찮다.

한 끼를 굶는 것과 기식 🌿

　사람들은 어쩌다 한 끼를 굶으면 마치 큰일이라도 난 것처럼 걱정을 한다. 그러나 음양식사법을 실천하는 사람 중에는 하루 한 끼 식사하는 사람은 부지기수요, 이틀에 한 끼, 사흘에 한 끼를 먹는 사람들도 상당수이다. 이런 사람들을 보며 '도대체 무슨 재미로 사는지 모르겠다'며 혀를 찰 사람들도 많을 것이다.

　그러나 필자는 한 끼든 두 끼든 굶는 것은 만병통치약이요, 불로초라고 자신 있게 말할 수 있다. 인체에 에너지를 공급하는 음식물은 사실, 하늘의 공기라고 할 수 있다. 음식물은 공기 속에 들어 있던 생명의 인자들이 땅으로 내려와 형상화한 것이다. 그러므로 음식물을 섭취하는 것은 하늘의 공기 속에 들어 있는 에너지를 간접적으로 섭취하는 것이라고 할 수 있다.

　따라서 한 끼를 굶는 것은 음식물이 아닌, 하늘의 공기 속에 들어 있는 에너지를 직접 섭취하는 것이요, 두끼를 굶는다면 그만큼 더 많은 공기 속의 에너지를 직접 섭취하는 것이 된다. 이런 것을 가리켜 기식(氣食)이라고 한다. 땅의 음식물은 본래 탁기이기 때문에 자칫 그로 인해 질병을 야기할 수 있지만, 하늘의 공기는 맑기 때문에 그만큼 질병에서 벗어날 수 있게 해준다.

　만약 환자들이 끼니를 거른다면 이는 질병을 고치는 만병통치약이며, 건강한 사람이 끼니를 거르는 것은 곧 불로초를 먹는 것이나 다름없다. 환자들은 처음에는 배가 고파 하루에 세 끼를 먹으면서 시작하다가도, 어느 정도 세월이 흐르면 점심, 저녁이나 아침, 저녁으로 음양식사법을 실천한다. 바로 그때부터 질병은 더 신속하게 낫게 된다.

사람들은 먹는 것도 큰 재미인데 그렇게까지 하면서 무슨 재미로 사느냐고 한다. 그러나 그것은 굶는 것이 아니며, 하늘의 공기 속에 들어 있는 에너지를 먹는 재미는 사실 더 크다. 눈에 보이는 음식만이 아니라, 무형의 음식이 더 맛도 나고 에너지도 강하다는 사실을 안다면 그런 말은 하지 못할 것이다.

요즘 단전호흡이나 위빠사나 명상법이라고 하여 호흡을 중시하는 수련법이 각광을 받고 있다. 그것 역시 하늘의 공기 속에 들어 있는 에너지를 직접 섭취하려는 방편이라고 할 수 있다. 지금도 산중 깊은 곳에서는 속세를 떠난 사람들이 조용하게 수도를 하고 있는 모습을 많이 볼 수 있는데, 필자는 진정한 수도는 생활 속에서 이루어지는 것이지, 결코 생활을 떠나서는 아무것도 이룰 수 없다고 믿는다.

자신의 몸을 해결하지도 못하면서 마음을 닦는다고 하는 것도 어불성설이요, 자신의 가정 하나 다스리지 못하면서 세상을 건질 도를 닦는다는 것도 어불성설이다. 조용한 곳에서 혼자 수도하다가 복잡다단한 세상사에 부딪치며 무능해질 수밖에 없다면, 이는 진정한 수도라고 할 수 없다.

필자는 하늘의 공기에서 직접 에너지를 섭취할 수 있다면, 세포는 항상 고요해지게 마련이어서 어느 곳에 있든지 그 자체가 명상이요, 기도라고 믿는다. 세포가 고요하면 비록 몸은 시장바닥에 앉아 있어도 명상에 잠길 수 있으며, 아무리 깊은 산중에서 명상에 잠긴다고 해도 아무렇게나 먹고 마셔서 세포를 요란하게 만든다면 참된 명상이나 기도라고 할 수 없다.

그러므로 단전호흡이나 기공, 참선, 명상을 통해 수행하려는 이들이 있다면, 먼저 밥과 물을 따로 먹고 마시는 기본적인 식습관을 바꿔서 한층 더 상승된 효과를 볼 수 있기를 바란다.

질병 치유를 위한 음양식사법

완전건강을 위한 전반기 음양식사 수련법은 건강한 사람을 기준으로 한 것이다. 따라서 건강하지 못한 사람과 몸 상태가 악화된 환자들은 보다 엄격한 방법으로 음양식사법을 실천해야 한다. 그 요령은 다음과 같다.

- 특별한 일이 없는 한 식사는 아침 저녁의 1일 2식을 한다. 점심을 먹어야 하는 경우가 있긴 하지만 이는 반드시 상담을 통해 결정해야 한다. 중환자가 아닌 가벼운 질환을 앓고 있는 사람의 경우는 점심 저녁의 2식을 해도 된다. 그리고 이때 저녁 한 끼는 가끔 국과 찌개를 먹어도 무방하다. 그러나 암과 같은 중환자의 경우엔 어떠한 일이 있어도 국과 찌개를 먹으면 안 된다.
- 암 등 중병을 앓고 있는 중환자의 경우 일체의 기름기, 고기, 두부, 식초 및 식초를 친 음식, 상추, 생야채, 설탕 및 설탕을 친 음식, 가게에서 파는 가공 음료수, 과일, 팥, 생선 등을 먹으면 안 된다.
- 일체의 간식을 금한다.
- 공복에 물 마시는 것을 금한다. 단지 음용하는 것뿐 아니라 아침에 샤워나 목욕을 하는 것, 수영하는 것, 매일 머리 감는 것 등을 모두 금한다. 꼭 해야 한다면 저녁식사 후 물 마시는 시간에 하는 것이 좋다.
- 아침식사는 오전 6~8시 사이에 하며 저녁식사는 오후 5~7시 사이에 한다.

- 식사를 할 때는 반찬보다 따뜻한 밥을 먼저 먹고, 찬 음식을 절대 금한다. 찬밥도 먹지 말아야 한다.
- 물은 저녁식사 후 2시간이 지난 때부터 밤 10시 사이에 마신다. 이 때도 물은 미지근하게 데워서 마셔야 하며 찬물은 금한다. 양은 자신에게 알맞게 조절한다.
- 크게 신경을 쓰거나 화를 내지 않도록 주의한다. 암환자에게 가장 무서운 것은 체하는 것인데 신경을 쓰거나 화를 내거나 찬 음식을 먹으면 체하기 쉽다. 만약 이런 상황이 발생하면 재빨리 침을 놓아 응급조치를 취한다.
- 누워 있거나 가만히 앉아 있기보다는 가벼운 운동을 하거나 걸어 다니는 것이 좋다.
- 입에 침이 마르거나 밥맛이 없거나 힘이 딸리는 사람은 먼저 이고식(창안한 음양식사 보조 건강 식품)을 섭취해 몸 상태를 호전시키는 것이 좋다.
- 음양식사법 실천을 위한 상담 및 지도를 받는 것이 좋다.

음양식사법의 주의사항

- 물 마시는 시간이라 하더라도 물이 먹기 싫을 때는 먹지 않는다. 의무적으로 물을 마실 필요는 없다.
- 물 마시는 시간에 맞추어 물을 마셨는데도 기운이 가라앉는 증상이 나타나면 물 마시는 시간을 식후 2시간에서 1시간으로 바꾼다.
- 물 마시는 시간에 물을 먹었는데 변비가 생기는 경우는 물 마시는 시간을 식후 2시간에서 1시간으로 바꾼다.
- 음양식사법을 철저히 하다보면 밤낮으로 잠이 오는 수가 있다. 특히 초반과 2~3개월 내에 잠이 오는 경우가 많은데 이럴 때는 실컷 잠을 자는 것이 좋다. 음양식사법으로 잠이 오는 것은 그동안 피로해 있던 신경세포가 안정되어간다는 증거이기 때문이다.
- 음양식사법을 하고 나서 처음에 몸 상태가 좋아지다가 몇 달 후 위산과다로 속이 쓰린 증상이 나타날 때는 전과 같이 1일 3식을 하면 괜찮아진다.
- 음양식사법을 기존에 알고 있던 건강 상식과 결부시켜 임의로 활용하면 안 된다. 사칫 잘못하면 안 한 것만 못한 결과를 야기할 수도 있다.
- 1일 2식을 하는 중에 기운이 딸리는 증상이 있으면 다시 1일 3식으로 돌아간다. 무조건 소식이 좋은 줄 아는데 자칫 잘못하면 소식은 매우 위험한 결과를 초래할 수 있다.
- 술과 담배는 금하는 것이 좋다. 건강한 사람의 경우 가끔 폭음을 하는 것이 건강에 좋을 수도 있으나 담배는 다르다. 담배를 피우면 자

신은 물론 다른 사람의 건강까지 해치게 되므로 삼가도록 한다.

- 음양식사법을 철저하게 실천했는데도 속 쓰림 증세가 지속되는 경우가 있다. 이는 잘못된 식습관으로 과잉 공급된 영양분들을 처리하느라 기진맥진한 세포들이 음양식사법에 의해 단단히 조여지고 조율되는 과정에서 발생하는 현상이다. 이럴 경우 약을 먹어도 상관은 없으나 다만 반드시 물 마시는 시간을 활용해 약을 복용해야 한다.

3

영장체질 수련법
(후반기 수련법)

7년 동안 전반기 수련을 충실하게 지킨 사람은 후반기 수련으로 들어갈 수 있다. 전반기 수련이 일반적인 건강을 도모하기 위한 것이라면, 후반기 수련은 영장체질로 거듭나기 위한 것이다. 소위 말하는 '신선의 경지'에 이르는 방법으로, 후반기 수련 7년 과정은 다시 전반기 42개월과 후반기 42개월로 나뉜다. 이 과정에서 먹는 음식은 세상에 공개되어 있지 않다. 또한 정해진 음식물과 물을 일정한 분량만큼 저울에 달아 일정한 시간에 먹는, 아주 독특한 방법으로 수련을 한다. 구체적인 수련법은 다음과 같다.

1차 6개월 🌿

    1차 6개월은 육체의 약한 세포가 강한 세포로 전환하는 초기 단계로 이때 세포의 질이 약 50퍼센트 정도 바뀌며 이로 인해 모든 세포의 노화가 정지된다. 이 시기에 해당하는 일정한 음식을 일정한 분량에 맞추어 일정한 시간에 먹으면 처음에는 체중이 빠진다.

    그러나 6개월 동안 이런 생활을 계속 하면 인체의 세포가 한 가지 형질로 통일되어 일하기가 쉬워지고 부족한 영양소를 스스로 생산할 수 있는 능력도 생긴다. 따라서 체중이 저절로 회복되고 피부는 부드러워지며 정신은 맑고 몸은 아주 가벼워지는 것을 느끼게 된다.

2차 6개월 🌿

    2차 6개월은 세포의 질적 변화가 일어나는 본격적인 단계로, 이때 약 98퍼센트 정도가 전환을 이루며 모든 세포의 노화가 정지되어 젊음이 유지된다. 1차 6개월의 수련을 거치면 세포 자체에 영양분이 넘치게 돼 오히려 생산하는 능력이 둔화되므로 2차 6개월에서는 먹는 음식의 양을 줄여야 한다. 처음에는 체중이 조금 빠지는 것 같지만 1차 6개월 수련 때와 마찬가지로 시간이 지나면 점점 회복되고 몸과 정신은 더욱 맑아진다.

3차 6개월 🌿

3차 6개월은 육체의 약한 세포가 강한 세포로 100퍼센트 전환하고, 나아가 보다 더 강한 세포로 성장하기 위해 다시 성장세포로 전환하는 단계이다. 이때 약 50퍼센트 정도가 성장세포로 전환을 이룬다. 그리고 2차 6개월의 수련을 거치면서 영양분의 과잉으로 생산 능력이 둔화된 세포를 개선하기 위해 3차 6개월 기간에는 섭취하는 음식의 양을 또다시 줄여야 한다.

역시 처음에는 체중이 다소 줄지만 곧 정상 체중으로 회복된다. 몸에 힘이 넘치고 혈색이 맑아지며 정신과 마음이 깨끗하고 고요해진다.

4차 6개월 🌿

4차 6개월은 강하게 질적 변화를 이룬 세포들의 약 98퍼센트가 성장세포로 전환되는 단계이다. 3차 6개월을 통해 영양이 충만해져 생산 능력이 둔화된 세포들을 개선하기 위해 역시 먹는 양을 감소하여 4차 6개월의 수련을 해야 한다.

5차 3개월 🌿

5차 3개월은 육체의 모든 세포가 더이상 노화하지 않는 성장세포로 전환된 후 다시 생산세포로 변화하는 단계이다. 인생에 비유하면 성장한 청년이 사회에 진출하여 돈을 벌기 시작하는 것과 같다고 할 수 있다. 이 단계에 이르면 3개월을 수련해도 기존에 6개월을 수련한 것과 같은 효과가 난다.

6차 5개월

6차 5개월은 인체의 모든 세포가 생산세포로 완전히 전환하여 자율적인 세포 활동을 하게 되는 단계이다. 5개월은 다시 전반 75일과 후반 75일로 나뉘는데, 각각의 기간에 먹는 음식의 종류와 분량이 다르다. 또한 이 시기에 달하면 감식이 아닌 완전 소식을 하게 된다.

그러나 신체는 그 어느 때보다도 안정되고 부드럽고 유연해진다. 체내의 가스와 노폐물이 일시에 처리됨과 동시에 새롭고 싱싱한 젊은 세포가 끊임없이 생성되기 때문이다. 뿐만 아니라 백혈구의 힘이 막강해져 그 어떤 질병이 침투해도 치료가 가능해진다. 제아무리 파괴력이 강한 병균체라 하더라도 체내에 들어오는 즉시 박멸되는 이유는 신체의 모든 조직이 탁월한 멸균력과 제어력을 갖춘 상태로 변화했기 때문이다.

또한 살갗은 어린아이와 같이 부드러워지고 외모는 마치 소년기로 돌아간 듯 젊음을 회복한다.

1차에서 6차까지의 수련(32개월) 기간은 마치 정충이 난자를 만나기 위해 달려온 기간과 같다고 할 수 있다. 이 기간을 통해 인체의 세포는 자체적으로 호흡을 하는 완전한 통일체의 상태에 도달하며 이로 인해 몸과 마음은 한층 더 맑고 밝은 상태가 된다.

7차 10개월

7차 10개월의 기간은 모든 세포가 생산세포로 완전히 전환된 후 스스로 에너지를 발산할 수 있는 능력을 획득하는 단계이다. 다시 말해 7차 10개월 과정은 정충이 난자를 만나 사람의 아들로 형성되기까지 10개월이 필요한 것처럼 육체가 영의 난자를 만나 영체가 되는 데 걸리는 시간이라고 보면 된다.

그것을 어떻게 믿을 수 있냐고 반문하는 사람들이 있지만, 우리가 정충과 난자가 만나 사람의 아들로 형성되기까지의 과정을 상상할 수 없는 것과 마찬가지로 육체가 영의 난자를 만나 영체로 형성되는 변화 과정은 인간의 지식이나 과학, 철학, 신학으로 도저히 이해할 수 없다. 그러나 한 가지 분명한 것은 몸이 이 단계에 이르면 그 어떤 힘으로도 몸을 해칠 수 없고 사망의 권세도 그 앞에서는 무릎을 꿇게 된다는 것이다.

인체의 세포 하나 하나가 스스로 호흡할 수 있는 자생 능력을 획득한 상태이기 때문에 더이상 코로 호흡하는 것이 별 의미가 없어지게 되기 때문이다. 또한 인체의 생산세포가 자체적으로 에너지를 발산할 수 있는 능력을 획득하면 그 기운이 타인에게 전달된다. 흔히 안수로 병을 고친다고 하는 것은 이 원리에 의한 것이다.

물론 이는 분명 영체로 거듭난 것이지만 그렇다고 이것이 끝은 아니다. 오히려 이 단계는 자궁 안에서 이제 막 세상 밖으로 나온 갓난애와 같은 수준에 도달한 것일 뿐이다. 즉, 나머지 후반기 42개월의 수련 과정을 통과해야만 비로소 온전한 신령체가 되는데 그 과정은 글로 표현하기가 힘들다.

앞에서 말한 후반기 수련 7년 중 전반부인 42개월의 과정을 통과하고 나면 다시 나머지 42개월의 과정을 통과해야 한다.

후반기 수련 7년 과정을 통틀어 '후7년'이라 하는데 이것의 시작은 곧 인간의 육체가 영체로 탄생했다는 것을 의미한다. 즉 전반기 수련 7년 과정을 통해 인간의 육체는 죽고 싶어도 죽을 수 없는 불멸의 몸으로 변화했으며 이것이 곧 영체의 탄생을 가리킨다는 것이다. 그러나 영체의 탄생은 어머니의 몸에서 갓난아기가 탄생한 것과 같다.

따라서 아직은 어린아이에 불과하며 제대로 영체 구실을 하려면 별도의 성장 과정을 거쳐야 한다. 그래서 후반기 수련 7년 과정이 중요한 것이며, 특히 후반부 42개월의 과정은 완전한 영체가 되는 단계라는 점에서 '후3년반'이라 불리며 중시된다.

후3년반의 수련 과정은 모두 12차로 나뉜다. 1차는 47일로 구성되어 있는데 40일 동안 일정한 음식을 먹으며 나머지 7일 동안은 또다른 정해진 음식을 먹는다. 2차는 총 54일로, 역시 40일 동안 정해진 음식을 먹고 나머지 14일 동안은 다른 음식을 먹는다. 3차는 모두 61일. 앞의 40일 동안 먹는 음식과 뒤의 21일간 먹는 음식이 서로 다르다. 4차 역시 앞의 40일 동안 정해진 음식을 먹고 나머지 28일 동안은 다른 음식을 먹는다. 5차는 앞의 40일과 뒤의 35일, 6차는 앞의 40일과 뒤의 42일, 7차는 앞의 40일과 뒤의 49일, 8차는 앞의 40일과 뒤의 56일, 9차는 앞의 40일과 뒤의 63

일, 10차는 앞의 40일과 뒤의 70일, 11차는 앞의 40일과 뒤의 390일을 나누어 서로 다르게 정해진 음식을 먹는다. 그리고 마지막 12차에서 45일간 정해진 음식을 먹는 것으로 모든 과정이 일단락된다.

물론 후반기 7년 과정에서 먹는 음식은 그 내용과 질이 전반기와 다르다. 전반기가 육체에서 영체로 전환하는 과정이라면 후반기는 영체가 성장하여 완성에 이르는 과정이기 때문이다. 이와 같은 과정을 거쳐 영체가 성장하면 자신의 몸을 자유자재로 변화할 수 있는 경지에 이르게 된다. 말하자면 인류가 꿈꾸어온 신선의 경지에 이르게 되는 것이다.

내 병에 맞게 활용하는 '밥따로 물따로'
– 각 질병에 따른 음양식사법의 방법과 사례들

고혈압

학자들이 '침묵의 암살자'라고 일컬을 정도로 무서운 병이 고혈압이다. 따라서 고혈압을 앓고 있는 이들은 언제 무슨 일이 일어날지 몰라 항상 불안에 시달리며 산다.

고혈압의 대표적인 원인은 동맥경화. 또한 신장질환, 부신질환, 경구용 피임약의 복용으로 인해 고혈압이 생기는 경우도 있으며 예외적으로는 본태성고혈압도 있다. 이 외에도 유전적인 성향, 비만, 정신적 스트레스, 과다한 식염 섭취, 흡연, 음주 등이 고혈압의 주된 원인인 것으로 알려져 있다.

음양식사법에서는 고혈압을 유발하는 동맥경화 등 여러 가지 원인을 기혈순환의 부조화에서 비롯된 것으로 본다. 즉 인체의 음양 조화가 깨졌기 때문에 고혈압이 생긴 것으로 본다는 뜻이다. 심장을 둘러싸고 있는 동맥혈관에 이상이 생기는 원인으로는 여러 가지를 꼽을 수 있다. 완전 소화가 안 된 음식물 노폐물에서 발생한 독가스가 원인일 수도 있고, 혹은 산소 부족으로 심장혈관을 이루고 있는 세포들이 질식사한 게 원인일 수도 있다. 중요한 것은 세포를 괴사(塊死)시키는 식생활이 문제를 야기한다는 점이다.

음양식사법을 실천하면 세포의 생명력이 왕성해져 동맥경화증도 일어나지 않고 이미 진척된 고혈압도 고칠 수 있다. 만약 하루라도 빨리 고혈압을 치료하길 원한다면 아침 저녁으로 음양식사법을 철저하게 실천하면서 동시에 취침 전 족탕법을 행하는 것이 좋다. 현재 복용하는 약이 있다면 차츰 약의 분량을 조절한다.

족탕법이란

세숫대야에 맨발을 넣은 상태에서 미리 끓여놓은 물을 데지 않도록 서서히 붓는다. 어느 정도 물을 부은 후 뜨거운 기운이 식을 때까지 기다렸다가 다시 뜨거운 물을 붓는 식으로, 물이 가득해질 때까지 반복한다. 물이 발목 위에 닿도록 족탕법을 행한 후 마른 수건으로 물기를 없앤 뒤에 자면 된다.

동맥경화증 🌿

동맥경화증이란 동맥이 굳어 단단해지고 탄력을 잃는 현상을 말한다. 동맥경화가 무서운 이유는 피의 운행 통로가 좁아져 인체의 혈액순환을 방해하기 때문이다. 혈액의 흐름이 원활하지 않으면 세포가 영양실조나 산소 부족에 걸려 결국 죽게 된다.

세포가 죽는다는 것은 곧 인체의 생명력이 약화된다는 의미와 같다. 또한 혈관 내벽에 침전되어 있던 지방 덩어리가 떨어져나와 혈액 속을 떠돌아다니다가 동맥혈관을 막는 경우가 생기기도 하는데 이를 혈전증이라 한다. 모든 병이 그렇듯 동맥경화증과 혈전증 역시 미리 예방을 하는 것이 가장 좋다. 그리고 확실한 예방을 위해서는 목의 대동맥, 배꼽 대동맥, 서혜부 동맥이 좁아졌는지를 수시로 확인해보는 것이 필요하다.

음양식사법에서는 동맥경화증의 원인 역시 음양실조로 인한 수화의 불균형으로 본다. 밥과 물을 같이 먹고 마시는 것은 몸 속의 양기를 물로 꺼버리는 것과 마찬가지여서 이와 같은 식습관을 반복하면 인체 내에서 음기의 특징이 굳어지는 현상이 발생하는 것이다. 따라서 동맥경화증을 방지하고 치유하려면 음양식사법을 철저하게 실천해야 한다. 또 한 가지 잊지 말아야 할 것은 담배를 피우지 말아야 한다는 사실이다. 담배는 산소 부족을 일으켜 수많은 세포들을 질식사시킨다. 더욱이 자신의 건강뿐 아니라 남의 건강까지도 침범하므로 되도록 담배는 멀리하는 것이 좋다.

각종 암 ✻

한국 사람에게 가장 흔하게 나타나는 병이 위암이라고 한다. 이는 한국 사람의 위장이 유독 약하다거나 해서 그런 것이 아니다. 밥을 국이나 찌개와 함께 먹는 식습관이 그 원인이다.

위암뿐 아니라 모든 암의 발병 원인과 치료 방법은 같다. 병원에서는 암 종류에 따라 식단이 달라지고 치료 방법에도 차이가 나지만, 음양식 사법에서는 다른 질병과 마찬가지로 각종 암 역시 밥따로 물따로 음양식사법을 실천하기만 하면 된다고 본다. 암환자가 반드시 지켜야 할 주요 사항 몇 가지를 소개하면 다음과 같다.

암환자는 각종 육류를 먹으면 안 된다

– 들기름, 콩기름, 식용유도 안 된다

육류를 취급하거나 조리하던 그릇을 씻다보면 그릇에 묻은 기름이 찬물에 잘 씻기지 않는 것을 발견할 수 있다. 이와 마찬가지로 기름을 먹으면 인체의 혈액은 끈적거리기 마련이고 그만큼 혈액 순환의 속도를 지연시키는 결과를 초래한다. 쉽게 비유하면 혈액 속에 기름기가 많다는 것은 사람의 코에 기름을 발라 범벅을 해놓은 것과 같다. 따라서 수많은 세포의 질식사를 유발하게 되는 것이다.

암환자는 각종 어패류를 먹으면 안 된다

생선이나 조개 같은 어패류는 기름기가 별로 없는 대신 소화 과정에서 심한 독소를 발생시킨다. 채소류나 과일에 비해 어패류가 몇 배나 심한 악취를 풍기는 것도 바로 그런 이유 때문이다. 가뜩이나 암세포로 건강이 악화된 환자들이 독소가 많은 어패류를 먹는 것은 마치 감당하기 어려운 짐을 지는 것과 같은 것이다.

암환자는 각종 꿀, 설탕 같은 음식을 먹으면 안 된다

몸이 심하게 피로한 경우, 잠자기 전에 꿀물이나 설탕물을 따뜻하게 타서 마시면 이튿날 아침에 피로가 가시고 몸이 가벼워지는 것을 알 수 있다.

그러나 염증이나, 피부병, 가려움 증세가 있을 때 꿀물이나 설탕물을 마시면 그 증세가 더욱 악화된다. 이는 꿀이나 설탕의 높은 당질이 혈액 순환을 촉진시켜 순간적으로는 피로를 풀어주지만, 혈액의 농도를 짙게 하여 수분 부족을 초래할 뿐 아니라 나아가 신경을 굳게 하기 때문이다.

암환자는 각종 영양제 주사를 맞지 말아야 한다

우리 몸의 세포는 낮과 밤의 변화에 따라 활동을 달리한다. 낮에는 양체질이 되고 밤에는 음체질이 되어 음양의 조화를 꾀한다. 또한 어떤 질병이 침투할 경우 우리 몸은 자연적인 치유력을 발휘하여 그 질병을 퇴치하기 위해 전력한다.

그런데 이때 영양제 주사를 맞게 되면 몸 안에서 자체적으로 발휘되는 자연치유력이 외부에서 들어온 영양제를 처리하는 데 시간과 에너지를 들이게 되므로 그만큼 병원균과 싸우는 일에 소홀해지기 쉽다.

병원에서는 일단 환자가 들어오면 영양제 주사부터 놓고 보는 식인데, 사실 환자가 영양실조로 인해 병에 걸리는 경우는 거의 없다.

또 설령 영양실조에 걸렸다 하더라도 그 원인은 음양실조에 있으므로 인체의 음양 조화를 이루게만 하면 금세 호전된다.

암환자의 경우 영양제 주사로 인해 속이 더부룩해지거나 미열이 나는 증상이 나타날 수 있으므로 이는 피하는 것이 좋다. 무엇보다도 위와 같은 증상은 간암 환자들에게 자주 발생하므로 이를 명심해야 한다.

암환자는 항암제 주사를 맞지 말아야 한다

극단적으로 표현하면, 항암제와 같은 약이나 주사를 환자에게 투여하는 것은 마치 빈대를 잡으려다 초가삼간을 태우는 격이라고 할 수 있다.

암이 발병하면 우리 인체는 자연치유력을 발휘하여 혼신의 힘을 다해 암세포와 싸우려고 노력한다.

그런데 이때 항암제를 사용하면 일시적으로 암세포의 확산을 정지시키거나 억제하는 효과를 볼 수는 있지만 결국은 정상세포까지 죽이는 역효과를 낳게 된다.

또한 백혈구를 약화시키고 파괴하기 때문에 결과적으로 암세포는 더욱더 기승을 부리게 된다.

일본 게이오 대학 교수이자 저명한 유방암 전문의인 곤도 마코토 교수는 1996년에 『암과 싸우지 마라』라는 책을 펴냈다.

이 책을 통해 그가 주장한 내용은 현대 의학에서 암 발견과 치료의 유일무이한 치방이라고 여기고 있는 조기 심진, 수술, 항암제 투여가 오히려 암환자에게 해악을 끼친다는 것이다.

그는 조기 검진을 통해 암세포를 발견했다고 할지라도 그 암세포는 다른 곳으로 전이할 수밖에 없으며, 항암제로는 암으로 인한 사망률을 낮출 수가 없다고 주장한다.

한 암조직을 잘라내는 수술을 하더라도 암세포의 전이를 완전히 막을 수는 없다고 지적한다.

실제로 수술 후 사망하는 암환자의 83%가 암세포의 전이로 인한 것이라는 통계 자료는 곤도 마코토 교수의 위와 같은 주장을 뒷받침해주고 있다.

암환자는 항상 미지근한 물을 마셔야 한다

일반인에게도 찬물은 그다지 좋지 않다. 인체의 오장육부가 지닌 더운 온기와 외부에서 갑자기 침입한 찬물의 냉기가 서로 충돌하기 때문이다. 흔히 건강의 법칙으로 알려진 사항 중에 '배는 따뜻해야 하고 머리는 차가워야 한다'는 말이 있다. 여기서 배는 땅을 상징한다. 땅은 온기로 생물체에게 생명을 줄 수 있으므로 항상 따뜻함을 유지해야 한다. 반면 머리는 하늘을 상징한다. 땅과 달리 하늘은 항상 차가운 기운을 유지함으로써 구름을 형성하고 마침내 비를 뿌려 온 대지를 적실 수 있다.

인체 내부에서 냉기와 온기가 서로 충돌하면 오장육부의 기가 정체하는 현상이 나타난다. 이는 마치 창문에 성에가 끼는 것과 비슷하다. 기가 정체한다는 것은 기혈순환의 장애를 의미하는 것으로, 이는 만병의 근원이자 병을 악화시키는 원인이 된다. 많은 암환자들의 상태가 호전되지 못하는 주요한 원인 중의 하나가 바로 찬물이나, 생수, 육각수 등을 마시기 때문이다. 따라서 물을 마실 때는 반드시 오장육부의 온도에 맞추어 미지근하게 데워 먹어야 한다.

암환자는 될 수 있으면 생야채와 각종 과일을 멀리 해야 한다

병을 치료해야 할 환자에게는 육류보다 채소가 더 좋은 게 사실이다. 그러나 채소 역시 아무렇게나 먹어서는 안 된다. 채소에는 음의 성분이 많아 몸을 차게 만든다. 과일도 마찬가지다. 과일이 여름에 많이 나는 것은 그만큼 여름의 더운 기운을 과일의 찬 기운으로 중화시키라는 자연의 배려다.

물론 건강한 사람은 생채소나 과일 등을 많이 먹어도 별 영향을 받지 않지만, 극단적으로 음양의 균형이 깨진 암환자들의 경우는 될 수 있으면 과일이나 생야채를 멀리 해야 한다. 만약 야채를 먹더라도 될 수 있으면 불에 살짝 데쳐서 냉기를 없앤 다음에 먹는 것이 좋다. 과일 또한 후식으로 약간 먹는다든지 아니면 반찬 대용으로 먹는다든지 하는 정도로 조금만 먹는 것이 좋다. 될 수 있으면 과일은 먹지 말아야 한다.

당뇨병

당뇨가 무서운 이유는 대개의 경우 합병증을 유발하기 때문이다. 당뇨병은 인슐린이 부족해서 생기는 병이다. 인슐린은 췌장에서 생성되는 호르몬으로, 혈액 내의 포도당을 각 조직의 세포로 이동시키는 역할을 한다. 따라서 인슐린이 부족하면 포도당이 각 조직의 세포로 제대로 전달되지 못해 포도당이 혈액 속에 그대로 남게 되며 콩팥에서는 이것을 소변으로 내보낸다. 그리고 세포 내의 당이 고갈되면 혈관, 눈, 심장, 신경계 등 인체의 모든 기관에 심각한 영향을 미치게 된다.

당뇨병의 가장 큰 특징은 열량이 부족해 무기력해진다는 점이다. 현대 의학에서는 인공적으로 인슐린을 제조하여 주사로 투입하는 치료 방법을 택하고 있지만, 이는 오히려 인체가 가지고 있는 천부적인 인슐린 생성 능력을 퇴화시키는 결과를 야기해 환자로 하여금 평생 주사에 의지하여 살게 만든다.

음양식사법에서는 음양의 적절한 조절과 균형으로 췌장의 본래 기능을 회복시키는 데 주력한다.

당뇨병을 흔히 '소갈병'이라 부르는 이유는 당뇨환자들이 유독 갈증을 느껴서 물을 많이 마시게 되기 때문이다. 그러나 당뇨환자가 갈증을 느끼는 것은 몸에 수분이 부족해서가 아니라 몸이 부족한 양기를 회복하는 과정에서 나타나는 생리 현상일 뿐이다. 물을 마시고 마셔도 갈증이 회복되지 않는 이유는 바로 여기에 있다. 그런데도 사람들은 목이 마르다고 물을 아무 때나 마신다. 이렇게 되면 인체의 양기(불기운)가 회복되지 못해 오히려 병만 악화될 뿐이다. 따라서 음양식사법에 입각하여 철저하게 밥따로 물따로를 실천하기만 하면 당뇨는 쉽게 고칠 수 있다.

요통

요통은 대개 경직에서 온다. 척추 디스크가 발생하는 것도 알고 보면 척추를 싸고 있는 근육이나 오장육부의 경직과 연관이 깊다. 정신적인 스트레스 때문이든, 아니면 물리적인 충격 때문이든 어느 한 곳의 근육이 경직되면 약한 근육이 그곳으로 딸려간다. 그리고 근육이 딸려가면서 요추를 지지하고 있는 뼈 가운데 약한 부위도 같이 이동을 하게 된다(이때 가장 손상을 입기 쉬운 곳이 4, 5번 요추이다).

현대 의학에서는 흔히 골관절염을 요통의 원인으로 꼽고 있다. 평소에 자세가 바르지 못하거나 무거운 물건을 잘못 들었을 때, 그리고 지나친 스트레스에 의해 목, 어깨, 허리가 긴장해도 요통은 발생할 수 있다.

또한 카페인의 섭취가 과도한 것도 긴장의 원인이 되어 요통을 발생시킬 수 있다.

요즘은 물리 치료뿐만 아니라 요통을 고치기 위한 긴장 이완법으로 단전호흡, 명상, 마인드 컨트롤 같은 여러 가지 수련법이 행해지고 있지만, 무엇보다도 좋은 것은 음양식사법을 실천하는 것이다. 경직된 곳을 풀기에는 화기(火氣)보다 더 좋은 것이 없는데 그런 점에서 음양식사법은 인체의 양을 강화시켜주는 최상의 방법이다.

원래 인체는 양기가 강하면 마치 어린아이의 몸처럼 부드러워지는 법이다. 하지만 많은 이들이 성장 과정에서 순수한 양의 기운을 상실하기 때문에 몸은 점점 딱딱해진다. 양의 기운을 상실하면 또한 불필요한 습기가 생기기 마련이다.

현대 의학에서 요통의 원인으로 꼽는 골관절염은 뼈에 염증이 생기는 것인데 염증을 유발하는 것은 결국 세균이며 세균의 온상이 되는 것은 바로 불필요한 습기이다. 세균을 없애려면 일광 소독을 해야 한다. 강한 양의 기운보다 더 효과가 뛰어난 일광 소독은 없다. 따라서 인체의 불필요한 습기를 없애주고 경직된 곳을 풀어주는 음양식사법이야말로 가장 훌륭한 요통의 치료 방법이라 할 수 있을 것이다.

아침에 일어날 때 오는 요통

아침에 일어날 때 거북함과 통증을 느끼는 경우 등을 두드려주거나 가벼운 운동을 하면 서서히 풀린다. 밥따로 물따로 음양식사법을 철저히 실천하면서 밥 먹는 중간에 자연산 식초를 한 숟가락씩 복용하면 좋다.

좌골신경계 요통

엉덩이가 시리고 멍멍하면서 아프다가 그 통증이 점점 다리 아래쪽으로 내려오는 것이 좌골신경통이다. 이런 증상이 올 경우 밥따로 물따로 식이요법을 실천하면서 씀바귀 반찬을 먹고, 한약방에서 고삼 한 근을 구입해 달여서 물 마시는 시간에 하루 두 번 한 잔씩 복용하면 낫는다.

허리 아래의 요통

허리 아래가 아픈 요통은 보통 뒷머리와 양 목덜미가 짓눌리는 듯한 통증을 동반하며 온다. 이런 증상에는 밥따로 물따로 식이요법을 실천하면서 이와 동시에 꿀밤이나 도토리를 요구르트에 조금 넣어 끓인 다음 물 마시는 시간에 커피 잔으로 한 잔씩 마시면 좋다.

허리가 움푹 팬 곳의 요통

허리 양쪽으로 움푹 팬 곳이 아픈 요통은 매운 음식 위주로 밥따로 물따로 음양식이요법을 실천하면서, 아울러 생강차를 진하게 달여 물 마시는 시간에 하루 한 잔씩 먹으면 빠르게 치유된다.

허리 중앙의 요통

허리 중앙이 아픈 요통에는 밥따로 물따로 식이요법을 실천하면서 아홉 번 볶은 소금(죽염)을 물 마시는 시간에 하루 두 번, 한 티스푼씩 복용하면 된다. 단, 소금을 먹는 중에 가슴이 답답하면 이틀이나 사흘에 한 번으로 복용 횟수를 줄인다.

배꼽을 중심으로 한 바퀴 도는 요통

배꼽을 중심으로 허리 둘레 전체가 아픈 요통도 있다. 이런 증상에는 식초를 많이 넣은 신 반찬 위주로 밥따로 물따로 식이요법을 실천하면서, 물 마시는 시간에 자연산 식초를 소주잔으로 7홉 정도 복용하고 감자를 많이 먹으면 낫는다.

간질환과 간암

간은 우리 인체 내에서 대사, 해독, 담즙 생성, 혈액 응고, 항체 생성, 혈액 저장 등의 기능을 수행한다.

따라서 간이 손상되면 간 내에 저장된 글리코겐을 당으로 전환시키지 못하므로 혈당이 떨어지고, 해독을 제대로 하지 못하여 인체 내에 알코올 및 각종 독성 물질이 쌓이게 되며, 지방질의 소화와 단백질 및 비타민의 흡수력도 저하되고 설사 증세가 생기기도 한다. 즉, 간이 안 좋으면 식욕 부진, 구역질, 황달, 소화불량, 피로감 등 각종 이상 증세가 속출하게 된다.

현대 의학은 만성간염에 대한 근본적인 치료법을 제시하지 못하고 있다. 그저 환자의 안정을 중시하고 각종 식이요법과 비타민 투여 등의 보조적인 치료만 수행하면서 환자가 자연적으로 회복되기를 기다리는 수준이다. 간경변증일 경우에도 특별히 다른 치료법은 없다.

다만 간성혼수(간 이상으로 혼수 상태가 오는 증세)가 있을 때는 단백질의 섭취를 제한하고, 복수나 부종 증세가 심할 때는 싱겁게 먹게 하는 정도다. 지방간일 경우에는 지방질의 섭취를 줄이고 야채를 많이 먹도록 조치한다. 술을 금하는 것은 물론이다.

이처럼 현대 의학이 간질환에 대한 근본적인 치료법을 제시하지 못하는 이유는 원인을 정확하게 파악하지 못하기 때문이다. 많은 의사들이 간염 바이러스가 원인이다, 과음이 원인이다, 약물중독이 원인이다 하고 나름대로 그 원인을 밝히고는 있지만, 간염 바이러스가 원인이라면 그 바이러스가 어떻게 해서 발생했으며 그 대책은 무엇인지, 과음이 왜 원인이 되는지에 대해서는 여전히 묵묵부답일 뿐이다.

그러나 음양식사법에서는 간질환의 원인을 명쾌하게 밝히고 있다. 다른 병과 마찬가지로 간질환 역시 '음양실조'가 그 원인이다. 음양의 실조는 수화의 불균형을 초래하고 수나화소(水多火小)의 상태를 조성한다. 음양이 불균형해지면 비정상적인 생물체가 생성되는데 그 중 하나가 간염 바이러스다.

따라서 음양식사법에서는 굳이 간염 예방접종을 받으라고 하지 않는다. 본래 인체는 외부에서 항체를 만들어 들여보내지 않아도 자연적으로 생산할 수 있기 때문이다. 즉, 음양의 조절이 제대로 이루어지도록 환경을 조성해주면 항체는 저절로 생겨날 수 있다는 얘기다. 결국 음양식사법을 철저하게 실천하는 것 자체가 간염 예방접종이며 치료 방법이라 할 수 있다.

　음양식사법에서는 병원에서 간질환 환자들에게 고단백, 고칼로리 식사를 권하고 있는 것도 큰 문제라고 본다. 건강한 사람도 지방질을 소화해내기가 어려운데 어떻게 소화 흡수 기능이 고장난 간질환 환자가 지방질을 온전하게 소화시킬 수 있단 말인가.

　또한 음양식사법에서는 간염이건 간암이건 일체의 항암제, 영양제, 신경안정제, 링거 같은 종류의 주사나 약의 복용을 절대 금한다. 단, 통증이 심할 경우에 한해 식후 물 마시는 시간에 진통제를 복용하는 것 정도는 허용한다.

　음양식사법으로 간암을 고치려고 할 때 가장 중요한 것은 '첫날 식사'다. 첫날은 저녁 먹을 시간인 오후 5시까지는 어떤 음식이나 물도 먹어서는 안 된다. 설령 통증이 있다 해도 어떤 약도 복용해서는 안 되며 주사 역시 안 된다. 또 아침부터 저녁까지 아무것도 먹지 않았다고 해서 저녁식사 전이나 식사 중 또는 식사 후에 죽이나 물을 먹어서도 절대 안 된다. 만약 이를 어기면 종일 굶은 것이 완전히 헛수고로 돌아갈 뿐만 아니라 음양 조화에 실패해 건강이 더욱 악화될 수가 있다. 이처럼 첫날의 단식을 특별히 당부하는 이유는 아침부터 저녁까지의 시간이 인체가 양체질로 전환하여 열의 기운을 받는 시간이기 때문이다. 따라서 이 시

간암환자가 음양식사 수련을 할 경우 나타나는 증상

- 초기에는 체중이 1킬로그램에서 5킬로그램, 많게는 11킬로그램까지
  감소한다.
- 손과 발이 차가워지면서 가슴에 미열이 일어날 수 있다.
- 수련을 시작한 지 열흘 내에 갈증이 심하게 일어날 수 있다.
- 인체 내 이상이 있는 부위에 통증이 올 수도 있다.
- 바늘로 콕콕 찌르는 것과 같은 아픔이 순간적으로 왔다가 사라지는
  증상이 반복되곤 하는데 염려하지 않아도 된다.
- 소변 색깔이 짙거나 탁하면서 붉어질 수도 있다.
- 대변은 이틀이나 사흘 간격을 두고 보게 된다. 처음에는 힘들어도
  곧 편하게 용변을 볼 수 있게 된다(드물게는 이레나 보름 만에 대변
  을 보기도 한다).
- 경우에 따라서는 현기증이나 빈혈 증세가 올 수도 있다.
- 불면증이 생길 수도 있다.

간에 음식이나 영양즙 또는 물을 먹게 되면 암세포 조직이 더욱 확산될
수밖에 없고 이는 음양식사법에 장애가 된다.

간암환자가 음양식사 수련을 할 경우 여러가지 불편한 증상이 나타날
수 있는데 이는 음양식사법을 통해 체내의 자연치유력을 복원시키는 과
정에서 일어나는 증상으로 조금도 염려할 필요가 없다. 보통 음양식사법
으로 체질을 바꾸는 데는 적어도 15일이 걸린다. 나타나는 불편한 증상
을 참다보면, 사나흘 지나면서부터 머리가 맑아지면서 몸에 활력이 생기
고 몸이 조금씩 가벼워지는 것을 느끼게 될 것이다.

만성기관지염 🌿

　만성기관지염은 기관지에 많은 점액성 분비물이 있을 때 생기며 만성적이고 반복적인 기침과 함께 객담이 많이 나온다. 만성기관지염은 호흡기 감염과 알레르기 증상이 반복되는 경우, 흡연에 따른 담배 연기나 먼지 등과 같은 화학적인 자극이 반복되는 경우에 흔히 생긴다. 어느 연령층에서나 발견되지만 중년 이후, 특히 노인들이 자주 걸린다. 음양식사법에서는 호흡기 계통에 이상이 있는 사람에게 꿀, 설탕 같은 당분이 들어 있는 음료수나 식초(신김치는 괜찮다), 기름진 음식, 담배는 피하도록 한다. 특히 만성호흡기질환자는 암환자와 같은 방식과 요령으로 음양식사법을 실천해야 한다.

위장병 🌿

　한국인에게 가장 많이 발견되는 질환 중의 하나가 위장병이며, 위암은 암 중에서도 간암과 함께 가장 걸리기 쉬운 질환으로 손꼽힌다.

　위는 소화를 담당하는 대표적인 기관이다. 소화란 섭취한 음식물을 에너지로 변화시키는 과정을 일컫는데, 이때 에너지는 음식물의 연소로 얻게 된다. 완전연소를 이루어 좀더 많은 에너지를 얻기 위해서는 연료와 산소가 절대적으로 필요하다. 연료는 다름 아닌 인체로 들어오는 음식물이다.

　이렇게 투입된 음식물을 반죽하는 위산은 염산인데 염산은 쇠를 녹일 정도의 강력한 화력을 지녔기에 오염된 음식 속에 독이 있다 할지라도 충분히 처리할 수 있다. 그런데 음식물이 염산과 섞여 소화 작용을 할 때 갑자기 물이 들어가면 그만큼 염산은 희석되고 화력도 떨어진다.

또한 밥과 물을 한 데 섞어먹게 되면 위장에 포만감이 생겨 그만큼 호흡도 얕아진다. 호흡이 얕으면 당연히 산소 흡입량이 적어지고 이는 결국 섭취한 음식물을 불완전 연소시키고 소화불량을 발생시키는 원인이 된다. 마치 젖은 장작에 불을 붙이면 연기만 많이 나고 화력은 강해지지 못하는 것과 같은 이치다.

보통 병원에서는 상복부소화불량일 경우 복압을 올리는 운동을 피하라든가 몸에 꼭 끼는 옷이나 벨트를 하지 말라고 충고한다. 그리고 식사를 하루 4~6회 정도로 나눠서 소량으로 하라고도 한다. 한 번에 많이 먹으면 소화시키기가 힘이 드니까 소량으로 여러 차례 나눠서 먹으라는 것이다.

그러나 소량을 먹더라도 밥과 물을 함께 먹으면 위에 부담을 주고 산소 공급이 감소하는 것을 피할 수 없게 된다. 게다가 대여섯 차례 나누어 먹는다는 것은 곧 간식을 먹는 것과 같기 때문에 위장이 휴식할 수 있는 시간이 거의 없어진다.

음양식사법에서는 밥을 여러 차례 나누어 먹으라고 하지 않는다. 오히려 환자의 기운이 딸릴 경우 식사량을 늘리라고 권유한다. 실제로 음양식사법을 실천하는 사람 중에는 한 끼에 보통 성인의 두세 배 되는 양을 먹는 사람들이 흔하다. 주위에서는 위에 부담이 되면 어쩌나 하고 걱정하지만 기우에 지나지 않았다는 것을 알게 될 것이다.

또한 음양식사법에서는 환자들에게 죽을 끓여 먹도록 권장하는 것을 매우 위험하다고 본다. 위장은 본래 단단한 걸 좋아한다. 부드럽고 연약한 것을 먹으면 당장 먹기에는 좋을지 모르나 위장은 그만큼 약해진다. 또 단단한 걸 씹어야 두뇌가 울리고 그래야만 뇌세포의 기능이 활성화된다. 치아도 단단한 걸 씹어야 강해진다.

반면 죽을 먹으면 물과 밥을 한데 섞어먹는 것과 마찬가지여서 침샘의 분비 작용을 감소시켜 오히려 위장에 더 큰 부담을 줄 뿐이다. 게다가 위에서 분비되는 소화액마저 희석시켜 소화 기능을 더 떨어뜨린다.

위하수나 위확장증

위하수란 위장이 아래로 처지는 증상이다. 위장은 많은 음식물이 모이는 '창고'와 같아서 본래 신축성이 뛰어나다. 그 신축성을 과신하여 밥과 물을 섞어먹으면 중량이 무거워져 그만큼 위장에 부담을 주는 게 된다.

밥따로 물따로 식이요법을 실천하면 밥과 물의 무게가 각각 분산되므로 위장의 신축성이 되살아난다.

꼭 밥과 함께 먹지 않더라도 물 종류를 많이 마시는 것은 위에 좋지 않다. 물 종류를 많이 마시면 음기가 강해지고 이에 따라 음의 성질인 냉기가 확산돼 위장이 점점 굳어지고 신축성을 상실하기 때문이다. 따라서 위하수나 위확장증에 걸린 사람은 반드시 밥따로 물따로 먹되 가급적 수분 많은 반찬을 피하고 멸치볶음, 장조림, 콩조림, 튀각 같은 마른반찬 위주로 식사를 해야 한다. 그리고 하루 3식보다는 아침 저녁 2식을 하는 것이 더 효과적이다. 생과일, 생야채를 먹지 않는 것도 지켜야 할 점이다.

십이지장과 위궤양

십이지장과 위궤양은 약을 먹을 당시에는 차도가 있는 것 같다가도 얼마 안 가서 재발하는 경우가 흔하다. 이는 병이 근본적으로 치유되지 않았기 때문이므로 무엇보다도 밥따로 물따로 식이요법을 꾸준히 실천하는 것이 중요하다. 증상이 심할 경우에는 아침 저녁 2식을 된음식 위주로 먹어야 하며, 1개월 정도는 된밥에 간장이나 소금만으로 식사를 하는 것이 더 좋다.

아울러 찹쌀과 유근피(느릅나무 껍질)를 혼합하여 끓인 물을 되게 만들어 먹고, 한 시간 후에 커피 잔으로 한 잔 정도 더 마신 후, 저녁에는 식사를 마친 지 두 시간 후에 묽게 하여 물 대신 마시면 된다. 주의할 점은 며칠 지나 속이 편해진다고 음식을 마구 먹어서는 안 된다는 것. 좀 나아지는 것 같더라도 1개월 정도는 꼭 1일 2식을 실천하는 것이 좋으며 나중에 세 끼를 먹을 때도 밥따로 물따로는 반드시 지켜야 한다.

속이 쓰린 위장병과 위무력증

식사를 하고 한두 시간이 지나 심하게 속이 쓰릴 때 물이나 우유, 혹은 무엇이든 먹기만 하면 속 쓰린 증상이 금방 사라지는 경우가 있다.

이런 증상은 보통 위암의 초기 증세에 해당하므로 절대로 간과해서는 안 된다.

속이 쓰린 위장병에는 하루 2식으로 밥따로 물따로 음양식사법을 실천하는 것이 좋다. 만약 복용하는 약이 있을 때는 아침식사와 저녁식사를 마친 지 각각 한 시간, 두 시간 후에 하루 두 번만 복용한다. 복용하는 약이 없을 때는 더덕(약명은 사삼)과 찹쌀을 섞어 끓여 아침식사 후 한 시간, 저녁식사 후 두 시간 뒤에 커피 잔으로 한 잔 정도 물 대신 마시면 효과가 있다. 이렇게 3개월 이상 치료하여 완치되면 2식에서 3식으로 식사를 조절하되, 식후 두 시간 뒤에 물 마시는 것은 반드시 지켜야 한다.

위무력증은 주로 위장이 비어 있을 때 찬물을 자주 마시는 사람들에게 많이 발병한다. 위무력증은 1일 2식을 하든 1일 3식을 하든 물 조절을 엄격하게 하는 것이 필요하며 따뜻한 음식을 먹는 것이 중요하다.

이렇게 하면서 한 15일 정도 아침부터 저녁까지 땀 흘리는 일을 하면 뚜렷한 효과를 볼 수 있다. 단, 일시적으로 땀을 흘리는 운동으로는 별 효과를 거둘 수 없다. 증세가 심할 때는 식사중 소주나 양주와 같은 도수 높은 술을 소주잔으로 한 잔 정도 하면 된다. 물론 이 역시 따뜻하게 해서 마셔야 한다.

위산과다

밥따로 물따로 식이요법을 기본으로 하되 감자를 태워 가루로 만들어 식후 두 시간 후에 커피 스푼으로 한 스푼씩 복용하면 좋다. 단, 사과는 먹지 말아야 한다.

변비

　변비에는 단지 배변을 잘 못하는 증상만이 아니라, 대변이 매우 단단해서 힘을 주지 않으면 배변이 어렵다든가 배변 후에도 여전히 잔변감이 남아 있는 증상 등이 모두 포함된다. 또한 꼭 하루에 한 번 배변을 하지 않더라도 배변이 편하기만 하면 변비가 아니다.

　즉, 사람에 따라 배변 횟수는 1일 3회에서 1주 2회에 이르기까지 매우 다양하며, 따라서 변비 여부를 판단하는 기준은 배변 횟수가 아닌 평소의 배변 습관이다.

　현대 서양의학에서는 변비의 대표적인 원인 중 하나로 정상적이지 못한 장운동을 꼽는데 이는 맞는 말이다. 위장을 비롯한 각종 장의 활발한 운동이 이루어질 때 비로소 배변 작용도 원활해지기 때문이다.

　따라서 변비를 치료하기 위해서는 식사를 규칙적으로 하고, 아침식사 후에 화장실 가는 습관을 들이고, 바른 배변 자세를 유지하고, 규칙적으로 복압 상승 운동을 해주고, 또 섬유질 음식을 충분히 섭취하는 것이 중요하다. 그러나 만병의 원인을 음양실조로 보는 음양식사법에서는 변비의 일차적인 원인 역시 음양실조로 본다. 그러므로 무엇보다도 우선 공복에 물을 마시지 말고 밥따로 물따로 식이요법을 실천하는 것이 중요하다고 할 수 있다.

위장을 비롯한 장의 운동이 침체되는 원인은 뱃속에 충분한 열이 없기 때문이다. 날이 차가우면 만물이 위축되듯이 아무 때나 물을 마셔 불기운을 꺼버리면 뱃속도 위축되기 마련이고 이에 따라 운동력도 떨어진다. 흔히 사람들은 변비가 마치 인체에 수분이 부족하여 생기는 것으로 착각하는데 사실 변비는 물이 불을 끄기 때문에 일어나는 증상이다.

따라서 변비에 걸렸다고 물을 하루에 열 잔, 혹은 그 이상 마시는 것은 옳지 않다. 오히려 음양식사법에서는 그것이 장을 냉하게 만드는 주범으로 본다.

사소한 것 같지만 변비야말로 만병의 근원임을 알아야 한다. 이 지구상의 모든 생물은 자기의 생명을 보존하기 위해 먹고 숨쉬고 배설한다. 이에 비하면 단백질, 지방, 탄수화물 등은 2차적으로 필요한 영양소일 뿐이다. 다시 말하면 먹고 숨쉬고 배설하는 것이 제대로 되지 않는 이상 제아무리 뛰어난 영양소를 섭취해도 생명을 유지하기가 어렵다는 얘기다. 변을 통해 체내의 모든 노폐물과 독소를 온전히 배설하는 것, 이를 만병통치약이라 부르는 것은 바로 그런 이유에서다.

변비 치료법을 좀더 자세하게 소개하면 다음과 같다.

제1단계 치료

첫날은 새벽부터 오후 다섯 시까지 밥은 물론 물 한 모금 마시지 않고 참는다. 오후 다섯 시가 되어 저녁식사를 할 때도 물이나 국은 일체 입에 대지 않고 된밥과 된 반찬만으로 식사를 한다. 그런 다음 두 시간 후부터 물을 마시는데 열 시까지는 마음놓고 물을 마셔도 된다. 단, 첫날만은 너무 많이 마시지 않는 것이 좋다.

제2단계 치료

둘째 날부터는 아침 저녁 2식을 하되 물로 된 음식은 절대 삼가며 식사가 끝나고 두 시간 후에 물을 마신다. 가능하면 아침식사 후에는 두 시간 뒤에도 물을 안 마시고 참는 것이 더욱 효과적이다. 참기 힘든 경우에만 시간을 지켜 조금만 마신다. 저녁식사를 다섯 시쯤으로 앞당겨 좀 빨리 하고 일곱 시부터 열 시까지 물 마시는 시간을 좀 길게 가지면 몸과 마음이 가벼워지고 편해진다.

이렇게 하면 빠르게는 이삼 일, 늦어도 오륙 일만 지나면 고통스럽던 변비는 소리도 없이 자취를 감춘다. 만약 치료 효과가 쉽게 나타나지 않으면 식사 후 한 시간 뒤에 물을 마시는 방법으로 전환하고, 이렇게 해서 변비가 해소되면 다시 식후 두 시간 뒤에 물을 마시는 방법으로 돌아간다. 또한 1~2단계 치료법을 제대로 실천하지 못할 상황이라면 1일 3식을 하되 식후 두 시간 뒤에 물 마시는 것은 반드시 지켜야 한다.

과민성내장증후군

과민성대장증후군은 소화 기관의 일부인 대장이 고장나 생기는 질환 중에 하나다. 비록 생명을 위협하는 질환은 아니지만 복통, 설사, 변비, 그리고 배에 가스가 차는 증상이 반복되어 환자를 귀찮고 아프게 한다. 또한 대변이 리본처럼 가늘고, 점액질이 섞여나오거나 아니면 반대로 건조하고 단단하게 뭉쳐나오는 경우가 많아 불쾌감을 준다. 배변 시 출혈은 없으나 이와 같은 증상이 계속되면 환자의 체중이 점차 줄기도 한다.

일반적으로 사람들은 과민성대장증후군의 원인을 정신적인 스트레스나 우울증으로 알고 있다.

현대 의학에서는 장벽 근육경련을 원인으로 보기도 하는데 그 이유에 대해서는 딱히 해답을 내리지 못하는 형편이다. 그러나 음양식사법에서는 장이 냉해져서 생긴 음양의 실조가 장벽 근육경련의 원인이라고 해답을 제시한다.

물론 장을 냉하게 만드는 일차적인 요인은 시도 때도 없이 마시는 물이므로, 먼저 밥따로 물따로 식이요법으로 식사를 하는 것이 치료의 첫걸음이다.

동양의학에서는 예로부터 '수양명 대장'이라고 일컬었다. 여기서 양명이란 '건조하고 맑음'을 의미한다. 이는 대장이 '족양명 위장'과 마찬가지로 습기를 지극히 싫어한다는 것을 뜻한다.

장은 일종의 파이프와 같다. 파이프에 물이나 습기가 차면 악취가 나고 부식될 가능성이 많은 것처럼 대장 역시 습기가 많아지면 각종 세균이나 가스의 온상이 되기 쉽다. 더욱이 차가운 물이 들어가면 대장이 연동 운동을 제대로 수행할 수 없게 된다. 대장이 차가운 음식을 싫어한다는 것은 찬 맥주나 음료수 등을 마셨을 때 곧바로 설사를 하는 것만 봐도 알 수 있다.

과민성대장증후군을 치료하려면 밥따로 물따로를 철저히 지키면서 동시에 몸을 냉하게 만드는 과일과 채소 따위를 피해야 한다. 섬유질이 많은 음식도 장에서 가스를 만들기 때문에 좋지 않다. 마른반찬 위주로 식사를 하되, 부득이하게 야채를 섭취할 때는 따뜻하게 익혀서 먹어야 한다. 또한 지방질이 많은 음식이나 자극성이 강한 음식, 유제품, 담배, 술 등은 모두 금하는 것이 바람직하다.

치질

치질은 배변 시 반복되는 복강의 압력이 직장으로 전달되어 직장과 항문 주변의 정맥이 부풀어오르며 정맥류를 형성하는 데서 발생하는 질환이다.

치질은 보통 직장의 가장 밑 부분과 항문 주변의 점막 밑에 존재하는 정맥 부위에서 잘 생기며 그 위치에 따라 내치핵과 외치핵으로 나눈다. 내치핵의 경우 배변 시 항문 밖으로 돌출되기도 하는데 이를 손으로 밀어넣으면 제자리로 돌아간다. 증상이 심해 내치핵에 혈전이 생기면 통증이 매우 심해진다.

일반적으로 비만한 사람, 변비를 심하게 앓는 사람, 좌식 생활을 주로 하는 사람, 변비 약을 과다 복용하는 사람, 임산부 등이 치질에 잘 걸리는 편이며, 일단 치질에 걸리면 혈관이 매우 얇아지기 때문에 배변할 때 혈관이 파열되기 쉽고 따라서 출혈 현상이 자주 나타나는 등 환자에게 고통과 불쾌감을 주지만 현대 의학에서는 수술이나 좌욕 외의 치료 방법을 제시하지 못하고 있다.

그러나 음양식사법에서는 치질의 원인을 음양실조로 본다. 음양의 균형이 깨지면 장 속의 양기는 약화되고 음기는 팽배해지는데 이것이 장의 연동 작용을 약화시켜 결국 직장에 영향을 미치게 된다. 몸에 습기가 많아 장이 약하고 각종 세균의 온상이 되기 쉬운 비만한 사람들이 유독 치질에 잘 걸린다는 사실은 이를 입증하는 좋은 예다.

치질의 치료법으로 알려진 좌욕이나 규칙적인 운동 등도 좋은 방법이지만 이에 앞서 먼저 음양식사법을 행해야 한다. 이를 실천하면 장 속의 불기운이 강화되어 습기가 제거되고 건조해지기 때문에 대장은 물론 직장 내에 생긴 혈전까지도 제거할 수 있다. 특히 직장암에 걸리거나 치질이 심한 환자의 경우 음양식사법과 더불어 유근피 달인 물에 죽염을 타서 아침 저녁으로 관장을 해주면 효과가 빠르게 나타난다. 관장은 완치되기 전까지 계속 실시하는 것이 좋다.

또한 두 다리를 뻗고 앉아 양쪽 발끝을 부딪치는 도인술을 하루 2천 번 이상 실천하면 발끝에서부터 따스한 양기가 다리를 타고 올라와 항문 주위의 치질을 제거할 수 있다.

주의할 점은 병원에서 권하는 수술은 될 수 있으면 받지 말라는 것이다. 또한 약물도 함부로 복용하면 안 된다. 직장과 간장은 서로 밀접하게 연결돼 있어 직장에 이상이 생길 경우 간장이 치명타를 입을 수 있으며, 따라서 자극이 강한 약을 복용하는 것은 몸에 악영향을 줄 수 있다.

설사

음식을 먹었다 하면 화장실에 가야만 하는 사람이 있다. 이런 증상으로 몇십 년을 고생한 사람도 1일 3식을 먹되 식후 두 시간 뒤에 물을 마시는 밥따로 물따로만 실천하면 금세 효과를 볼 수 있다.

이때 주의해야 할 점은 생과일과 생야채를 먹지 말고 마른반찬 위주로 식사를 해야 한다는 것이다. 만약 보름이 지나도 낫지 않을 경우에는 점심과 저녁만 먹는 1일 2식으로 조절하면 된다. 이때도 물론 생과일, 생야채, 아이스크림, 냉한 것, 지방 종류는 절대 먹지 말아야 한다.

꼭 장에 문제가 없더라도 간 기능이 약하거나 속이 냉하면 설사를 자주 할 수 있다.

특히 간 기능이 약한 사람이 기름진 음식이나 육류를 많이 먹으면 설사를 하고, 속이 냉한 사람의 경우는 찬 음식을 많이 먹거나 술을 많이 마시면 설사를 할 수 있다. 장이 좋지 않은 사람은 과일이나 야채를 많이 먹었을 때 주로 설사를 한다. 따라서 설사로 고생하는 사람은 자신이 어떤 음식을 먹었을 때 설사를 하는지 기억해두는 것이 좋다. 그래야 좀더 정확한 치료법을 적용할 수 있다.

만성피로증후군

피로는 힘들어서 어떤 일을 할 수 없게 만드는 '계속되는 권태감'이다. 피로를 유발시키는 일차적인 원인은 체내에 쌓인 노폐물. 근육에는 수축에 필요한 에너지 자원인 글리코겐이 저장되어 있는데, 근육을 계속 사용하면 저장되어 있던 글리코겐이 감소하는 대신 신진대사 작용으로 생긴 젖산 등의 부산물과 노폐물이 축적된다. 이것이 바로 피로를 유발하게 하는 것이다.

신경과 근육은 피로해지면 자극을 주어도 반응을 하지 않기 때문에 몸이 피로하면 근육의 활동이나 긴장도가 떨어지고 심장의 박동수와 호흡도 감소한다. 또한 피로를 풀어주지 않으면 몸의 저항력이 약해진다. 면역 기능에 이상이 생기기 때문이다. 따라서 피로가 가중되면 감기, 폐결핵을 비롯한 각종 전염성 질환에 잘 걸리는 것은 물론, 지병이나 평소 잠복해 있던 만성질환이 악화되기도 한다. 심하면 정신 집중 장애, 작업 능률 저하, 망각 증상, 활력 감소, 판단력 저하, 짜증 등 여러 가지 증상이 복합적으로 나타난다.

피로를 유발하는 원인으로는 생물학적, 정신 사회학적인 원인이 주로 꼽히지만 때로는 약물 사용 후에 피로를 느낀다고 말하는 환자들도 있다. 보통 빈혈, 당뇨병, 갑상선질환, 만성신부전증, 만성신장염, 결핵, 간염, 고혈압, 각종 심장질환 등을 앓고 있는 환자들이 이에 속한다. 이 밖에 각종 악성종양, 류머티즘성질환, 발열성질환, 영양 결핍, 비만 증세를 보이는 환자들도 피로를 호소하는 경우가 많다.

원인에 따라 나타나는 증세도 조금씩 다른 것이 특징이다. 일반적으로 신체적인 피로는 잠을 자고 난 다음날 아침에 어느 정도 회복되다가 낮에 활동이 많아지면서 오후에 다시 피로 증상을 보이는 것이 보통이지만, 우울증이나 스트레스 등 정신 사회학적인 원인에 의해 발생한 피로는 휴식을 취한 후에도 회복되지 않고, 오히려 잠에서 깨어난 아침에 피로가 더 심해지는 경향이 있다.

한편 만성피로증후군의 경우 초기에는 독감과 같은 증상으로 나타난다. 만성피로증후군에 걸리면 매우 열성적이고 활동적으로 생활하던 사람이 하루아침에 누워 꼼짝 못하게 되는데 이때는 체내에 쌓인 노폐물을 제거해주어야 한다. 흔히 물을 마심으로써 노폐물을 제거할 수 있다고들 하는데 이는 사실과 다르다. 오히려 음양식사법으로 물 마시는 것을 자제하고 신선한 산소를 인체 깊숙이 공급해주어야 노폐물을 제거할 수 있다.

일부 병원에서는 피로를 호소하는 환자들에게 취침 전 약한 술을 조금 마시라고 권하기도 하지만 이는 환자를 알코올 중독자로 만들 위험이 있다. 또한 술은 일시적으로 피로를 풀고 근육을 이완시키는 데는 도움이 되지만, 세포와 체질을 강하게 만드는 데는 전혀 도움이 되지 않는다. 따라서 술이나 물 같은 수분을 섭취하기보다는 음양식사를 통해 산소 공급을 충분히 해주고 인체의 양기를 강화하여 각종 유해 물질을 연소시키는 것이 훨씬 효과적이다.

인체 내에 밝은 에너지가 충만할 때 몸에도 활력이 솟고 정신도 맑아지는 법이다. 에너지를 만드는 것은 강한 불기운이다. 강한 불기운이 있어야 몸 속에 들어오는 음식물을 신속하게 태워 에너지로 전환시킬 수 있다. 불필요한 노폐물이 장내에 쌓일 여유를 주지 않는 것이다.

가벼운 운동이나 스트레스 해소를 위한 점진적인 근육 이완법, 명상법, 복식 호흡법 등도 만성 피로를 푸는 데 도움을 줄 수 있다. 단, 운동으로 수영을 택한 경우에는 되도록 밤에 해야 하고, 운동 중이나 운동 후에 음료수를 마시지 말아야 한다. 운동 중이나 후에 발생하는 갈증은 대부분 수분이 모자란 것보다는 몸이 자체적으로 음양의 균형을 조절하는 과정에서 나타나는 반응이므로 그 순간만 넘기면 갈증은 곧 사라진다.

성욕 감퇴

성욕 감퇴 요인으로는 여러 가지가 있다. 만성 통증이나 피로, 각종 스트레스와 우울증, 혹은 배우자에 대한 분노 같은 심리적인 요인이 성욕을 감퇴시키기도 한다.

이 밖에 신체적, 정신적인 질환을 치료하기 위해 복용하는 각종 약제들이 원인이 될 수도 있다. 실제로 고혈압을 치료하기 위한 항고혈압제나 위염, 위궤양을 치료하기 위한 약물, 신경안정제, 알코올 등은 성욕을 감퇴시키는 부작용을 낳는 것으로 알려져 있다.

배우자에 대한 정신적인 갈등이나 미숙한 테크닉에서 오는 성욕 감퇴를 제외하면, 음양식사법으로도 얼마든지 치료가 가능하다. 밥따로 물따로 먹는 음양식사를 실천하면 인체 내 산소 공급과 기혈순환이 원활하게 이루어져 강한 화력을 분출시키는데, 이것이 세포 속에 내재해 있는 생명의 기운을 한껏 강하게 하여 정력을 증강시키기 때문이다.

정력이란 인체가 섭취한 공기와 음식물, 그리고 정신의 정기를 강한 진동으로 기화시켜 얻은 고양된 에너지를 일컫는다. 정력 증강을 원한다면 1일 3식보다는 1일 2식이 더 좋다. 특히 아침 저녁 2식을 하게 되면 뜨거운 한낮에 속을 비움으로써 태양의 에너지를 체내에 충분히 비축할 수 있으며 아무런 장애 없이 공기가 세포 속을 순환하게 되므로 기운이 강해진다.

불임증 🌿

　불임은 선천성 불임과 정신성 불임으로 나눌 수 있는데, 선천성 불임과 난소가 막혀서 불임이 되는 경우를 제외하고는 음양식사법으로 치유할 수 있다. 즉, 임신에 성공해도 두세 달 후 습관적으로 자연 유산이 되는 경우, 자연 유산이 반복되면서 불임이 되는 경우, 의학적으로 남녀 모두에게 아무 이상이 없는데도 불임이 되는 경우, 생리 불순으로 불임인 경우, 냉증이 심하여 불임이 되는 경우 등의 증상은 약 6개월 동안 1일 2식의 음양식사법을 꾸준히 실천하면 치유된다.

　일단 임신에 성공한 후에는 평소와 같은 식생활로 돌아가도 무방하나 식후 두 시간 뒤에 물을 마시는 것만은 철저히 지켜야 한다. 또한 자연 유산 경험이 있는 여성의 경우 임신 후에도 한두 달은 음양식사법을 하는 것이 좋다.

피부병 🌿

　동양의학에서는 '폐주피모(肺主皮毛)'라는 말을 사용한다. 이는 폐가 피부와 털을 주관한다는 뜻이다. 즉, 동양의학에서는 폐를 일종의 공기 청정기로 보기 때문에 폐가 약해지면 혈액 순환이 잘 안 되어 산소와 영양소를 원활하게 공급하는 데 문제를 일으킨다고 해석하는 것이다. 따라서 동양의학에서는 피부에 이상이 생기거나 머리카락과 몸에 난 털이 약해지고 잘 끊어질 경우 폐를 다스리는 방법으로 이를 치유한다.

음양식사법은 피부와 체모를 다스리기에 매우 훌륭한 방법이라 볼 수 있다. 음양식사법을 하면 인체에 산소를 충분히 공급하고 기혈의 순환을 원활하게 해 궁극적으로 폐를 강하게 만들기 때문이다. 음양식사를 하는 사람들이 저절로 피부가 윤택해지는 것도 바로 이러한 이유 때문이다.

음양식사법을 하는데도 피부병이 잘 낫지 않을 경우에는 간장에 이상이 있는지 여부를 정밀하게 파악해보아야 한다. 만약 조금이라도 간에 이상이 있는 것으로 판명이 날 때는 간암환자가 하는 것처럼 음양식사법을 해야 한다.

특히 여성의 얼굴에 피는 기미, 주근깨, 반점 등은 장부의 기능에 이상이 생겼음을 알려주는 신호와 같으므로 항상 주의를 기울여야 한다.

음양식사법으로 가장 쉽게 호전되는 질병 가운데 하나가 피부병이다. 꼭 피부병이 아니라 다른 질환 때문에 음양식사를 하는 사람의 경우도 대개 피부가 고와지며 윤기가 흐르는 것을 발견할 수 있다.

비듬

머리에 비듬이 생기는 원인도 음양실조 때문이다. 만약 초기에 약을 써도 잘 낫지 않을 경우에는 먼저 다음과 같이 자가 진단을 해본 후 음양식사법을 시행해야 한다. 그러면 빠른 시일 안에 효과를 볼 수 있다.

첫째, 가슴 위로 열이 치솟는다거나 얼굴에 열이 오를 때는 족탕법과 솔잎요법을 함께 시행한다(솔잎요법 : 솔잎을 여러 개 모아 바늘처럼 머리를 쪼

아주는 것).

둘째, 나른하고 머리가 무겁고 얼굴이 창백해질 때는 온습포요법을
한다(온습포요법 : 따뜻한 물수건으로 습포를 하는 것).

여드름

여드름은 몸 속에서 분출되는 열이 땀구멍으로 다 빠져나오지 못하고
쌓여 있다가 먼지, 지방질 등과 함께 섞여 생기는 것으로 알려져 있다. 그
러나 간혹 간이 나빠도 생기는 경우가 있으므로 주의를 기울여야 한다.

여드름을 치유하는 가장 좋은 방법은 기름기 없는 음식으로 아침 저
녁 2식이나 혹은 점심 저녁 2식을 하면서 저녁마다 뜨거운 물에 30분 이
상 발을 담그는 족탕법을 병행하는 것이다. 특히 보기에 흉할 정도로 여
드름이 심한 사람은 사흘 동안 물 한 모금 마시지 않는 완전단식을 한 후
나흘째 되는 날 마음대로 먹는 것을 두서너 차례 반복하면 좋다. 이때 주
의할 점은 완전단식 후 나흘째 되는 날 식사를 할 때 반드시 된밥을 먹고
물은 식후 두 시간 뒤에 미셔야 한다는 사실이다. 입이 마르고 갈증이 심
하다고 수분 많은 음식이나 물부터 먹으면 완전단식의 효과를 보기는커
녕 오히려 몸을 크게 해치게 된다.

만약 간에 이상이 있어 여드름이 심한 것으로 판명이 났을 때는 위의
방법처럼 단식을 하는 대신 간암환자와 같은 요령으로 음양식사법을 실
천해야 한다.

동상, 무좀

　동상도 심하면 발을 절단해야 하는 지경에 이르므로 미리 예방과 치료에 힘을 써야 한다. 심한 동상을 치료하는 데 가장 좋은 방법은 마늘대와 댑싸리를 같이 넣어 푹 삶은 따뜻한 물에 환부를 담그고 두세 시간씩 있는 것이다. 약 1~2주일 동안 이런 방법을 꾸준히 실천하면 동상기가 완전히 빠진다. 댑싸리가 없으면 마늘과 마늘대를 통째로 써도 좋다.

　조금만 방심해도 환부가 급속히 퍼져나가는 동상기 있는 무좀 역시 마늘로 다스린다. 마늘을 곱게 찧은 것에 밀가루를 적당히 섞어 반죽을 한 후, 이를 무좀 부위에 10~20분 정도 붙였다가 떼기를 사흘 간 계속하면 된다.

　단, 이는 반드시 저녁 해가 진 다음에 해야 한다. 또한 마늘이 생살에 닿으면 수포가 생겨 고생할 수도 있으므로 마늘을 붙일 때는 무좀이 퍼진 곳에만 붙여야 하며, 마늘을 붙였다 뗀 부위는 그 즉시가 아닌 다음날 아침에 씻어야 효과가 있다.

　이렇게 치료를 하면 약 1주일 후에 허물이 벗겨지는데 그때 만약 가려운 증세가 있으면 같은 방법으로 마늘을 한 번 더 붙여주고, 가려운 증세가 없으면 완치된 것이므로 치료를 중단해도 된다.

담석증과 신석증

　흔히 일반 사람들의 경우 담석증이나 신석증에 걸리면 물을 많이 먹어야 하는 것으로 알고 있다. 병원에서도 그렇게 권유하는 예가 많은 것이 사실이다. 그러나 음양식사법에서는 물을 마시더라도 반드시 밥따로 물따로 법칙에 따라 식후 두 시간 뒤에 마실 것을 강조하고 있다.

또한 담석증이든 신석증이든 몸 어느 부위에 석증이 생겼을 때, 덩어리가 너무 커서 부득이하게 수술을 해야 할 경우라면 몰라도 그게 아닌 경우에는 맥주로 치료하는 것이 효과적이다. 단, 맥주를 마시기에 앞서 먼저 물을 마시지 않는 것이 필요하다.

음식은 두 끼를 먹건 세 끼를 먹건 상관없지만 물은 며칠이고 참을 수 있을 때까지 마시지 않고 참는 것이 좋다. 그러다 정 견디기 힘들면 그때 물 대신 맥주를 실컷 마신다. 이런 방법을 두세 차례만 반복해도 대부분의 결석은 소변으로 빠져나온다. 맥주를 마실 때 흥겨운 음악을 틀어 놓고 춤을 추면서 즐거운 마음으로 마시면 더욱 큰 효과를 볼 수 있다.

심장병

선천적인 심장병 환자가 아니라면 누구나 음양식사법으로 건강해질 수 있다. 그러나 호흡이 곤란할 정도로 중증을 앓고 있는 환자는 함부로 음양식사법을 해서는 안 된다. 일반적인 심장병 환자의 경우 다음에 나와있는 표를 참조해 음양식사법을 하면 된다.

이와 같은 식사법을 철저히 지키면서 20일 정도만 생활하면 굳이 약을 복용하지 않아도 될 만큼 인체의 자연치유력이 향상되고, 약 석 달 뒤에는 심장의 기능이 정상으로 돌아온다.

심장병 환자를 위한 음양식사법 요령

- 아침 저녁으로 1일 2식을 한다.
- 먹을 음식의 양을 미리 정해서 식사 때마다 항상 똑같은 양을 먹는다. 더 먹고 싶거나 먹기 싫어도 일단 한번 정한 음식의 양은 반드시 지켜서 먹는다.
- 된음식을 충분히 씹어서 먹어야 하며 식사중에 물이나 국물을 먹는 것은 삼간다.
- 물은 저녁식사 후 2시간이 지난 뒤에만 마신다.
- 복용하는 약이 있을 때는 아침식사 후 1시간 뒤, 저녁식사 후 2시간 뒤 물 마실 시간에 복용한다.
- 돼지고기, 육류, 당분은 먹지 않는다.

또한 석 달 후에 아침을 점심으로 바꾸어 1일 2식의 음양식사법을 계속 실천하면 완전히 건강을 되찾을 수 있다. 단, 점심 저녁 2식으로 바꾼 후 밤에 호흡 곤란 증상이 올 경우에는, 점심식사 후 2시간 뒤에만 물을 마시고 저녁 먹은 뒤에는 물을 마시지 말아야 한다.

감기

감기는 물을 너무 많이 마셔서 생기는 병이다. 혹 감기에 걸렸다면 그 전날이나 혹은 며칠 전에 물을 너무 많이 마시지 않았는가 의심해볼 필요가 있다.

물을 너무 많이 마시면 인체 내 음양의 균형이 깨지기 마련이다. 예를 들어 불기운이 10이면 물기운도 10이어야 서로 조화를 이룰 수 있다. 그런데 물을 많이 마시면 물기운이 15, 17로 올라가게 되고 불기운은 5, 3으로 떨어지게 된다.

이렇게 열기운이 부족해 음양의 리듬과 조화가 깨져버리면 담낭, 대장, 방광, 위장, 소장, 삼초에 냉기가 엄습하여 바이러스가 발생한다. 즉, 밖에서 들어오는 찬 공기는 많은 데 반해 안에서 나가야 할 더운 공기는 적으니 감기에 걸리는 것이다.

유행성 독감도 마찬가지로 물을 너무 많이 마셔서 발생하는 질환이다. 우리 몸은 정해진 때에 알맞은 양의 물을 마시면 절대로 감기에 걸리지 않게 되어 있다.

감기를 치료하려면 우선 몸을 덥게 하여 땀을 내는 것이 필요하다. 그리고 각각의 증상에 따라 다음과 같이 치료를 하면 금세 낫는다.

목감기

기침이 나고 가래가 나오면서 목이 붓고 열이 날 때는 생밤 속껍질과 식초를 적당히 넣어 끓인 물을 마시고 땀을 내면 효과를 볼 수 있다. 아무리 심한 목감기라도 이렇게 해서 1~3회 정도 복용하면 곧 회복된다.

생밤 속껍질이 없을 때는 시중에서 파는 요구르트 예닐곱 병을 뜨겁게 하여 마셔도 된다.

뼈가 쑤시는 감기

식은땀이 나고 나른하며 뼈가 쑤시고 한기가 느껴지는 감기, 특히 여자들은 방광 부위가 뻐근하며 소변이 시원하게 잘 나오지 않는 증상을 보일 때 고삼 6그램을 달인 물에 소금을 짭짤하게 타서 뜨겁게 마시고 1~3회 반복하여 땀을 낸다. 고삼이 없을 때는 티스푼으로 커피 세 스푼에 소금 한 스푼을 넣어 뜨겁게 끓여 마시고 땀을 내면 감기가 낫는다.

콧물이 나고 으슬으슬 추운 감기

콧물, 재채기가 나오고 으슬으슬 추우면서 살갗이 아프고 속이 메스꺼우며 구토 증세가 있는 경우, 뜨거운 물에 고춧가루를 크게 한 술이나 생강차 한 숟가락을 풀고 여기에 흑설탕이나 꿀을 세 숟가락 타 마시고 땀을 내면 된다. 등허리와 어깻죽지 가운데를 뜨겁게 해서 1~3회 정도 땀을 내면 효과가 있다. 그래도 낫지 않을 때는 음식만 먹고 물은 약 2~3일, 혹은 감기가 나을 때까지 마시지 않는 것이 좋다. 2~3일 동안 완전 단식을 하면 깨끗이 낫는다. 잘 낫지 않고 오래 된 경우는 병원에 가서 간 검사를 해볼 필요가 있다.

황달

황달은 간장과 쓸개에 이상이 생겨 오는 질환이다. 따라서 간암환자가 지켜야 할 음양식사법을 그대로 실천하면 된다. 여기에 인진 40그램,

구기자 20그램, 감초 15그램을 달여서(하루 분량) 아침 저녁으로 물 마시는 시간에 복용하면 더 좋다. 단, 아침 저녁 2식을 할 때는 아침식사 후 1시간 뒤에 복용하고, 하루 3식을 할 때는 식후 2시간 뒤마다 꾸준히 복용해야 한다. 그러나 이 치료법은 간암 말기에 오는 황달에는 별다른 효과를 거둘 수 없다.

골수염

골수염은 글자 그대로 뼛속에 염증이 생기는 병으로 아무리 의학이 발달해도 잘 낫지 않는 중병이다. 음양식사법은 간암환자와 같이 하되, 기운이 부족하면 1일 3식을 하면서 다음과 같은 방법을 병행하도록 한다.

골수염 환자를 위한 음양식사법 요령

• 밥 먹기 전에 호두를 적당히 먹고 나서 식사를 한다.
• 십전대보탕에 금은화 20그램, 의이인 20그램, 목과 8그램, 우슬 8그램을 넣어 물 마시는 시간에 복용한다.

이렇게 하면 대략 보름에서 한 달 사이에 효과를 볼 수 있다. 한 번 마실 때 한 컵을 마시며, 아침 저녁 2식을 하는 사람은 아침식사 후 1시간 뒤에, 저녁식사 후 2시간 뒤에 한 컵씩 복용한다.

버거씨병

버거씨병은 하대 동맥에 이상이 생겨 발가락에 통증이 오면서 썩어들어가는 병이다.

현대 의학계에서는 이렇다 할 치료법을 내놓지 못하고 있는 형편이어서 병원에서는 보통 발가락 절단 수술을 하는 것으로 치료한다. 그런데 한두 번 수술을 하다보면 나중에는 다리까지 절단하게 되는 경우가 많고 또 절단을 해도 버거씨병 특유의 심한 통증이 그대로 남기 때문에 이 병을 앓는 환자들의 고통은 말로 표현할 수가 없을 정도다.

음양식사법에서는 간암환자와 같은 음양식사를 철저하게 실천하면서 백작약 30그램과 감초 10그램(하루 분량)을 달여 저녁 물 마시는 시간에 복용하는 치료법을 쓰고 있다. 이렇게 한 달이 지나면 한약 복용을 끊고 대신 물을 마신다. 그러면 5~15일 안에 통증이 완화된다. 통증이 완화된 뒤에도 약 6개월 간은 아침 저녁 2식을 계속 해야 하며, 이 기간이 지난 후에는 점심 저녁 2식으로 돌려도 괜찮다.

관절염

전신의 관절 마디에 염증이 생기는 것을 관절염이라 한다. 증상과 형태에 따라 결핵성, 퇴행성, 다발성이라는 이름이 붙는데, 요즘은 의학이 발달하여 치료가 가능해졌다고 하지만 실제로는 기대만큼 좋은 효과를 거두지 못하고 있다.

따라서 관절염 치료를 받고 있는 환자의 경우 음양식사법을 병행하면 훨씬 큰 효과를 볼 수 있다. 특히 체중이 불어서 생긴 관절염인 경우는 약을 전혀 먹지 않고 아침 저녁 2식으로 식사만 조절해도 병을 빨리 치료할 수 있다.

결핵성관절염

결핵성관절염은 결핵균이 관절마다 침투한 병을 말하는데 통증이 심한 것이 특징이다. 이런 환자의 경우 아침 저녁 2식으로 식사를 하되 간암환자가 지켜야 하는 음양식사법의 수칙을 철저하게 지켜야 한다. 육회나 생선회는 먹어도 되지만, 기름이나 식초, 냉장고 안에 보관한 찬 음식 등은 독약이라 생각하고 피하는 것이 좋다. 그리고 결핵약과 함께 한약을 같이 복용하면 좀더 큰 효과를 볼 수 있다. 숙지황, 백작약, 천궁, 당귀 각 10그램, 향부자 8그램, 사인, 목과, 상백피, 황금, 택사, 오미자, 길경, 맥문동, 육계, 건강, 연교, 목단, 진피, 산수유, 패모, 원지 각 6그램, 행인, 과루인 각 4그램(이상 하루 분량)을 먹되, 1일 3식을 할 때는 아침식사와 저녁식사 후 각각 2시간이 지난 뒤에 먹고, 아침 저녁 2식을 할 때에는 아침식사 후 1시간 뒤와 저녁식사 후 2시간 뒤에 복용한다. 완치될 때까지 먹는 게 원칙이다.

다발성관절염

다발성관절염이란 손가락, 발가락부터 팔, 다리까지 몸 전체의 관절이 다 아픈 증상을 말한다. 이를 치료하려면 간암환자가 지켜야 할 음양식사법의 수칙을 철저히 지켜야 한다. 또한 꿀밤이나 도토리를 짓이겨 물에 담가놓으면 진한 물이 우러나오는데, 그 액을 물 마시는 시간에 소주잔 한 잔 정도로 장기 복용하면 효과를 볼 수 있다. 6개월에서 1년 정도는 꾸준히 치료해야 한다.

발목관절

발목이 아프거나 시리고, 붓거나 통증이 있을 때는 콩나물국 혹은 미역국을 조금 짜게 끓여 1일 3식 시에는 점심식사 후 2시간 뒤 물 마시는 시간에 한 대접씩 건더기째 먹고, 아침 저녁 2식을 할 때는 저녁식사 후 물 마시는 시간에 역시 건더기째 먹는다. 이렇게 국을 사흘 동안 계속 먹고 그 다음 이틀은 먹지 않는 식으로 병이 완치될 때까지 반복한다.

무릎관절

무릎에 물이 괴거나 시리고 부종이 오면서 통증이 심할 때는 음양식사법을 실천하되 모든 반찬에 흑설탕을 쳐서 조금 달게 먹는다. 병이 완치되면 달게 먹지 말아야 한다. 단, 이 치료법은 퇴행성으로 이미 연골이 없어진 사람에겐 효과가 없다.

손목관절

손목관절에 이상이 생겨 시리거나 통증이 있을 때는 음양식사법을 실천하되 반찬에 고춧가루를 쳐서 맵게 먹고, 또 물 마시는 시간에 생강 달인 물을 한 잔씩 먹으면 된다. 매운 것을 너무 많이 먹으면 시력이 약해질 수 있으니 병이 완치되면 맵게 먹지 말아야 한다.

어깨관절과 손가락마디관절

어깨와 손가락 마디가 아플 때는 음양식사법을 실천하면서, 물 마시는 시간에 꿀밤이나 도토리를 짓이겨 물에 담가 우린 물을 소주잔 한 잔 정도로 장기 복용하면 좋다.

팔꿈치관절

팔꿈치관절에는 씀바귀 반찬이 좋다. 물 마시는 시간에 고삼 달인 물을 소주잔 한 잔 정도씩 마시면 효과를 볼 수 있다.

고관절과 발가락관절

고관절(환도관절)이나 발가락관절 마디 마디에 통증이 올 때는 음양식사법을 실천하되 식사 때마다 자연산 식초를 한 숟가락씩 먹고, 물 마시는 시간을 이용해 매실차를 한 잔씩 마시면 좋다.

골다공증

40대 여성들에게 자주 발견되는 병으로 환자의 뼈를 사진 촬영해보면 마치 소다를 넣은 찐빵처럼 안이 텅 비어 있는 것을 볼 수 있다. 골다공증은 비록 간단하게 치유될 수 있는 병은 아니지만 식후 1~2시간 뒤에 물을 마시며 먹는 양을 줄여가는 음양식사법만으로도 충분히 회복 가능하다. 1일 3식을 해도 좋지만 약을 복용할 때는 물 마시는 시간에만 먹어야 하며, 아침 저녁 1일 2식을 할 때는 굳이 약을 먹을 필요가 없다. 특히 2식을 할 경우엔 돼지고기와 꿀, 설탕, 팥 등은 절대로 먹지 말아야 한다. 단, 반찬에 약간씩 꿀과 설탕을 가미하는 것 정도는 괜찮다. 이런 식으로 6개월~1년 정도 지속하면 증상이 호전되는 것을 느낄 수 있을 것이다.

빈혈

빈혈이라고 하면 우선 영양분이 부족해서 생긴다고 오해하기 쉬운데 사실은 다른 모든 질병과 마찬가지로 법도 없이 마시고 먹어 모든 세포가 들뜨기 때문에 일어나는 증상이라고 볼 수 있다. 봄에 들떠 있는 보리밭을 밟아주면 잘 자라듯, 들떠 있는 세포를 안정시켜주기만 하면 빈혈 증상은 곧 없어진다. 빈혈 치료는 골다공증 치료와 비슷해 1일 3식이든 아침 저녁 2식이든 음양식사법을 꾸준히 실천하면 된다.

두통

두통은 머리에 이상이 생겼을 때 나타나기도 하지만, 오장육부의 음양이 실조된 결과로 나타나기도 한다.

각 증상에 따른 치료법은 다음과 같다.

이마가 아픈 두통

얼굴에 열이 오르며 이마에 통증이 있는 사람은 음양식사법을 실천하되 반드시 소식을 해야 한다. 또한 흑설탕을 넣어 반찬을 조금 달게 하여 먹으면 빠른 시일 안에 효과를 볼 수 있다.

편두통

편두통이 오는 경우 음양식사법으로 식사를 하되 밥을 먹을 때마다 자연산 식초를 한 숟가락씩 먹고, 기름진 음식을 금하며 소식 위주로 생활하면 빠른 시일에 효과를 볼 수 있다.

관자놀이두통

관자놀이에 통증이 오는 경우 미릉골까지 아픈 것이 보통인데 이때는 약을 먹어도 잘 낫지 않으므로 반드시 음양식사법을 실천해야 한다. 역시 소식을 해야 하며, 꿀밤이나 도토리를 짓이겨 물에 우려낸 후 물 마시는 시간에 소주잔 한 잔 정도씩 마시면 단시일에 효과를 볼 수 있다.

후두통과 정두통

후두통이란 뒷목에서 위로 치미는 통증을 말하고, 정두통은 머리 중앙, 즉 백회혈 부위가 아픈 것을 말한다. 이런 증상은 보통 고혈압 때문에 오지만 고혈압이 아니어도 음식을 지나치게 짜게 먹으면 앓을 수 있다. 이를 치료하려면 밥따로 물따로를 실천하되 고삼 300그램을 조금씩 달여 물 마시는 시간에 소주잔으로 한 잔씩 복용하면 좋다.

머리가 냉한 두통

머리가 냉하고 허하며 시리고 바람이 나오는 듯한 두통이 있을 때는 뜨거운 찰떡 40~60그램을 거즈에 싸서 하루에 한 번 머리에 얹어주면 좋다. 밥따로 물따로를 실천하되 냉장고에 보관한 물이나 아이스크림 등 찬 음식은 절대로 먹지 말아야 한다. 냉두통이 오래 지속되면 뇌종양이 올 수 있으니 완치될 때까지 꾸준히 실천한다.

저혈압두통

저혈압으로 인해 뒷목이 뻣뻣해지는 두통이 오거나 정신을 잃고 쓰러질 경우에는 뜨거운 물수건으로 머리에 습포를 해주면 금세 효과를 볼 수 있다. 밥따로 물따로를 하되 아침 저녁 2식을 하는 것이 좋으며, 사나흘에 한 번씩 콩나물국이나 미역국을 끓여 저녁식사 후 두 시간 뒤 물 마시는 시간에 건더기째 한 대접씩 먹으면 치료가 된다.

고혈압두통

고혈압으로 인해 오는 두통은 저녁마다 뜨거운 물에 발을 담그는 족탕법을 30분 이상씩 한 다음 은백혈에 사혈을 시켜주면 효과를 볼 수 있다. 음양식사법을 실천하되 기름진 음식은 삼가야 하며 아침 저녁 1일 2식을 해야 근본적인 치료가 된다. 만약 아침 저녁 2식 조절이 힘들면 점심 저녁 2식으로 하되, 점심식사 후 두 시간 뒤에는 마음껏 물을 마셔도 좋지만 저녁식사 후에는 물을 마시지 말아야 한다. 완치될 때까지 꾸준히 실천해야 효과를 볼 수 있다.

본태성고혈압

본태성고혈압인 경우는 혈압 수치가 200~300이나 되어도 아무 이상이 없으며, 술과 고기 등을 가리지 않고 먹어도 특별한 증상을 느끼지 않고 건강하게 살 수 있는 것이 특징이다. 따라서 동양의학에서는 이를 하늘이 주신 '복'이라 한다. 그런데도 병원에서는 혈압계 수치만을 기준으로 마치 당장 무슨 일이 생길 것처럼 겁을 주기 일쑤다. 만약 병원 말만 믿고 병원에서 조제해준 혈압 약을 먹으면 오히려 생리 기능이 마비되어 반신불수가 될 수도 있으므로, 본태성고혈압인 경우는 어떤 약도 먹지 말아야 한다.

간질

간질은 유아 시절에 크게 놀란 것이 원인으로 작용해 성장하는 과정에서 오장육부의 음양이 깨지면서 나타나는 증상으로, 각 장기의 허실에 따라 양상이 조금씩 다르게 나타난다.

구체적인 내용은 다음과 같다.

쥐가 나며 졸도하는 간질(木, 火)

근육에 경련이 일면서 쥐가 난다거나 졸도하는 증상을 보이는 간질은 1일 3식으로 음양식사법을 하되, 고삼 1근을 달인 물에 자연산 식초를 같은 분량으로 혼합하여 물 마시는 시간에 마시면 효과가 있다.

토할 것 같은 간질(土)

발작하기 전에 속이 울렁울렁하며 토할 것 같다가 발작이 시작됨과 동시에 거품을 내뿜는 간질은 아침 저녁 2식으로 음양식사를 하되, 반찬에 흑설탕을 쳐서 달게 먹으면 좋다.

그리고 감초 1근과 산사 1근을 같은 분량으로 혼합해 차를 만들어 아침식사 후 1시간 뒤, 저녁식사 후 2시간 뒤에 죽염을 조금 타서 커피 잔으로 한 잔씩 마시면 된다. 반년에서 1년 정도 꾸준히 복용하면 효과를 볼 수 있다. 냉장고에 보관한 찬물이나 아이스크림 등의 냉한 음식은 절대로 먹지 말아야 하며, 되도록 생과일이나 생야채도 먹지 않는 것이 좋다.

기타 간질(金, 木, 三焦)

앞에서 설명한 것 외의 다른 여러 가지 증상의 간질로 아침 저녁 2식의 음양식사법을 기본으로 한다. 또한 도토리와 생강을 혼합하여 차를 만들어 아침식사 후 1시간 뒤, 저녁식사 후 2시간 뒤에 죽염을 한 티스푼씩 타서 복용하면 좋다. 역시 냉한 음식은 절대로 삼간다.

비만

비만은 크게 증식형 비만과 비대증 비만으로 나눌 수 있다.

먼저 증식형 비만은 20세 미만의 사람들에게 많이 발생하는데 원인은 영양 과다 섭취와 운동 부족이다.

인체의 세포는 연령에 따라 서서히 증식하며 성장하는 것이 원칙이다. 영양을 과다하게 섭취하면서 이를 배설할 수 있게 도와주는 운동은 하지 않으니, 그 결과 피하조직과 내장조직에 지방이 쌓이면서 세포가 급성장하는 증식형 비만이 발생하는 것이다.

30세 이후의 사람들에게서 자주 발견되는 비대증 비만은 발생 원인이 남성과 여성에 따라 각각 다르다. 흔히 여성이 임신중독증이나 복강경 및 자궁 수술, 출산 후유증 등으로 비만이 생기는 데 반해, 남성은 주로 과음, 과식, 스트레스, 운동 부족으로 비만에 걸린다.

어찌됐건 20세 미만에 오는 증식형 비만은 부모의 책임이 크다고 할 수 있지만 30세 이후에 오는 비대증 비만은 전적으로 몸 관리를 하지 못한 자기 자신한테 책임이 있다고 할 수 있다.

비만증에 대해 또 한 가지 알아두어야 할 것은 비만에도 잘 빠지는 비만과 잘 안 빠지는 비만이 있다는 사실이다.

20세 미만의 증식형 비만과 임신중독증으로 인한 비만, 복강경 수술 후유증으로 인한 비만은 생각만큼 잘 빠지지 않는다.

이런 비만은 피하조직에 지방이 꽉 차 있어 피부에 탄력이 있고, 활동하는 데도 별다른 지장이 없어 정작 당사자들은 피로감을 느끼지 못하는 게 특징이다. 이 경우 물리적으로 급하게 살을 빼려들면 반드시 그 후유증과 부작용이 다른 증상으로 나타나므로 시기를 조금 넉넉하게 두고 식이요법을 하는 것이 중요하다. 처음에는 더 찌지 않도록 조절을 하다가 그 다음에 살을 빼야만 아무 탈없이 정상적인 체중으로 돌아가 건강하게 생활할 수 있다.

반면 비대증 비만은 상대적으로 잘 빠지는 특징을 보인다. 그런데 비대증 비만은 꼭 음식을 많이 먹어서만 생기는 것이 아니다. 경우에 따라서는 음식을 조금만 먹어도, 심지어는 물만 먹어도 살이 찔 수 있다.

이런 비만에 걸리면 피부에 탄력이 없고 말랑말랑하며 피로와 호흡장애를 빨리 느끼게 된다. 또한 비대증 비만은 땀을 내는 물리요법을 하거나 조금만 신경을 써서 음식 조절을 하면 금방 1~2킬로그램이 빠지지만 그 대신 조금만 방심하면 체중이 금세 불어나기 때문에 자기 자신을 절제하고 통제하는 것이 무엇보다도 중요하다.

각 비만증에 대한 치료법은 다음과 같다.

10세 미만의 비만증

10세 미만 어린이에게 비만증 기미가 보이기 시작하면 식사 후 1~2시간 뒤에만 물을 마시는 음양식사법을 실천하도록 해야 한다. 이 습관만 들이면 평생 비만 걱정 없이 건강하게 살 수 있다. 당사자가 어린아이라는 점을 감안해 우유나 음료수를 마실 때도 반드시 물 마시는 시간을 이용해 먹게 하는 등 부모가 각별하게 신경을 써주는 것이 중요하다.

또한 부모가 자녀의 체질이 음인지 양인지를 판단하여 만약 음체질로 판명될 경우 찬 음식을 먹은 후에 따뜻한 음식을 조금 먹도록 신경을 써준다면 그 자녀는 더욱 건강하게 성장할 수 있을 것이다.

10~20세의 비만증

1일 3식을 하되 물은 식사 후 2시간 뒤부터 다음 식사 2시간 전까지에 한해서 마신다. 물론 물 마시는 시간에 음료수나 우유 같은 것을 마셔도 된다. 다만, 냉한 것이나 설탕을 많이 함유한 음료수는 피하는 것이 좋다.

식사 후 두 시간 뒤에 물을 마시기 시작하고, 변비 증상이 생겼을 때는 식사 후 한 시간 뒤에 물을 마시도록 한다. 이렇게 물 마시는 시간을 제한하면 초기 보름 정도는 힘들지만 그 이후엔 물 생각이 별로 나지 않게 되고 나중에는 아예 물을 마시지 않고 지나가기도 한다. 물 생각이 나지 않을 때는 당연히 마시지 않는 것이 좋다.

이렇게 조절을 하는데도 체중이 줄지 않으면 식사를 점심 저녁 2식으로 조절하되, 점심식사 후 2시간 뒤부터 저녁 먹기 2시간 전까지만 물을 마시고, 저녁식사 후에는 물을 마시지 않는다. 혹 밤늦도록 공부를 하거나 일을 할 때도 야식은 절대 피한다. 야식은 세포의 활동을 방해하는 독약과 같다는 것을 명심해야 한다.

20~30세의 비만증

20~30세 사이에 오는 비만은 대부분 20세 미만의 증식형 비만, 즉 과다한 영양 섭취와 부족한 운동량이 그 원인이라고 볼 수 있다.

이런 경우 1일 3식을 하되 물은 식사 후 2시간 뒤에만 마시는 방법으로 조절한다. 보름 후면 체중이 감량하는 것을 발견할 수 있을 것이다. 더욱 빠른 시일 내에 효과를 거두고 싶으면 아침 저녁 2식이나 점심 저녁 2식으로 조절하면 된다.

30~40세의 비만증

30~40세에 오는 비만증엔 여러 가지 원인이 있다. 여성인 경우 보통 임신중독증이나 산후 후유증, 복강경 및 자궁 수술 후유증 등이 원인이 된다. 물론 음식을 과다하게 섭취하거나 습관적으로 밥을 국이나 물에 말아먹어도 비만이 될 수 있다.

잘못된 식습관이 원인인 비만증은 단시일에 체중을 조절하는 것이 가능하지만, 산부인과 계통의 기관과 연관해서 생긴 비만은 잘 빠지지도 않을 뿐더러 물리적으로 단시일에 빼려고 들면 반드시 부작용이 생기기 때문에 음양식사법에 특히 주의를 기울여야 한다.

남성의 경우 대개 과음, 과식, 무절제한 식욕, 밥을 먹을 때 국과 물을 많이 먹는 잘못된 식습관 등으로 비만에 걸리는데, 이는 1일 3식을 하되 물을 식후 2시간 뒤에 마시는 방법만으로도 보름 안에 효과를 거둘 수 있다. 단, 꿀과 설탕, 돼지고기, 참외, 수박, 복숭아 등은 먹지 말아야 한다. 아침 저녁 2식이나 점심 저녁 2식으로 조절하면 더욱 큰 효과를 볼 수 있다.

40~50세의 비만증

40~50대는 남자들이 가장 스트레스를 많이 받는 시기이다. 과음과 과식을 자주 하게 되고 여기에 운동 부족까지 겹치니 이 시기에 남자들이 배 나오는 비만에 걸리는 것은 어쩌면 당연한 현상이다.

반면 여자들의 경우는 40대 이후 가사가 줄어들면서 동창 모임이나 계 모임 등의 먹고 즐기는 모임이 많아지고 과음, 과식하는 일이 잦아진다. 또한 식사를 할 때 국이나 물을 많이 먹는 잘못된 식습관과 운동 부족도 비만의 원인이 됨은 물론이다. 이유야 어찌됐건 이와 같은 비만은 1일 3식을 하되 식후 2시간 뒤에 물을 마시는 조절만으로도 보름 내에 효과를 볼 수 있다. 단, 꿀과 설탕, 돼지고기, 참외, 수박, 복숭아는 절대로 먹지 말아야 하며, 단시일 내에 더 큰 효과를 보고 싶으면 아침 저녁 2식이나 점심 저녁 2식으로 조절하면 된다.

50세 이후에 오는 비만

50세 이후에 오는 비만은 과음과 과식 때문이라기보다는 밥을 물 종류와 함께 먹는 잘못된 식습관과 운동 부족에 의한 것으로 볼 수 있다. 따라서 이를 치료하려면 밥 먹을 때와 물 마실 때를 잘 구분하여 이를 철저히 지키는 것이 필요하다. 식후 두 시간 뒤에 물 마시는 것만 잘 지키면 보름 내에 효과를 볼 수 있다. 역시 꿀, 설탕, 돼지고기, 참외, 수박, 복숭아 등은 절대 금해야 하며, 아침 저녁 2식으로 조절하면 평생을 젊고 건강하게 살 수 있다.

생활 속의 음양식사법

개선해야 할 식생활 문화

여러 가지 문화 중에서도 식생활 문화는 가장 기본적이면서 중요한 것이다. 제아무리 위대한 것이 있다 해도 먹고 마시지 않으면 생명에 지장이 있고, 생명이 꺼지면 아무런 가치가 없다. 금강산도 식후경이라는 말처럼 우선 식생활이 원활하게 이루어져야 다른 모든 것도 가능해진다. 그러므로 '식(食)'이라는 한자에도 '사람(人)'을 '어질게(良)' 하기 위해서 먹는 것이라는 의미가 깃들여 있다. 도덕적으로 성숙한 인간다운 인간이 되는 것도 '먹는 것'을 통해서 가능해진다는 얘기이다.

'먹는 행위'는 육체의 건강만을 위한 단순한 차원이 아니다. 음식은 인간의 체질을 형성하고 변화하는 데 결정적인 역할을 한다. 썩을 몸에서 썩지 않는 몸으로 변화하기 위해서는 썩지 않는 음식을 먹어야 한다.

나무로 집을 지으면 나무집이 되고 돌로 집을 지으면 돌집이 되듯이, 썩을 음식에서 에너지를 얻으면 썩을 몸이 되고 썩지 않을 음식에서 에너지를 얻으면 썩지 않을 몸이 된다.

갓난애가 갑자기 딱딱한 음식물을 먹을 수 없는 것처럼, 썩을 음식만을 먹다가 갑자기 썩지 않을 음식을 먹을 수는 없다. 반드시 준비 단계를 거치지 않으면 안 된다. 이런 준비 단계의 기회가 바로 이 책에서 말하고 있는 '밥따로 물따로 음양식사법 : 전반기 수련'이다.

생명의 기본은 음식이다. 음양식사법을 잘 지키기만 해도 육체가 건강해짐은 물론이거니와 정신까지도 건강해진다. 현대인이 앓고 있는 많은 정신적인 질환도 사실은 육체와 무관하게 생기는 것이 아니다.

몸이 제대로 말을 안 들으면 짜증이 나게 마련이며, 짜증이 나면 열이 올라 온몸의 여러 기관에 좋지 않은 영향을 끼치게 된다.

어린 묘목을 키울 때는 더 많은 애정을 기울이고 보살피듯이, 인체도 어린 시절에는 영양과 사랑을 담뿍 쏟아야 한다. 그러나 혼자서도 충분히 살아갈 수 있는 성목(成木)이 되면 묘목 때처럼 애정을 기울이고 보살피는 것은 오히려 독이 된다. 성목은 영양제와 비료, 물을 많이 주면 뿌리가 썩고 만다. 마찬가지로 인체도 성인이 되면 영양분과 물을 지나치게 섭취하면 오히려 건강을 해친다.

우리의 전통 음식을 보면, 각종 탕이며 국, 찌개 종류가 특히 발달해 있다. 그러나 물과 밥을 한데 섞어먹는 식생활문화를 지속하게 되면서 인체의 음양과 기혈순환이 파괴되어 건강에 해로움은 물론이거니와 사회적으로도 큰 문제가 된다. 그 가운데서 두어 가지 문제점만 간추려보면 다음과 같다.

첫째, 환경오염으로 인한 피해가 심하다.

밥따로 물따로 식생활을 실천하게 되면 밥상 위에 국과 찌개를 올리지 않아도 된다. 보통 음식점에서 먹다남아 버리는 된장국 한 그릇을 한번 생각해보자. 환경단체의 보고서에 따르면 된장국 한 그릇을 정화시키기 위해서는 무려 1톤 정도의 물이 필요하다고 한다. 밥따로 물따로 식생활에서는 아예 그 국마저 끓이지 않아도 되므로, 먹다남아 버리게 되는 국물과 찌개로 인한 환경오염은 전혀 걱정할 필요가 없다.

둘째, 경제적인 낭비가 심하다.

국과 찌개를 끓이려면 부수적으로 양념거리, 조미료 등이 많이 들어가게 되고, 국과 함께 밥을 먹으면 별로 많이 먹지도 못하고 배가 불러서 먹다 버리는 음식이 많아지게 된다. 아마 각 가정이나 음식점에서 버려지는 음식물 쓰레기를 한자리에 모으면 엄청난 양이 될 것이다.

이 모두가 얼마나 아깝고 불합리한 식생활 문화인가? 이런 문제점을 해결하려면 하루빨리 밥따로 물따로의 식생활 문화로 개선해야 할 것이다. 밥따로 물따로의 식사를 하면 쌀 한 톨도 버리지 않게 된다. 왜냐하면 음양식사 수련이 본궤도에 오르면 입에 단 침이 많이 고여 밥맛이 꿀맛보다 더 좋아진다. 반찬이 별로 없는 식사도 입맛이 꿀맛 같아져서 결코 밥을 남기는 일도 버리는 일도 없게 된다.

내 몸은 하나의 국가

우리 몸은 소우주이자 소국가라고 할 수 있다. 정신은 대통령이요, 마음은 부통령이며, 5장 6부는 장, 차관이고, 우리 인체 내의 모든 세포는 국민이라 할 수 있다. 국력을 튼튼히 하려면 정치, 경제, 사회, 문화 모든 분야에 노폐물이 끼지 않도록 내적으로는 치안 유지를 잘해야 하고, 외적으로는 국방을 튼튼히 해야 한다.

우리 인체 내에는 백혈구와 적혈구가 있다. 국방을 담당하는 군인은 백혈구요, 치안을 담당하는 경찰은 적혈구이다. 이 두 혈구가 주축이 되어 소국가인 우리 인체를 지켜주고 있다. 치안을 담당하는 적혈구는 폐로 들어오는 산소를 모세혈관 하나하나에까지 공급하는 작용을 하고, 국방을 담당하는 백혈구는 모양이 일정하지 않은 아메바의 형태로 때로는 모세혈관 밖으로까지 나와 해로운 균을 잡아먹기도 하면서 국가를 보위하고 있다.

한 나라는 먼저 내적으로 치안 유지가 잘 되어야 국민이 범죄 없는 사회에서 안심하고 산업과 경제를 일으켜 부강해질 수 있고, 또한 외적으로는 국방이 튼튼해야 외침을 당하지 않고 굳건히 나라를 지킬 수 있다. 백혈구와 적혈구도 나라를 지키려면 유사시에 대비하여 평소에 훈련을 열심히 해야 하듯이, 밥따로 물따로의 음양식사 수련을 평소에 하면 건강을 제대로 지킬 수 있다.

나라를 잘 다스리면 빈부의 차이 없이 모두가 평등하게 잘 살 수 있게 되지만, 정치를 잘못하면 빈부 차이가 심해져 부자는 많은 돈으로 호화로운 생활을 하고, 없는 사람은 피폐한 생활에 허덕이게 된다.

우리 몸도 마찬가지다. 나라의 존망을 좌우하는 것이 국력이라고 한다면 우리 인체의 생사를 좌우하는 것은 바로 사연치유력이다. 하나의 국가인 인체의 국민 세포가 맡은 책무에 충실할 수 있도록 먹고 마시는 법도를 준수하여 몽고나 로마제국처럼 반짝하는 운명의 길을 걷지 않도록 미각의 유혹에서 벗어나는 길이 건강한 국가, 즉 건강한 체질을 만드는 첩경이다.

몸을 수동체질로 만드는 반주

일반적으로 청년이나 장년보다는 노인들이 건강에 좋다며 식사중에 반주(飯酒)를 즐겨 마신다. 물론 식사중에 반주로 한두 잔 마시는 술은 혈액순환에 도움도 되고 식욕도 좋아지며 잠도 잘 오게 한다.

그러나 우리의 몸을 술에 의존하는 수동체질로 무력하게 만들어서는 안 된다. 오히려 활발히 몸을 움직여서 식욕도 돋우고 몸 스스로 기혈을 잘 순환시킬 수 있는 능동체질로 만드는 것이 좋다.

식사 때마다 반주라는 원병(援兵)에 의존해 혈액순환을 촉진시키고 소화기능을 돕게 되면, 몸의 자생력은 날이 갈수록 악화되어 힘을 잃고 만다. 이렇게 되면 질병에 대한 저항력도 떨어져 노년기에 찾아오는 불청객인 심장마비나 고혈압처럼 전혀 손을 쓸 수 없는 상황에 처하게 된다. 그렇기 때문에 몸을 허약한 수동체질로 만드는 반주를 삼가고, 튼튼하고 건강한 능동체질을 만들어주는 음양식사법으로 연단을 쌓아 불로장생의 길에 들어서야 한다.

100년의 천수(天壽)도 황송하게 생각하는 노인들께서는, 불로장생하지는 못하더라도 고혈압이다, 당뇨다, 치매다 하는 노인성 질환을 얻어 가족에게 또는 이 사회에 짐이 되지 않기 위해서라도 반드시 음양식사법을 실천하여 자신의 몸을 능동적인 체질로 만들어야 한다. 미물에 불과한 짐승도 자기 주검을 아무도 안 보이는 곳에 숨기는데, 하물며 만물의 영장인 인간이 늙어서 추해진 모습을 가족이나 이웃에게 보여서야 되겠는가?

가끔 하는 폭주는 좋은 약

술에 강하다고 자신하는 사람들이 대개 폭주를 즐긴다. 잦은 폭주는 간 기능을 마비시키고 이것이 돌이킬 수 없는 질환으로 전이되어 건강을 해친다. 하지만 한 달에 한두 차례 마시는 폭주는 이튿날 음양식사법에서 권하는 숙취 해결 방법만 따르면 건강에 도움이 되기도 한다.

A급 태풍이 바다 밑바닥을 발칵 뒤집어엎어 한바탕 청소를 해주듯이, 폭주로 인한 술기운은 혈액순환을 급속히 촉진시켜 전신에 축적되어 있던 독소와 노폐물을 뒤집어엎어 배설물과 함께 몸 밖으로 씻어내 몸 속을 깨끗이 세척한다.

그러나 이때 반드시 다음날 새벽부터 오후 1시까지 일체의 음식은 물론이거니와 물 한 모금도 입에 대지 않고 참아야만 건강에 보탬이 될 뿐만 아니라 후유증이 안 생긴다.

음양식사법에서 권하는 음주법으로 술을 마실 때 지켜야 할 준수 사항을 몇 가지 소개해보겠다.

- 술은 신체의 리듬이 음체질로 변하여 물기운이 일어나는 저녁 6시 이후에 마셔야 한다. 이 시간대가 물기운이 일어나는 음체질의 시간이므로 술이 인체의 세포활동과 상생작용을 한다.
- 기왕 마시려면 되도록 알코올의 도수가 높은 술이 좋다. 도수가 높은 술일수록 적게 마시게 되고, 혈액순환을 더욱 강하게 하여 체내에 쌓였던 각종 노폐물을 말끔히 씻어낼 수 있다.
- 폭음을 한 다음날은 새벽부터 낮 1시까지 아무리 괴로워도 음식이나 약, 혹은 물 한 모금도 입에 대지 말아야 한다. 점심도 된음식으로 하고 2시간 후에 물을 마시도록 한다.
- 앞에서 말한 바와 같이 새벽 4시부터는 우리 인체의 세포활동이 양의 기운이 되어 불기운이 일어나는 시간대이므로 그때 물을 마시면 한창 동하고 있는 양의 기운을 꺼버리게 된다.

그러면 몸 안의 기가 꺾여버려서 전날 저녁에 먹고 마셨던 음식물이 노폐물로 체내에 축적되고, 알코올이 체액과 합성되어 만들어진 독소가 간이나 내장에 영향을 주어 결국 술병을 얻고 만다. 애주가나 술을 사주 마셔야 하는 상황에 있는 사람은 음양식사법에서 권하는 이 음주법대로 술을 마시면 술에 지배당하는 인생이 아니라 술을 지배하는 인생을 살게 될 것이다. 우리가 늘 먹는 주식도 그렇지만 모든 게 과다하면 우환(憂患)이 따르게 마련이다. 아무리 몸에 좋은 술이라도 지나치게 마셔서는 물론 안 된다.

노인과 건강

    나이가 들수록 누구나 병 없이 건강하게 살기를 바란다. 더 욕심을 내어 '젊음을 다시 찾을 수만 있다면' 하는 바람을 갖게 된다. 절대로 이루어지지 못할 소원이 아니다. 하지만 젊음을 되찾는 소원을 이루기 위해서는 우리 몸과 세포의 노화를 막을 수 있는 4차원의 장생체질로 완전히 개선해야만 한다.

    음양식사법은 세포의 생성원리를 구명(究明)해낸 생명의 법에 따른 식사법이다. 세포의 생성원리를 밝혀냈으니 생명의 법에선 노화 현상이란 있을 수 없다. 생명의 법을 따르면 진시황이 그렇게도 찾던 불로초를 누구나 아주 쉽게 먹을 수 있다.

    물이나 음식이나 항상 아쉬운 듯하게 섭취하다보면 노화가 진행되던 세포가 젊고 싱싱한 세포로 전환되고, 부족한 에너지를 스스로 알아서 생성해낸다. 이렇게 되면 노화가 어디까지나 자연현상이 아닌 하나의 질병으로 등장하게 될 날이 오게 될 것이다.

    노인들도 음양식사법을 수련하면 70~80년 동안 갈고닦아온 경륜으로 이 사회를 건강하게 이끌어가는 한 역할을 하게 될 것이다.

    생명을 창조하는 음양식사법에서는 노인일수록 아침, 저녁만 먹는 1일 2식의 식사법을 철저히 하도록 강력히 권한다. 그것이 바로 불로초이기 때문이다. 오래도록 잘못된 식생활 습관을 쌓아왔다면 영양식을 아무리 잘 하여도 나이를 먹을수록 기력이 서서히 떨어지고 활동력이 쇠퇴하는데, 음양식사법을 실천하게 되면 하루 두 끼, 그것도 영양을 전혀 고려하지 않은 식생활로도 4차원의 체질로 개선되어 장생할 수 있다.

3차원 체질인 일반 성인도 스물세 살이 지나면 음양식사법을 수련하여 4차원 체질로 개선해야 노화를 막고 장생체질로 개선할 수 있다. 스물셋이 넘도록 잘못된 식생활 습관을 그대로 유지해가다가는 쉰 살이 넘으면 체력이 더욱 약해지고 시력이 떨어지면서 노화 현상의 깊은 수렁에서 헤어나지 못한다.

노인들도 1일 2식의 아침, 저녁 식사법을 실천할 때는 2개월 동안 감식하고 나서 2개월은 영양식을 충분히 하고, 또 3개월을 감식하고 나서 마찬가지로 3개월은 영양식을 충분히 섭취하는 식으로 무리 없이 하면 된다. 스물세 살부터 음양식사 수련을 못 한 사람은 나중에라도 그간의 무법(無法)했던 식생활 습관을 교정하면 젊어지는 것을 피부로 느낄 수 있다.

스물세 살까지는 세포가 자라는 기간이기 때문에 영양소를 골고루 잘 섭취해야 건강하게 성장할 수 있다. 그러나 스물세 살부터는 음양식사를 통해서 자신의 몸에 있는 세포를 생산세포로 개선시켜줘야 한다.

그런데도 음식을 조절하지 못하면 우리 인체 내의 세포는 미처 생산세포로 개선할 시간 여유를 얻지 못하고 계속해서 과다하게 들어오는 음식의 여분을 처리하느라 지쳐서 늙어죽게 된다.

스물세 살부터는 하루에 3천 칼로리의 음식을 섭취했다면 2천 9백 칼로리만 섭취하고, 부족한 1백 칼로리는 자신의 몸 안에서 스스로 생산하게끔 해주어야 하는데, 인체 내의 세포야 죽든 말든 아랑곳하지 않고 시도 때도 없이 먹고 마시니까 세포가 늙어가는 것이다.

스물세 살까지는 나사를 풀어주는 기간이요, 스물셋 이후부터는 나사가 더 풀리지 않도록 조이는 힘을 길러야 한다. 그런데도 보통 사람의 식생활 습관은 스물셋이 한참 넘고 쉰이 넘도록 계속해서 나사를 풀어주는 것에서 벗어나지 못한다.

자동차도 각 부품마다 나사가 꽉 조여 있으면 어떤 비포장도로라도 고장 없이 잘 달릴 수 있지만, 곳곳의 나사가 느슨하게 풀려 있는 상태라면 그다지 험하지 않은 길도 얼마 달리지 못하고 금세 고장이 나고 만다.

마찬가지로 쉰이 넘도록 스물세 살 이전에 먹던 식생활 습관을 그대로 유지하면 모든 세포가 들뜨고, 부풀어 약해지고, 노화 현상과 치매 현상이 급격히 찾아와서 조그만 외부의 충격이나 세균에도 전혀 면역의 힘을 발휘할 수가 없다.

그것은 봄에는 물을 주고 퇴비를 해야 잘 자라지만 가을에 가서도 계속 물을 주고 퇴비를 주면 안 되는 자연의 섭리를 보더라도 잘 알 수 있다.

육체 노동자와 건강

사무직 노동자보다 육체 노동자는 대개 음식 섭취량이 많고 또 배가 불러야 기운도 나고 일을 잘 할 수 있다고들 한다. 기운을 많이 소모하는 육체 노동을 하는 사람이 음식을 많이 먹어야 되는 것은 당연하다. 육체 노동자들은 보통 하루 세 끼의 식사 외에도 간식이다 야식이다 하여 하루의 식사 횟수가 네다섯 끼는 된다.

그러나 음양식사법에서는 육체 노동자도 하루 세 끼 식사 외에는 간식이나 야식을 먹지 않는 것이 건강에 좋다고 본다. 하루 세 끼만 식사를 하면 끼니마다 입맛이 좋아짐은 물론이거니와 소화, 흡수에도 무리가 따르지 않고 섭취한 음식의 영양을 낭비하지도 않을 뿐만 아니라 기혈의 순환도 용이하게 해준다.

그런데 간식이나 야식으로 위장이 쉴 틈을 주지 않고 무리를 하게 되면 소화기관의 생체 리듬이 흐트러져서 섭취한 음식을 완전히 소화, 흡수하지 못하고 그대로 배설해버린다. 육체 노동자도 건강을 지키려면 하루 세 끼 식사를 된음식으로 하되, 새참 시간에 밥 대신 물 또는 막걸리 같은 것을 마시는 것이 좋다.

그 시간에 음료수를 마시면 아무리 힘을 많이 쓰는 육체 노동자라 하더라도 건강이 완전하게 보장되며, 영생체질로 개선하는 데 일단 유리한 조건을 갖추게 된다.

정신 노동자와 육체 노동자의 연령별 체력을 비교해보면 20~30대에는 정신 노동자보다 육체 노동자가 훨씬 체력이 강하고 힘이 세며 실제로 건강하지만, 40~50대에 접어들면 정신 노동자가 육체 노동자보다 훨씬 젊어 보이고 건강하다.

그 이유는 육체 노동자가 오랫동안 인체의 소화, 흡수력의 한계를 무시하고 음식을 과도하게 섭취해 소화기관을 혹사시켜 음양실조를 불러일으키고, 그로 인해 노화 현상이 빠른 속도로 찾아오기 때문이다.

아무리 힘든 육체 노동을 한다 해도 하루 세 끼 식사 외에는 어떤 간식도 하지 말고, 또 세 끼의 식사도 된음식으로 하면서 식사중 국이나 물을 먹지 않고 있다가, 2시간 후 물이나 음료수를 마시면 육체 노동이 오히려 운동이 되니 건강을 지키는 데는 금상첨화가 될 것이다.

그러다가 힘든 일을 하지 않고 쉬는 날에는 아침, 저녁 두 끼만 먹는 식사를 하면 건강은 더욱 좋아지고 젊음의 기쁨을 맛보면서 장수할 수 있다.

수험생과 건강

우주 만물에는 시기와 때가 있는 법이다. 사람도 시기와 때를 놓치게 되면 후회와 더불어 고달픈 인생을 살 수밖에 없다. 공부할 시기에 있는 학생이 공부를 열심히 하는 것은 어쩌면 당연한 의무인지도 모른다.

그러나 아무리 공부를 해도 능률이 오르지 않을 때에는 우선 식생활 습관을 음양식사법으로 바꿔볼 일이다. 학생들도 음양식사법으로 때를 가려 음식을 먹으면 피곤하지 않고, 집중이 잘 되어 공부를 잘 할 수 있다. 학생들이 실천할 수 있는 음양식사 요령은 다음과 같다.

- 음식은 점심, 저녁 두 끼 먹는 법으로 조절하고, 물 먹는 시간에 음료수, 우유 같은 물음식을 먹으며, 간식은 무엇이든 음식을 먹을 때 같이 먹는다.
- 밤이 깊도록 공부를 할 때도 저녁 먹은 후에는 일체 물 종류를 먹지 않는다.
- 야식은 절대 먹지 않는다. 밥을 먹으면 포만감이 생겨 집중력이 떨어져 공부에 오히려 방해가 된다. 배가 고프면 배가 고픈 것을 즐거움으로 생각하고 공부에 임한다.
- 될 수 있는 한, 일찍 자고 일찍 일어난다.

저녁에는 뇌세포가 분열되어 있어서 아무리 공부를 하려고 애를 써도 집중이 잘 되지 않는다. 일찍 잠을 자게 되면 피로했던 모든 세포가 안정을 취하면서 분열되었던 뇌세포도 집중된다. 따라서 새벽에 일찍 일어나 한 시간만 열심히 공부를 해도 저녁에 서너 시간 공부하는 것보다 더 능률이 높다. 저녁에 꼭 공부를 해야 된다면 더운물에 발을 담그는 족탕법을 20~30분 이상 실행한 후에 하면 좋다(단, 저혈압인 사람은 족탕법을 금한다).

하루 세 끼를 먹을 때는 아침 식전 공복에는 절대로 물을 먹지 말고 식사 2시간 후에 먹되, 밤늦게까지 공부를 할 때는 저녁 먹은 후에는 물을 먹지 않아야 한다. 이상과 같은 요령을 잘 지키며 공부를 한다면 건강이 좋아짐은 물론이요, 학습 능률이 더욱 향상될 것이다.

단식(斷食)과 금식(禁食)

일반적으로 단식과 금식에 관한 개념을 혼동하고 있는데, 단식은 음식뿐만 아니라 물 한 모금도 일체 입에 대지 않는 것을 말하고, 금식은 물은 먹으면서 음식을 일체 먹지 않는 것을 말한다.

그래서 여러 건강 단체에서 수련하는 단식과 종교인이 기도하며 수련하는 금식은 다른 식이법과는 달리 음식을 먹지 않고 굶으면서 하는 수련으로 인간 의지의 한계에 도전하는 극기 식이 수련(克己食餌修練)이다.

따라서 단식과 금식은 짧은 기간 동안 몸과 마음을 모아 정신력을 한곳에 집중하여 건강을 되찾는 정신력 수련이라고 할 수 있다.

이러한 경우 전문가의 지도를 받으면서 단식이나 금식 수련을 엄격히 잘하면 건강에 많은 도움이 된다.

그러나 음양식사법 측면에서는 단식이나 금식 수련을 어떻게 얼마나 했느냐 하는 것보다는 그러한 수련을 마친 후에 음식 조절을 어떻게 하느냐를 더욱 중요하게 가르치고 있다.

이것에 대해 좀더 구체적으로 설명을 해보았다.

단식을 했을 때

음식뿐만 아니라 물 한 모금도 먹지 않는 단식을 하면 위가 텅 비게 된다. 이럴 때 종래에는 위에 부담을 주지 않기 위해 죽이나 과일즙 등 부드러운 물음식부터 조금씩 먹으면서 점차 일반 음식을 먹는 순서로 단식 후의 섭생을 하는 게 통례였다. 그러나 그 같은 섭생 방법이 오히려 건강에 악영향을 미치는 수가 있다.

왜냐하면 음식이라고는 물 한 모금도 먹지 않았으므로 단식을 해오는 동안 인체는 바짝 달은 양솥마냥 양체질로 달구어져 몸 안에서 불기운이 계속 일어나는 상태가 되는데, 단식을 마친 상태에서 물음식인 죽이나 각종 과일즙을 먹게 되면 체내에서 일어나는 불기운을 물로써 갑자기 꺼버리는 상극 현상이 되어 피어오르는 기를 꺾어 신체 활명(身體活命)을 약화시키게 되는 것이다.

따라서 물음식을 먹으면 먹을수록 정신력은 약해지고 손발에 힘이 빠지면서 영양실조 증세와 더불어 여러 후유증이 찾아와 아무리 좋은 약을 써도 회복하기 힘들고, 설령 회복했다 하더라도 그것은 일시적인 회복일 뿐, 후일 나이가 들면 다시 그 후유증으로 고통받는 일이 비일비재하다.

이렇듯 건강을 위해 애를 썼던 단식 수행이 자칫 잘못하면 오히려 건강을 해치는 결과를 초래할 수도 있다.

그렇지만 음양식사법에서는 단식을 하더라도 단식을 한 후 바로 물 종류의 음식을 먼저 먹지 않고 반드시 된음식을 먹되 충분히 씹어서 먹고 난 다음 2시간이 지난 뒤에 물이나 즙을 마시도록 하고 있다.

일반적으로 단식하는 동안 비어 있던 위에 갑자기 된음식이 들어가면 위에 과중한 부담이 되지 않을까 의문이 생기겠지만, 그 점은 조금도 걱정하지 않아도 된다.

왜냐하면 단식으로 체내에 한껏 피어오른 양기운의 힘이 갑자기 들어온 된음식이라 할지라도 강력한 소화력을 발휘하여 말끔히 소화시키기 때문이다. 그리고 전보다 신체의 음양 균형의 조화로 더욱더 활명의 기운이 감도는 것을 느끼게 될 것이다.

그러나 한 가지 반드시 지켜야 할 주의사항은 단식 후 음식 조절을 하는 1주일 정도의 기간 내에는 꿀이나 설탕 등 당분류의 음식은 삼가야 한다는 것이다.

금식을 했을 때

단식과는 달리, 음식은 먹지 않지만 물을 마시면서 하는 금식은 단식과는 반대로 금식 후에 된음식부터 먹어서는 절대로 안 된다.

일반적으로 금식을 하고 난 뒤 죽이나 물음식을 보통 먹고 있기 때문에 큰 문제는 따르지 않으나 금식을 하는 동안 마셨던 물이 음식을 먹지 않아 일어나는 불기운을 꺾어버려 음양실조 현상을 초래함으로써 인체 내부의 음양 균형이 깨져 시간이 지날수록 각종 후유증이 나타나게 된다.

따라서 건강을 위한 단식이나 신앙적인 정신으로 하는 금식은 전문지식을 갖춘 선생이 있어서 정확하고 올바른 지도 아래 수행을 해야지, 일반적인 상식이나 단편적인 지식만을 갖고 임하면 안 된다.

금식을 많이 했거나 오래도록 수행한 분들을 보면 몸이 안정되지 않고 팔과 다리에 안달 증세가 나타나며 수면 상태가 불안해져 불면증에 시달리는 등 여러 후유증이 있는 것을 볼 수 있다.

금식과 단식의 후유증으로 고생할 때

이렇듯 금식 후에 찾아오는 후유증은 어떤 명약으로도 회복이 불가능하지만, 음양식사법의 1일 2식 식이법을 3개월 정도만 엄격하고 꾸준하게 실천하면 금식 수련 후의 모든 후유증을 깨끗이 씻어낼 수 있다. 뿐만 아니라, 건강 차원을 뛰어넘어 장수 차원으로 인도할 것임을 확언하는 바이다.

따라서 단식이나 금식 역시 음양식사법에 맞추어 수련하면 놀라울 만큼 신비한 효과를 볼 수 있을 것이다.

금식을 끝맺을 때

금식을 며칠 했든지 간에 마지막 날에는 24시간 동안 물 한 모금도 먹지 말고 완전 단식을 한 후에 된음식을 먹고 2시간 후에 물을 먹게 되면 보식에 신경쓸 필요 없이 빨리 회복되고 아주 좋은 효과를 볼 수 있다.

소식(小食)

예부터 전해오는 양생(養生)의 비결로 적게 말하고, 적게 먹으라는 것이 있다. 소식을 하면 위장이 70~80퍼센트 정도만 채워지고 백혈구가 양산되어 면역력이 강해진다는 니시 박사의 연구 결과도 있다. 생명의 법에서 보았을 때 소식의 장점은 아래와 같다.

- 소식을 하면 위장에 포만감이 없으니 부담이 적고 소화가 잘 된다.
- 위장에 여유가 있으니 호흡 조절이 잘 되어 기혈순환이 원활해진다.
- 소식을 하면 여러 가지의 영양분이 부족해지는 까닭에 그걸 보충하기 위한 세포가 생성되니 면역력이 강해진다.
- 몸에 상처를 입었을 경우에는, 빨리 회복할 수 있는 자연치유력이 강해진다.

소식은 이상과 같은 장점이 있긴 하지만 근본적으로 밥따로 물따로를 하지 않는 식생활을 계속하면 큰 효과는 볼 수 없다. 특히 소식을 하면서 대신 물로 배를 채우는 사람들이 많은데, 이는 인체의 음양 조절을 파괴하는 행위이다.

밥과 반찬(고체)은 양(불)이요, 물은 음이다. 밥은 적게 먹고 물을 많이 마신다면 약한 불이 홍수를 만난 격이니, 기혈순환의 부조화와 음양실조로 인해 각종 부작용이 생긴다.

생명의 법은 사람이 살기 위해 먹는 법을 소개해왔다. 생명의 법에 의하면 식사량의 많고 적음에 관계없이 밥따로 물따로만 따르면 훌륭한 소식이 된다. 반대로 아무리 적게 먹을지라도 물과 밥을 같이 먹는다면 이는 참다운 소식이라 할 수 없다.

사실 밥보다도 물이 더 부피도 크고 무게도 무거워 위장에 큰 부담을 준다. 어떤 음식이든지 먹고 싶은 대로 먹자. 다만 물 종류는 따로 먹도록 하자.

억지로 마시는 물이 병이 된다

음식을 먹기 전이나 먹은 후에 물을 마시는 습관이 붙은 사람이 많다. 또한 "우리 인체는 70~80퍼센트가 수분이기 때문에 하루에 물을 최소한 2리터 이상은 마셔야 된다"고 주장하는 사람이 많다.

그러나 생명의 법에서는 물을 마실 시간에는 얼마든지 마시되, 마시기 싫을 때는 의무적으로 마시지 말라고 강조한다. 물이 마시기 싫을 때는 며칠이라도 마시지 않는 것이 좋다.

흔히 물을 마시지 않으면 피가 탁해질 것이고 또는 신장결석이나 담석증 같은 것이 생기지나 않을까 하고 걱정할 수도 있겠지만 전혀 걱정할 필요가 없다.

밥따로 물따로 먹는 조절을 하면 처음에는 물 마시는 시간이 기다려지고, 물 마시는 시간에는 물을 많이 마시게 되지만, 점차 물을 적게 마시게 되면서 나중에는 하루종일 또는 며칠이 지나도 물 생각이 나지 않게 된다.

음식에 함유된 수분, 세면이나 샤워할 때 모공을 통해 흡수되는 수분,

그리고 호흡할 때 체내로 들어오는 공기 속의 수분만으로도 인체가 필요로 하는 수분의 양을 충족시킬 수 있으며, 또 우리 몸 안에서 물을 생산할 능력이 있기 때문에 먹기 싫은 물을 의무적으로 먹을 필요는 없다.

만병의 근원은 물을 많이 먹는 데서 기인한다. 물에 들어 있는 용존산소는 음에 해당되고, 호흡할 때 공기중에 들어 있는 산소는 양에 해당된다. 물을 많이 마셔서 용존산소가 많으면 음의 힘이 강하여 호흡하는 양의 산소가 제대로 공급되지 못하기 때문에 결국은 음양실조로 인한 기혈 순환 부족으로 만병이 찾아오게 된다.

우리 인체는 음이 조금 부족할 때는 탈이 없지만 양이 부족할 때는 탈이 나게 되어 있다. 아무쪼록 마시기 싫은 물을 억지로 마시지는 말기 바란다.

훌륭한 아이를 낳기 위하여

출산을 앞둔 부모라면 누구나 똑똑하고 건강한 아이를 낳길 원할 것이다. 부모들이 출산 전부터 태교다 영양 보충이다 해서 부산을 떠는 이유도 바로 여기에 있다. 물론 부모들이 좋은 음식을 먹고 명상을 하고 재미있는 책을 읽는 것은 모두 아기에게 좋은 환경을 만들어준다는 점에서 값진 노력이라 볼 수 있다. 그러나 똑똑하고 건강한 아이를 낳기 위한 일차적인 조건은 다름 아닌 원활한 산소 공급이다. 따라서 이를 원하는 부모라면 당연히 음양식사법을 실천해야 한다.

음양식사법만큼 임산부의 단전에 충분한 산소를 공급해줄 수 있는 방법은 없기 때문이다. 더욱이 음양식사법을 실천하면 아들을 출산할 가능성이 매우 높다. 실제로 많은 사람들이 음양식사법으로 아들을 출산한 바 있으니 앞의 내용을 참고하길 바란다.

생활 속의 음양론

몸은 작은 우주

　인체는 기본적으로 음과 양으로 이뤄졌다. 우주가 그런 것처럼 인간도 정신과 육체, 마음과 몸, 혈과 육으로 해서 음양으로 구성되었다. 음양은 천지인의 3재(三才)로 이어지듯이 인체도 머리(天), 몸(地), 사지(人)로 나누어져 이것을 각각 정기신(精氣神) 또는 심기신(心氣身)이 다스린다.

　하늘에는 일월성신이 있고 인체의 머리통에는 이목구비가 있다. 땅에는 바다가 있고 인체의 몸통에는 혈류(血流)가 있으며, 땅에는 초목이 있듯이 몸통에는 털이 있다.

　생명의 법에서는 우주의 진리와 인간의 진리를 같은 차원으로 보고 있다. 그래서 봄, 여름, 가을, 겨울 4계절의 변화에 따라 우리 인간의 마음인 심상도 바뀌고, 천지조화(天地造化)로 일기(日氣)가 변하면, 그에 따라 우리 육체의 컨디션〔身狀〕도 변한다고 본다.

이렇듯 신기(神技)에 가까운 조물주의 놀라운 솜씨로 생명의 경이로움과 함께 탄생한 우리의 육체는 천지조화에 버금갈 만큼 최첨단의 고감도, 고밀도 집적회로의 합성체이며, 무엇으로도 흉내낼 수 없는 것이다.

신의 작품인 우리 육체는 그 내면세계가 끝없이 깊고 넓고 높은 이치의 결정체라고 하는 점에서 가히 소우주이다. 본래 우리 인체는 자체적으로 모든 것을 스스로 극복할 수 있도록 천부적 능력을 갖도록 설계되었다. 대우주인 지구와 소우주인 인간의 연관 관계는 다음과 같이 풀이해볼 수 있다.

대우주(지구)	→	소우주(인간의 육체)
풀	→	신체의 털(毛)
지각(地殼)	→	피부(皮膚)
지천(地川)	→	핏줄(血管)
암층(岩層)	→	뼈(骨)
용암(鎔岩)	→	골수(骨隨)
1년 12개월	→	척추 12개
1년 24절기	→	양쪽 갈비뼈 24개
5대양(五大洋)	→	5장(五臟)
6대주(六大洲)	→	6부(六腑)
1년 365일	→	365뼈마디

수승화강의 원리

　하늘은 차갑고 땅은 따스한 것이 대자연의 법칙이다. 인체도 이를 닮아서 머리는 차갑고 배는 따뜻해야 한다. 물은 바다나 강 같은 하천에 고여 있는데, 하늘의 태양볕을 받아 따스해진 공기가 위로 올라가 구름을 이루고, 그것은 비가 되어 땅으로 내려온다.

　만약 바닷물이 태양의 열기를 받지 못하면 수증기로 화하지 못하여 결국 비가 내리지 못한다. 마찬가지로 인체의 복부로 들어간 음식물 속에 들어 있는 액체는 충분한 열기를 받아야만 비로소 맑은 수증기가 되어 머리로 올라가는데, 만약 배가 냉하면 머리로 맑은 기운이 올라가지 못하여, 머리는 항상 띵하고 어지러우며 심할 경우 이명증에 시달린다.

　이와 같이 물이 수증기가 되어 하늘로 올라가 구름을 이루고 다시 비가 되어 밑으로 내려오는 현상을 대류현상이라고 하며, 수승화강의 원리라고 한다. 수승화강은 건강의 가장 기초적인 것인데, 현대인들은 이와 반대로 머리는 열을 받고 배는 차가워지는 식습관을 하고 있다.

　이는 국과 찌개를 밥과 같이 먹기 때문인데, 그렇게 하면 위장으로 들어간 음식물이 강력한 위산의 불기운을 약화시켜 애초부터 배를 차갑게 하는 어리석음을 범하게 된다. 따라서 밥과 물을 각각 따로 먹고 마시는 음양식사법이야말로 진정한 건강법이며, 대자연의 원리에 기초한 것이라고 할 수 있다.

끼니 때마다 음양을 🌿

동양에서는 예부터 음양오행론이 모든 학문과 사상의 근원으로 이어져내려왔다. 기본적인 의, 식, 주의 문제는 말할 것도 없고, 사주팔자나 결혼, 이사에 이르기까지 어느 하나도 음양오행의 영향을 받지 않은 것이 없을 정도이다. 그 중에서도 한의학은 특히 귀중한 인간의 생명을 건강하게 유지시키기 위해 음양오행설에 따라 나름대로 훌륭한 일을 많이 했다.

그러나 세상은 점점 더 복잡해지고, 괴상한 질병은 속속 발생하여 귀중한 인명을 앗아가건만, 현재까지의 의술로는 아직까지 감기의 원인 하나도 제대로 밝혀내지 못한 실정이다. 생명의 법은 무엇보다도 생명의 고귀성을 강조하는바, 인간을 괴롭히는 일체의 질병을 극복해야 한다는 사명감을 갖고 있다. 그러므로 당연히 수천 년을 이어온 음양론이 어찌하여 질병 극복을 제대로 못하는지 의구심을 갖지 않을 수 없다.

병이 생기면 꼭 의사를 찾아가야 하는가? 또한 병원이나 약국에서는 굳이 비싼 약물이나 주사를 통해 병을 고쳐야만 하는가? 병은 자기 자신이 만들어놓고 무슨 이유로 의사나 약사에게 책임을 지우며 의지해야 하는가? 아니, 왜 의사들은 어떤 건 고치고 어떤 건 못 고치는가?

음양론만 제대로 정확히 깨달으면 질병이 없다. 생명 자체가 음양의 발현(發現)이기에 음양의 조절만 정확히 한다면 절대로 질병에 허덕이지 않는다. 이런 면으로 생각해보면 분명 지금까지의 음양론에는 문제가 있다고 봐야 한다.

이 글에서 음양론의 학문적인 허구성을 논하려고 하는 건 아니다. 그것은 끝없는 논쟁을 야기할 우려가 있다. 사실, 역대 성인과 학자들이 쌓아놓은 학문적인 업적은 위대한 것이다. 다만, 그 이론을 적용하고 활용함에 있어 가장 기초적인 부분을 간과했음을 지적하고 싶다.

생명 유지에서 가장 기초적이고 필수적인 것은 먹는 것, 즉 식사이다. 성경이나 불경, 논어 같은 경전을 몰라도 생명에는 별 지장이 없지만, 음식을 잘못 먹으면 당장 지장이 있다. 음식 중에서도 가장 기본적인 것이 매끼마다 먹는 밥과 반찬이다. 밥보다 좋은 보약이 또 어디에 있단 말인가? 한약은 음양의 원리에 따라 짓는다. 그렇다면 끼니 때마다 먹고 마시는 음식은 더더욱 음양을 따져먹어야 할 터이다.

집을 지을 때도 기초 공사가 잘 되어야 하듯이 우리 몸도 기초적인 식사법이 제대로 지켜져야 건강해질 수 있다. 밥따로 물따로의 음양식사법을 생활화하지 않는다면 우리 몸은 모래 위에 지은 집처럼 언젠가는 반드시 무너진다. 인간에게 발생하는 각종 질병이나 사망은 이처럼 부실한 기초공사로 인한 것이지 숙명(宿命)이나 천명(天命)이 아니다.

물과 불

천지만물의 생사화복(生死禍福)에서 근본이 되는 음(陰)과 양(陽)의 이기(二氣)가 오행상생(五行相生)과 오행상극(五行相剋)의 이치로 무한한 전 우주를 지배하고 있다. 여기에서 음은 밤이요, 오행으로는 물을 가리킨다. 양은 낮을 나타내는데, 오행으로는 불을 가리킨다. 그러므로 낮과 밤의 변화에 따라 우리 인체의 세포 활동은 낮의 양기운과 밤의 음기운의 이기

(二氣)에 의해서 순환·지배되면서 활동하게 된다.

우리 인체의 생명 조직인 세포는 낮이면 양기운에 의해 불기운이 일어나서 활동이 활발해지고, 밤이면 음기운에 의해 물기운이 낮에 일어난 불기운을 식히면서 서서히 안정을 취하게 된다. 음양이기의 두 기운이 상생하면서 지구의 자전과 더불어 음양의 변화가 일어나게 되는 것이다.

양기운이 일어나는 시간은 밤 12시부터 정오 12시까지 12시간이고, 음기운이 일어나는 시간은 정오 12시부터 밤 12시까지이다. 그래서 원칙적으로 밤 12시부터 낮 12시까지는 절대로 물이나 국을 먹어서는 안 되며, 수영이나 목욕까지도 삼가고 음식도 된음식을 먹어야 한다. 그러나 낮 12시부터 밤 12시까지 음시간에는 저녁 6시에 된밥을 먹고 난 후 두 시간 후인 8시부터 10시 사이에 마음놓고 물을 마셔도 된다.

술 역시 저녁 시간을 이용해 마시는 것이 좋으며, 저녁에 술을 마셨을 경우 다음날 새벽부터 점심때인 정오까지 일체의 음(飮)과 식(食)을 금했다가 정오가 지나 된밥과 된음식을 먹고 난 두 시간 후에 물을 마시면 뒤탈도 없고, 술로 인한 질병도 걱정할 필요가 없으며, 몸의 상태도 아주 좋아진다.

이렇게 불기운이 일어나는 양의 시간에 물을 마시지도, 가까이하지도 않으면 체내에 일어나는 불기운이 계속 유지되어 노폐물이 깨끗이 제거되고, 체질은 맑아지며, 정기가 넘쳐흘러 자연히 몸이 가벼워지고 전신에 활력이 솟는다.

이와 달리 불기운이 일어나는 양의 시간대에 물을 마시면 체내에서 한창 일어나고 있는 불기운을 물로써 꺾어버리는 결과를 가져와 수극화

(水剋火)의 상극현상(相剋現象)이 일어난다. 다시 말해 음양의 실조를 초래하며 온몸이 나른해지는 피로감이나 식곤증과 함께 권태감이 찾아와 활력이 급격히 상실되고 체력이 떨어지면서 급기야는 여러 가지 질병이 몸 안으로 들어오게 된다. 그래서 음양식사법에서는 양의 시간인 낮에는 일체의 물을 마시지도 말고 목욕도 하지 말며, 음의 시간인 밤에만, 그것도 저녁식사를 하고 난 2시간 후에만 물을 먹도록 하고 있다.

국이나 물, 즙이나 죽과 같은 종류를 통틀어 표현하는 한자어 액체에서 '액(液)'이라는 글자는 물을 뜻하는 삼 수(水) 변과 밤을 뜻하는 밤 야(夜)를 합한 글자이다. 즉 물은 밤시간에 마시라는 것이다. 이것만으로도 밤과 물이 음과 양, 즉 오행상생의 이치에 합일됨을 알 수 있다.

우리나라 음식은 전통적인 궁중요리로부터 보신탕에 이르기까지 국과 물이 대종(大宗)을 이루고 있다. 오랜 전통으로 내려온 음식문화이므로 마치 아기가 젖을 뗄 때처럼 강한 인내심을 발휘하지 않고서는 국물 음식을 멀리하기가 어렵다.

그러나 음양식사법에 의하면 이런 유혹에서 하루 빨리 벗어나야 한다. '에라, 살면 얼마나 산다고 먹고 싶은 것도 못 먹고……' 하는 식의 자포자기를 한다면 다시 예전의 음식문화로 돌아가야 할 것이다.

사회생활을 하다보면 동창회 모임이다, 결혼식이다, 무슨 무슨 파티다 하는 것들이 줄줄이 있으며 그런 자리에서는 십중팔구 미각의 유혹으로부터 벗어나기 어렵다. 그러나 음양식사 실천은 담배를 끊는 고초보다는 훨씬 그 고통이 덜하다. 맛 좋은 음식을 탐하지 않는 길이 곧 체내에 노폐물을 쌓아두지 않는 길이며, 기혈의 자연스러운 순환을 도와서 건강과 젊음을 오래오래 보존할 수 있는 열쇠이다.

먹을 시간과 굶을 시간 ✿

음양식사법에 의해 밥 먹는 시간과 물 마시는 시간을 엄격히 구분하거나 점심을 건너뛰는 1일 2식을 실천하기만 한다면, 우리 인체는 성장 체질 기간인 23세부터 영양학설에 의존한 식생활을 무시해도 좋을 것이다. 마른 음식과 물을 구분하여 음양식사를 하면 허기도 오지 않을 뿐더러 모자라는 영양분을 자체 해결하는 세포 조직의 생성으로 충분히 보충된다.

젖을 먹던 아이가 6개월이 지나게 되면 이유식으로 점차 바꾸어가듯 23세까지 먹어오던 영양식은 23세가 지나 인체의 세포 조직이 완전히 성인으로 성장하면, 그때부터는 낮과 밤의 우주순환에 따라 변화되는 인체와 음양의 변화에 맞추어 음(飮)과 식(食)을 구분하고, 또 먹을 때와 굶을 때를 엄격히 구분해야 한다.

현대인의 식생활은 거의 무법(無法)이나 다름없다. 음식의 미각 때문에, 또는 일정한 칼로리와 에너지가 필요하다는 영양학설의 고정관념에 얽매여서 때와 장소를 가리지 않고, 배가 고프거나 조금이라도 식욕이 생기면 아무 생각이나 절제 없이 음식을 먹고 음료수나 물을 마신다. 이러한 무법자가 됨으로 해서 우리 인체의 세포 활동은 균형과 통제력을 잃게 된다.

또 음양 조화의 균형이 흐트러지고, 기혈순환이 고르지 못하게 되어 체내의 모든 기관의 활동 시간이 불규칙해지며, 음양실조 현상이 생겨서 아무리 영양 많은 음식을 골라 먹어도 인체는 노화되고 노폐물이 곳곳에 산적하여, 질병이나 난치병으로 고통과 죽음의 질곡을 헤매게 된다.

그러나 무법자의 길을 걷지 않고 법도에 따른 식생활을 하는 인체의 세포는, 다시 말해서 인체의 모든 기능이 성장기에서 노화기로 접어드는 분기점인 24세부터 물과 밥을 엄격히 구분하여 음양식사를 규칙적으로 생활화한 인체 세포는, 노화기(23세 이후)의 체질을 장생(長生)의 체질인 4차원 체질로 개선하고, 그 기능의 퇴행이 완벽하게 제어된다.

몸에 칼을 대지 말자

요즘은 웬만한 발병부위는 수술을 한다. 암세포는 물론, 조그만 종기까지도 칼로 도려내야 직성이 풀리는 모양이다. 심지어 조금 난산의 기미가 보이면 제왕절개 수술로 해산을 한다.

물론 화급을 요하는 긴박한 경우에는 수술을 해야 하겠지만, 그렇지 않은 경우도 많은 것이 현실이다. 얼마전 〈동아일보〉에 실린 기사에 의하면, 종합병원은 번창하고 개인병원(의원)은 점점 사라진다고 한다.

사람들이 하찮은 감기만 걸려도 의원보다 병원을 찾다보니 동네의원이 설 땅이 없게 된 것이다. 종합병원은 돈이 많으니 여러 가지 첨단의료장비를 갖추고 진료에 임할 수 있으나, 개인의원은 아무래도 영세성을 면할 수 없다 보니 그런 장비를 갖출 수 없는 게 원인이다.

그런데 문제의 심각성은 그들이 병원을 운영하기 위해서는 어지간한 병이라도 수술을 권유할 수밖에 없다는 것이다. 수술로 우선 큰돈을 벌수 있고, 그래야만 명맥을 유지할 수 있기 때문이다.

그러나 생명의 법에서는 이유를 불문하고 몸에 칼을 대지 말라고 권유한다. 한 가지 예를 든다면 약은 다른 장기조직에 좋지 않은 영향을 끼치고 또다른 약을 필요로 하게 마련이다.

위장을 고치고 나면 간이 나빠지고, 간을 고치고 나면 신장이 나빠지는 악순환이 계속되는 것이다. 더욱이 칼로 장기의 일부를 잘라내는 경우는 더 말할 필요도 없다. 예를 들어 신장을 잘라내면 당장은 고통이 없는 듯하나, 잘라낸 신장의 텅 빈 공백으로 다른 이물질이 들어차게 되고, 신장과 연결되었던 혈관이나 신경조직은 갈 길을 잃게 된다.

인체에는 위대한 자연치유력이 있다. 밤이 오면 달이 뜨고, 휘황찬란한 네온이 반짝여 불야성(不夜城)을 이루지만, 아침에 해가 뜨면 봄눈 녹듯 스러지는 것처럼 몸 안의 자연치유력만 강화시켜주면 간암은 고치는데 위암은 못 고치겠는가?

폐암, 당뇨 등 어떤 질병이라도 완벽히 고칠 수 있는 것이 자연치유력이다. 주지하다시피 만병의 근원은 기혈순환의 부조화에서 온다. 만약 인체의 어느 부위라도 기혈순환, 즉 산소의 공급이 원활히 이루어지지 않으면 노폐물이 축적되고 각종 질병이 유발된다. 수술은 결국 산소유통을 원활하지 못하게 하므로 인체의 자연치유력을 약화시킬 따름이다.

암은 조기에 발견하면 더 빨리 죽을 수 있다

암은 조기(早期)에 발견해야 치료할 확률이 높다고 한다. 따라서 정기적인 검진을 필수적으로 받아야 한다고 현대의학은 강조한다. 그러나 과연 조기에 발견했다고 해서 그것이 정말 잘 된 일인가를 묻지 않을 수 없다. 왜냐하면, 현대의학은 철저한 '결과 지상주의(結果 至上主義)'이기 때문이다. 현재 물질로 드러난 결과는 반드시 그 이전에 비물질적인 원인이 있게 마련이다.

상의(上醫)는 병의 원인을 미리 알고 기미를 알아차려 대비하지만, 하의(下醫)는 나타난 결과에만 집착한다. 마음과 몸의 변화는 기의 순환에 의해 이루어지므로 오묘한 기의 순환을 제대로 모르고서는 결코 상의가 될 수 없다.

현대의학이나 과학은 아직 기의 존재조차 파악하지 못하고 있다. 분자—원자—원자핵—소립자로 이어지는 변화는 어느 정도 알아냈지만, 소립자 속에서 벌어지는 창조의 능력은 알아내지 못했다. 그것은 물질 이전의 세계이기에 물질적인 관념에 젖어 있는 과학으로는 이해할 수 없는 것이다.

우리의 몸에서 일어나는 현상은 태양계에서 볼 때 아주 미미한 정도에 불과하다. 그 미미한 존재가 물질화하여 암세포로 굳어지기까지의 시간을 따져보면 엄청난 것임을 알 수 있다. 어느 별의 하루가 지구의 1,000년과 같다, 또는 지구의 100년이 어느 별의 한 시간과 맞먹는다고 하는 경우와 같다고 할 수 있다. 그러므로 의학자의 눈에는 조기에 발견된 암세포로 보일지 모르지만, 그 이전의 세월을 감안할 때 결코 조기라고 할 수 없는 것이다. 또한 암세포를 조기에 발견한다는 명목으로 각종 검사와 약물복용을 하다보니 눈에 보이지 않는 기의 흐름은 막아버려 결국 치료는커녕 빨리 죽음에 이르게 된다.

설령 암세포를 조기에 발견했다고 할지라도 그 순간부터 몸에 칼을 대야 하고 각종 영양가 있는 식사와 약물, 주사 등으로 차라리 가만히 있는 것보다 못한 불행한 사태를 초래하는 경우를 너무도 흔하게 볼 수 있는 게 바로 지금의 현실이다.

영양학설을 무시하라 🌿

영양이 풍부한 음식을 잘 먹어야 건강하게 살 수 있다는 통념이 지배하고 있는 오늘날, 영양학설을 무시하라고 하면 얼른 이해가 안 될 것이다.

그러나 이 말의 참 뜻은 영양학적으로 먹지 말라는 것이 아니고 어떤 음식을 먹더라도 먼저 음식 먹는 법에 기준을 두고 먹으라는 뜻이다. 생명의 법인 음양법칙의 측면에서 볼 때 영양학설을 무시해도 괜찮을 뿐만 아니라 영양가 있는 것을 먹는다고 해서 건강하게 살고, 영양가가 하나도 없는 것을 먹는다고 해서 건강이 나빠지는 것은 아니다.

오히려 음식 먹는 법대로만 먹고 마시면 영양가가 없어도 더욱 건강하게 살 수 있다. 그것은 다음과 같은 이유 때문이다.

누구든 지구는 대우주요, 인간은 소우주라는 비유를 한 번쯤은 들어보았을 것이다. 하지만 대부분 그 말이 가진 깊이에 대해서는 생각지 않고, 그저 말을 하다 쉽게 이해를 돕기 위해 써먹는 비유이겠거니 하고 한 귀로 듣고 한 귀로 흘려버렸을 것이다. 그것은 대우주와 소우주의 상관 관계가 얼마나 오묘하고 중요한지를 깨닫지 못했기 때문이다.

지구는 태양계의 법칙에 따라 한 치의 오차도 없이 낮과 밤이 운행되며 그 영원한 반복에 따라 생과 사의 윤회가 계속된다. 만약에 낮과 밤의 운행이 없다면 모든 것이 암흑일 따름이요, 생과 사의 윤회는 있을 수도 없을 것이다.

마찬가지로 소우주인 우리 인체도 대자연의 법칙에 따라 낮과 밤이 운행되어야 어떤 질병도 없고, 노화도 없으며, 사망도 없고 대우주와 같이 영원히 존재할 수 있는 것이다.

그러나 이 세상의 모든 사람들은 이미 낮과 밤을 잃어버렸다. 지식이 많아지고 의학과 과학이 발달할수록 인체의 낮과 밤은 점점 파괴되어버린 것이다. 아침 공복에 물을 얼마를 마셔야 한다거나, 하루에 물을 몇 리터를 마셔야 한다거나, 칼로리는 얼마나 섭취해야 한다는 등 수많은 학설을 내세우고 고집을 부리는 한, 의학과 과학이 아무리 발달했다고 해도 우리는 젖 먹는 어린아이의 수준밖에 되지 않는다고 한마디로 일축할 수 있다.

우리 인체는 낮과 밤의 운행만 제대로 시켜주면 대우주가 할 수 있는 일들을 다 할 수 있을 뿐만 아니라, 나아가서 더 큰일도 할 수 있다. 우리 인체는 잠깐 살다가 사라지는 것이 아니라 대우주와 같이 영원히 존재할 수 있도록 창조된 것이다. 그런데도 그렇게 되지 못한 이유는 인위적으로 낮과 밤을 파괴해버렸기 때문이다.

그렇기 때문에 생명의 법이 파괴된 낮과 밤을 찾아 기혈순환을 제대로 운행되게만 하면, 영양학설을 무시해도 된다고 주장하는 것이다.

우리 인체는 낮과 밤만 단계적으로 운행시켜주면 모자라는 영양은 생산하고, 넘치는 영양은 뽑아버림으로써 모든 질병에서 스스로를 해방한다. 그리고 노화되는 세포를 젊고 싱싱한 세포로 전환시켜 대우주와 같이 영원히 존재할 수 있을 것이다.

그런데 낮과 밤의 운행법이 바로 밥따로 물따로 먹고 마시는 방법이다. 음식은 양이요, 불이요, 남자이고, 물은 음이요, 밤이요, 여자라고 할 수 있다. 즉 음식은 양의 에너지요, 물은 음의 에너지라고 할 수 있는 것이다. 따라서 물과 불이 혼합되면 너도 죽고 나도 죽는 격이 되고 낮과 밤이 혼합되면 음양의 법칙이 깨진다. 낮에는 태양의 에너지를 뜨거운 빛으로 발산하고 밤에는 음의 에너지를 어두움과 이슬로 내리게 하여 만물을 생장시키는 원리와 같이, 우리 인체도 음식은 낮에 해당되고 물은 밤에 해당되기 때문에 음식을 먹고 최소한 1~2시간 후에 물을 마시게 되면, 낮과 밤의 음양 순행이 잘 되어 기혈순환이 잘 되고, 질병에서 해방되면서 대우주와 같이 영원토록 장수할 수 있는 것이다.

오늘날 모든 사람들이 각종 질병에 시달리다 늙고 병들어 죽는 이유는 음식을 먹을 때 물이나 국, 찌개, 음료수 등을 혼합해서 먹기 때문이다. 그것은 불과 물을 혼합해서 먹는 격이요, 낮과 밤을 혼동하고 있는 것이나 다름이 없다.

그러므로 영양분이 이렇다 저렇다 하며 지식이 많을수록 영양학설에 꽁꽁 묶여 먹고 마시다 성인병, 불치병으로 고생하는 모습을 볼 때면 정말 안타까울 따름이다. 우리 인체는 음식 먹는 법대로만 먹고 마시면, 설사 영양가가 하나도 없는 것을 먹는다고 해도 절대로 영양결핍증이 생기지 않는다.

오히려 칼슘, 단백질 등 부족한 것을 생성 보급하기 위하여 새로운 생산세포가 생겨나게 되어 있다. 정히 영양학설의 미련을 못 버리겠다고 하면 영양학설대로 잘 먹되, 올바로 먹는 법에 기준을 두고 먹고 마시기 바란다.

아는 체하지 말라

어느 책이든지 저자의 약력을 보면 학력, 경력, 직책 등이 모두 거창하기만 한다. 그러나 필자의 저서를 보면 학력도 없고, 경력도 없으며, 창피하게도 의료법 위반으로 옥중 생활한 것만 나와 있다.

무식한 사람이 저서를 냈으니 내용인들 별 볼일 없겠지 하는 선입관으로 책 읽을 기분이 나지 않을지도 모른다. 하지만 아무리 많이 배워 지식이 많고, 명예와 권위가 높고 박사 학위를 수없이 받은 위대한 학자요, 의학박사요, 철학가요, 과학자요, 신학자요, 목사요, 큰스님이요, 자연식의 대가요, 단식요법의 대가요, 식이요법의 대가라고 할지라도 지식의 눈과 과학의 눈으로 인체의 건강을 지키려고 하는 한, 아는 체하지 말아야 한다.

오늘날 사람을 복제해낼 정도로 의학이 발달하고 자연식, 생식, 단식 등의 여러 방법으로 건강을 지키겠다고 노력들을 하고 있지만 그것들은 어디까지나 영양학설에 기준을 두고 있기 때문에 근본적인 오류를 범하고 있다고 할 수 있다.

또한 과학이 발달하여 달나라를 왔다갔다 하고 천체를 답사하는 등 몸 밖의 계산법은 잘 알고 있지만, 꼭 알아야 할 인간의 내면, 즉 인간이 스스로 자신을 지키는 법은 그 누구도 모르고 있다.

필자는 보잘것없는 무식한 사람이지만, 자신을 지키는 건강법에 대해서는 지구촌의 모든 사람들이 공격한다고 해도 한 몸으로 이겨낼 자신이 있다. 여기 하나의 실례를 들어보도록 하겠다.

정신지체인 40여 명을 수용하고 있는 수원 수봉재활원의 김동극 원장님에게 어느 날 아침 일찍 전화가 걸려왔다. 원장님은 다급한 음성으로 호소했다.

　"선생님, 어제 원생들과 초청을 받아서 저녁식사로 김밥도시락을 먹었는데, 그것이 잘못 되었는지 나와 원생 20여 명이 밤새도록 고열이 있고 배가 아프면서 설사를 다섯 번이나 했습니다. 지금도 입이 바짝바짝 마르면서 배가 아파 못 견디겠는데 어떻게 하면 좋겠습니까?"

　필자는 어쩔 수 없이 원생들을 병원에 입원시키라고 말한 다음 덧붙여 말했다.

　"원장님은 지금부터 물 한 모금도 입에 대지 말고 3일간 단식을 하십시오."

　이 말에 원장님이 깜짝 놀라 "내 나이 70이 넘은 데다 밤새도록 설사를 해서 몸의 수분이 다 빠져나가 탈수현상이 오기 직전인데 3일씩이나 단식을 해도 괜찮을까요? 나도 30년 간 7~10일씩 단식을 50여 회나 해보고 단식이나 건강에 관한 책자도 많이 출간했고, 지금도 건강에 관해서 강연과 지도를 하고 있지만, 내 이론과는 정 반대인 것 같군요. 정말 선생님 말씀을 믿어도 될까요"라고 말하는 것이었다.

　이에 필자는 확신에 찬 목소리로 이렇게 말했다.

　"원장님, 지금부터 원장님이 아는 지식과 경륜은 은행에 저축해놓고 내가 지시하는 대로 해보세요. 아마도 3일 후에는 70 평생 쌓아온 경륜과 지식의 이론을 새롭게 정리해야 된다는 것을 깨닫게 될 것입니다."

　그날 오후에 원장님이 전화를 했다.

　"원생들은 병원에 입원을 시켰는데, 나는 링거 주사도 안 맞고 약도 안 먹겠다고 했더니 연세도 많은 분이 설사까지 하여 수분 부족으로 탈수현상이 올 수 있을 텐데, 어떻게 하려고 치료를 거부하느냐고 큰 걱정을 하면서 약이라도 잡수라고 하며 병원에서 하루분을 지어주기에 할 수 없이 가지고 왔습니다. 어떻게 하면 좋겠습니까?"

이번에도 필자는 단호하게 대답했다.

"오묘한 인체의 구조를 지식과 과학의 눈으로만 보니 당연히 그런 말을 할 수도 있을 겁니다. 아무튼 약은 먹지 말고 갈증이 심하더라도 인내심을 가지고 3일간만 참아보세요."

3일째 되는 날, 오후 4시경에 전화가 왔다.

"선생님 말씀대로 3일간 완전단식을 했더니 어제 저녁부터 식중독의 고통은 완전히 사라졌습니다. 지금은 입이 말라 말을 못할 정도로 갈증이 심하지만, 컨디션도 좋고 속도 너무 편안하고 좋습니다. 그런데 이제 음식은 어떻게 먹을까요?"

필자는 이렇게 말했다.

"수분기 많은 음식은 드시지 말고 된밥을 마른반찬으로 한 그릇이든 두 그릇이든 마음대로 드시되 물은 두 시간 후에 마시도록 하세요."

이 말에 원장님은 또 깜짝 놀라서 말했다.

"아니, 탈수현상 직전 상태에서 3일간이나 완전단식을 하여 모든 내장이 휴무상태에 있을 텐데, 거기에다 마른 음식을 먹는다는 것은 자살행위나 마찬가지 아닐까요?"

"아는 체하지 말고 원장님의 지식과 경륜은 은행에 잠시 동안 저축해 놓으라고 했지요? 마음놓고 제가 지시하는 대로 잡수세요. 만약 내 말을 못 믿고 수분기 많은 것부터 먼저 드신다면 급체할 수 있습니다. 명심하고 주의하세요."

통화가 끝난 지 불과 한 시간 후, 원장님에게서 긴급히 전화가 왔다.

"선생님, 한 시간 전에 밥을 간장에다 세 숟가락만 먹었는데 한 시간 이 지났으니 물을 먹어도 되지요?"

"아니, 마음놓고 잡수라고 했는데 왜 세 숟가락밖에 안 잡수셨나요?"

그러자 원장님은 멋쩍은 듯 하하 웃으며 말했다.

"아무래도 내 지식으로는 겁나서 많이 못 먹었습니다."

"지금부터 만 분의 일이라도 걱정하지 말고 밥 한 그릇 드시고 한 시 간 후에 물을 들도록 하세요."

그 후, 약 한 시간쯤 후에 전화가 걸려왔다.

"선생님이 시키는 대로 한 시간 전에 된밥을 한 그릇 먹고 지금 물을 두 컵이나 먹었는데도 갈증이 심하게 나는데 물은 많이 먹어도 괜찮을 까요?"

"네. 많이 드셔도 괜찮은데, 이번에는 막걸리를 한 병 사서 반 병만 잡 수세요."

"뭐라구요?"

원장님의 목소리는 놀라는 한편, 어이가 없다는 느낌이 강했다.

"내 지식과 이론으로는 단식 후 술을 마신다는 것은 자살행위와 같은 것인데 그렇게 해도 괜찮을까요?"

"네, 물을 먼저 드신 후에 술을 먹는 것은 괜찮습니다."

다음날 아침 일찍, 원장님으로부터 전화가 왔다.

"선생님, 이럴 수가 있습니까? 아침에 일어나니까 컨디션이 너무 좋 아서 어떻게 표현할 수가 없습니다."

여러분 스스로 마음속으로 한번 생각해보기 바란다. 식중독으로 밤새 설사를 하여 탈수현상이 오기 직전이고, 고열과 아랫배의 통증뿐만 아니라 갈증으로 입이 말라 말하기도 힘이 든 사람을, 그것도 젊은 사람도 아닌 70이 넘은 노인한테 물 한 모금도 마시지 말고 단식을 하라고 하면 의학적으로나 영양학적으로나 일반 상식적으로 도저히 상상할 수 없는 일이라고 생각할 것이다.

그러나 김동극 원장님은 아는 체하지 않고 내 이론을 믿고 과감하게 실천하여 좋은 결과를 얻었음은 물론이요, 새로운 것을 깨달아 지금은 단식요법을 재수정하고 있으니 머지 않아 획기적인 일이 있으리라고 생각한다.

단식과 자연식 분야에 있어서는 해외 출강까지 하고 있는 권위자인데도 불구하고, 자기의 이론이나 방법에만 고집하지 않는 김동극 원장님의 유연한 학구적 태도는 우리가 본받을 만하다고 할 것이다.

한의학계에 드리는 제언

한의학계에 종사하고 계시는 여러분, 필자의 경험에 귀를 기울여보시기 바랍니다.

약의 성질을 음과 양으로 따지는 것도 좋지만, 액체인 탕제는 음이요 고체는 양이라는 것을 명심하고, 약 먹는 시간을 식후 1~2시간 후로 정하시기 바랍니다. 이렇게 해보면 탁월한 효과를 볼 수 있을 것입니다.

약의 처방에만 의지하여 치료를 하려고 하면, 기대보다 실망이 클 때도 많을 것입니다. 이럴 때 음양식사법대로 식후 1~2시간 후에 약을 복용하도록 해보면 반드시 좋은 효과를 볼 수 있을 것입니다.

허준 선생의 동의보감은 보(補)를 위주로 한 처방을 많이 내렸지만, 그 당시와 지금은 많이 다릅니다. 그 당시에는 배고픈 시절이었기 때문에 보를 위주로 했지만, 지금은 너무 많이 먹어서 생기는 병들인 경우가 많기 때문에, 보를 위주로 하다가는 도리어 역효과를 보는 경우가 많다는 사실을 필자는 경험했습니다.

사실 보를 위주로 치료해야 되는 경우는 100명 중 두 명밖에 되지 않는다는 것을 말씀드립니다. 또한 한약을 복용시킬 적에 포만감이 심하고 소화장애와 가스가 차며, 여러모로 괴로운 증상을 토로할 때는 먼저 간을 의심해보십시오. 병원 진찰을 세밀하게 해보았는데 간장은 이상이 없었다고 해도 한약을 먹어서 여러모로 괴로운 증상을 느끼는 사람은 해독을 시키는 간 기능이 많이 나빠져 있을 수 있습니다.

필자의 이론을 참고하면 많은 도움이 되리라고 확신하기에 제언하는 바입니다.

의학계에 드리는 제언

보잘것없는 사람이 감히 의학계에 제언을 한다고 해서 너무 나무라지 마시기를 바랍니다. 지난 1998년 11월 7일 밤 11시, TV에 방영한 MBC의 다큐스페셜 〈암과 싸우지 마라〉라는 프로그램을 보고 너무도 편파적인 내용에 감히 인류를 위한 충심으로 필자가 경험한 바를 꼭 참고해보시라고 제언하는 바입니다.

의학계 여러분, 필자는 음양의 법칙을 깨닫고 그 진위(眞僞)를 확인하기 위해 스스로가 실험도구가 되어 무수한 체험을 했습니다. 그걸 토대로 하여 지난 40여 년간, 이루 헤아릴 수 없는 환자들을 대상으로 임상실험을 했습니다.

그중에는 경증의 환자들도 많았지만, 만여 명이 넘는 암 환자들도 있었습니다. 그 결과, 음식 먹는 법에 따라 인체의 음양순행이 한치의 오차도 없이 순환된다는 것을 확인했습니다. 그렇기 때문에 누가 뭐라 해도 자신 있게 음양식사법을 실천해볼 것을 제언합니다.

링거 주사가 꼭 필요한 환자들에게는 낮에는 될 수 있으면 피하고, 밤에 주사를 놓도록 하십시오. 그리고 그 반응을 조사해보면 많은 참고가 되시리라고 확신하기에 이런 제언을 드립니다. 이런 간단한 것만으로도 많은 환자들을 고통에서 벗어나게 할 수 있습니다.

학계에 권유하는 동물 실험

질병으로 고통받는 많은 사람들을 빛으로 인도하기 위해 학계에 다음과 같은 실험을 할 것을 권유합니다. 엄중한 검증을 받기 위해 학계, 언론계 등의 관계자들이 입회한 가운데 엄선한 환자를 놓고 실험을 헤도 좋습니다.

필자는 아무런 약물이나 주사기가 없이, 그저 음양의 원리에 따른 음식 먹는 법만 가지고도 현대의학에서 난치병으로 알고 있는 각종 암 환자, 한센병(문둥병) 환자, 신장병 환자, 에이즈 환자 등의 상태를 좋게 할 수 있습니다.

며칠 후면, 아니 몇 시간 후면 어떻게 반응할 것인가를 미리 알려주면서 치유할 수 있습니다. 왜냐하면 모든 것은 일정한 공식에 따라 진행되기 때문에, 음양의 공식대로만 하면 얼마든지 반응의 결과를 알 수 있는 것입니다.

왜 그런 모험을 감행하려고 하는지 의아해하실 분들도 있겠지만, 필자가 음양식사법을 정립하기까지 수많은 사선을 넘나들면서 터득한 것이기에, 개인의 것으로 하기에는 너무나 아까운 생각이 들어서 그런 것입니다.

얼마간의 재물과 바꾸어 만족하고 살아가기에는 너무나 값지고 보람 있는 것이기에, 질병으로 고통받는 이웃들을 위해 과감하게 세상에 공개하고 검증받고 싶은 심정에서입니다.

음양식사법 녹화 테이프를 보신 분들은 잘 아실 겁니다. 밀가루 반죽한 것을 몇 조각 먹고서 아무런 원고도 없이 8시간 이상을 물 한 모금 마시지 않고 카메라 앞에서 떠들 수 있는 힘이 어디에서 나올 수 있겠는가를 생각해보시기 바랍니다.

이것은 어느 정도 필자의 세포가 조율이 되어 두뇌 세포가 일정 기준 이상으로 단련되었다는 것을 입증해주는 예가 아니겠습니까?

의학계에 몸담고 계시는 분들, 과학자의 길을 걸으시는 분들, 종교지도자의 길을 걷고 계시는 분들, 후진을 위해 사도의 길을 걸으시는 분들, 정치지도자의 길을 걸으시는 분들, 각종 건강수련을 지도하시는 분들, 사업에 여념이 없으신 분들, 그 외 어떤 분들이라 할지라도 나름대로 세포를 음양식사법으로 조율만 하신다면, 생명력이 크게 증진되어 상상할 수 없을 만큼 명석한 두뇌와 활발한 건강을 유지할 수 있습니다. 여러분들이 영육간에 건강해진다면 이 사회도 그만큼 밝아질 수 있다고 믿기 때문에 필자는 여러분께 음양식사법을 실천할 것을 강력히 권유하는 바입니다.

이렇게 건강하게 살 수 있는 길이 분명하게 있음에도 불구하고 질병의 고통과 불안에서 헛된 시간과 정력을 낭비하고 있는 것이 안타까울 따름입니다. 그러므로 음양이론에 기초를 둔 식사법을 새로운 생의 기준으로 삼으시길 바랍니다.

그리고 이런 것을 보다 명확히 증명하기 위해서 먼저 동물 실험을 해보기 바랍니다. 우선 실험용 쥐 세 마리를 한 팀으로 하여, 세 팀을 만들어 실험에 임하도록 하면 될 것입니다.

실험 1

1일 3식의 영양식을 한 쥐에 대한 실험
〈세 마리 모두에게 현대적인 학설에 의거 충분한 영양식을 해줄 것〉

· **1번 쥐 −** 물을 자유롭게 먹일 것
· **2번 쥐 −** 물을 식후 2시간 후에 먹일 것
· **3번 쥐 −** 낮에는 일체 물을 먹이지 말고, 저녁 식후 2시간 후부터 밤
　　　　　　 10시까지 마음껏 먹일 것

실험 : 5일 후 쥐들에게 깊은 상처를 내서 일단 지혈을 시켜 다음날부터
　　　　15일 정도 더운 물에 하루 한 번씩 담글 것

실험 1을 실시하면 다음과 같은 결과가 나올 것입니다.

1번 쥐 – 상처가 혹 덧나는 현상을 볼 수도 있으며, 또는 상처가 더디
　　　　　나을 수도 있다

2번 쥐 – 상처가 잘 회복되는 것을 볼 수 있다.

3번 쥐 – 상처가 잘 회복된다.

실험 2

1일 2식으로 영양분을 무시한 편식으로 실험

〈영양가를 무시한 채, 한 가지 음식만 제공한다〉

· **1번 쥐 –** 물을 자유롭게 먹일 것

· **2번 쥐 –** 물을 식후 2시간 후에 먹일 것

· **3번 쥐 –** 낮에는 일체 물을 먹이지 말고, 저녁 식후 2시간 후부터 밤
　　　　　　10시까지만 먹일 것

실험 2를 실시하면 다음과 같은 결과가 나올 것입니다.

1번 쥐 – 새로운 세포는 생성되지만 영양결핍 증세를 보이면서 지구력
　　　　　이 약해진다.

2번 쥐 – 새로운 세포가 형성되고 영양결핍 증세가 약간 있지만 그런대
　　　　　로 괜찮으며, 처음엔 지구력도 강한 상태이지만 점차 조금씩
　　　　　약해진다

3번 쥐 – 영양결핍 증세가 없을 뿐만 아니라 아주 싱싱하고 활력에 찬
　　　　　세포가 조성된다. 지구력이 처음엔 약한 듯 보이지만, 시간이
　　　　　갈수록 강해진다

밥_{따로}
물_{따로}
음양식사법

生命의

음양식사 수련표

전반기 42개월 > 후7년

전 3년 반

1차 6개월 — 약한세포가 강한세포로 50% 전환됨.

2차 6개월 — 약한 세포가 강한 세포로 98% 전환됨.

3차 6개월 — 전환된 강한 세포가 성장세포로 50% 전환됨.

4차 6개월 — 전환된 강한 세포가 성장세포로 98% 전환됨.

5차 3개월 — 전환된 성장세포의 힘이 생산세포로 작용함.

6차 5개월 — 75일 — 모든 세포가 생산세포로 성장함.

75일

7차 10개월 모든 세포가 생산세포로서 에너지를 발산할 수 있는 능력이 일어남.

육체가 영적 난자를 만나는 기간
정충이 난자를 만나는 기간

정충이 난자를 만나 사람의 아들로 10개월 동안 형성되는 기간

20일 20일 20일 20일 20일 20일 20일 20일 20일 20일 20일 20일 20일 20일 | 7일

육체가 영적 난자를 만나 10개월 동안 영체로 형성되는 기간

1일 1일 1일 1일 1일 1일 1일 1일 1일 1일 1일 1일 1일

인간은 생명의 법 안에서 음양식사를 하면 100년 수명에서 1000년을 기본으로 하는 불로장생의 영장체질로 개선된다.

法

영장체질 개선 수련표

수련과정 < 후반기 42개월

후 3년 반

45일

390일

40일

70일

40일

63일

56일

40일

49일

40일

42일

40일

35일

40일

28일

40일

21일

40일

14일

40일

7일

40일

영
체
전
환
점

세상에 태어난 유아가 성장되는 기간

영체로 개선되어 영이 성장되는 기간

영장체질

*본문 55 ~61p(영장체질 수련법) 참조

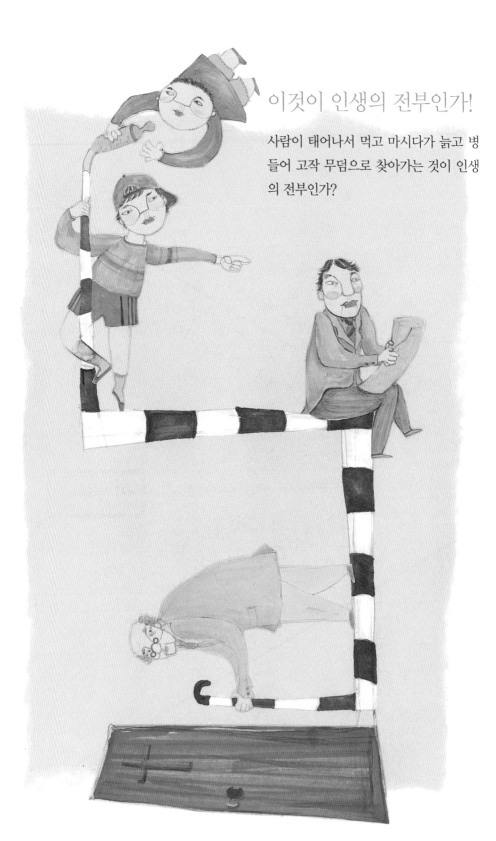

이것이 인생의 전부인가!

사람이 태어나서 먹고 마시다가 늙고 병들어 고작 무덤으로 찾아가는 것이 인생의 전부인가?

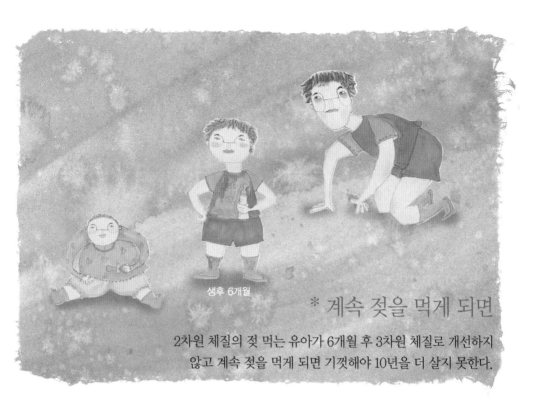

생후 6개월

* 계속 젖을 먹게 되면

2차원 체질의 젖 먹는 유아가 6개월 후 3차원 체질로 개선하지 않고 계속 젖을 먹게 되면 기껏해야 10년을 더 살지 못한다.

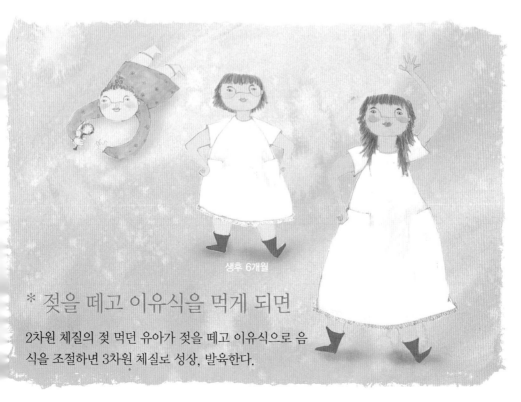

생후 6개월

* 젖을 떼고 이유식을 먹게 되면

2차원 체질의 젖 먹던 유아가 젖을 떼고 이유식으로 음식을 조절하면 3차원 체실로 성상, 발육한다.

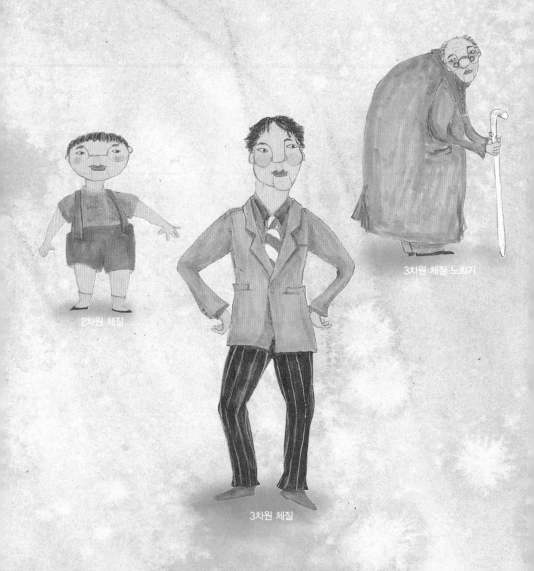

2차원 체질

3차원 체질

3차원 체질 노화기

☀ 음양식사를 하지 않으면

2차원 체질의 젖 먹는 유아가 음식조절을 통해 3차원 체질로 개선한 후
생명의 법을 통해 음양식사를 하지 않으면 100년을 더 살지 못한다.

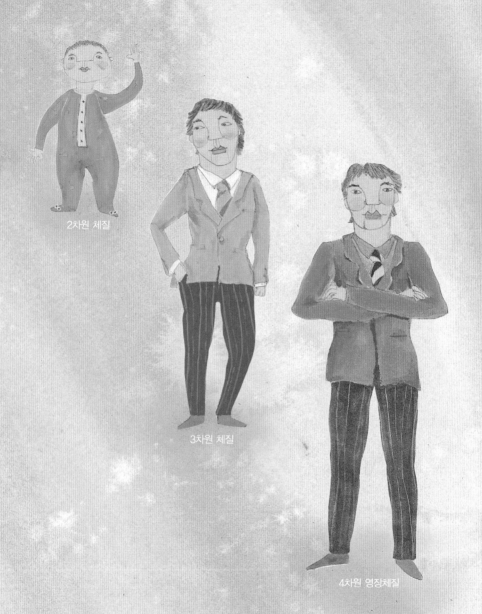

2차원 체질

3차원 체질

4차원 영장체질

* 음양식사를 하게 되면

2차원 체질의 젖 먹는 유아가 음식조절을 통해 3차원 체질로 개선한 후
생명의 법을 통해 음양식사를 하게 되면 1000년을 기본으로 하는
불로장생의 영장체질로 개선된다.

보라!!

생명의 법 안에서 음양식사를 하면 청년기를
다시 회복하여 영생할 수 있다.

재물을 잃는 것은 조금 잃는 것이고
명예를 잃는 것은 많이 잃는 것이며
건강을 잃는 것은 전부를 잃는 것.

II
체험편

기적의 음양식사법이
세상에 나오기까지

병이란 나를 살리기 위해 몸이 보내는 일종의 신호요, 어서 빨리 생명의 진리를 깨우치라는 무언의 호소이다. 따라서 병을 발견하면 먼저 기뻐하고 감사할 줄 알아야 한다. 사람이 주인 노릇을 제대로 못해서 불쌍한 몸과 세포가 고통받고 있음을 자책할 줄 알아야 한다.

밥따로 물따로의 기적

1994년. 그해 여름은 유난히 뜨거웠다. 연일 섭씨 35도를 육박하는 찜통 더위가 기승을 부리자 한낮의 아스팔트에서는 뜨거운 김이 올랐고, 밤이면 채 식지 않은 지열이 허공 속을 떠돌며 후덥지근한 열대야를 만들어냈다. 평년 기온을 크게 웃도는 이상 고온에 사람은 물론 생명 있는 모든 것들이 지쳐가기 시작했다. 거리의 개들이 그늘을 찾아 헉헉거렸고 과수원의 사과가 시커멓게 타들어갔다. 방송 3사는 일제히 지구 온난화 현상을 집중 취재한 특별 프로그램을 내보냈고, 사람들은 지구가 점점 뜨거워지고 있다는 불길한 상상에 진땀을 흘려야 했다.

당시 내 사무실은 지금보다도 좁았다. 뚫린 게 창문이라지만 바람은 커녕 오히려 열기만 넘나들고 있었다. 그래도 뜨거운 한여름에 문을 걸고만 있을 수는 없는 노릇. 나와 직원들은 문을 죄다 열어놓고 미지근한 선풍기 바람에 의지해 하루하루 보내고 있던 터였다.

그러던 어느 날 웬 낯선 손님이 사무실로 찾아왔다.

"여기가 이상문 선생님 사무실입니까?"

한낮의 고요함을 뒤흔드는 걸걸한 목소리의 주인공은 하얀 무명옷을 걸친 초로의 노인이었다. 바삐 걸어왔는지 문 앞에 서 있는 그의 이마에선 쉴 새 없이 굵은 땀방울이 흘러내렸다.

"제가 이상문입니다만……."

내가 자리에서 일어서려는 순간이었다. 그는 다짜고짜 무릎을 꿇고 머리를 조아렸다. 그러더니 사무실 시멘트 바닥에 이마를 대고 나를 향해 넙죽 절을 했다. 나와 사무실 직원들은 그의 돌연한 행동에 놀라지 않을 수 없었다. 나는 부리나케 문 쪽으로 달려가 엎드려 있는 그를 일으켜세웠다. 내가 그에게 절 받을 일도 없거니와, 또 설사 그럴 만한 사연이 있다 해도 그는 어디로 보나 나보다 훨씬 연장자로 보였기 때문이다.

"아니, 무슨 일로 이러십니까? 이렇게 더운 날씨에 여기까지 달려와 절을 하시다니요. 자, 우선 이리 좀 앉으세요."

내 손에 이끌려 의자에 앉은 그는 잠시 땀을 식힌 뒤에야 말문을 열었다.

"내 나이 올해로 예순이 넘었습니다. 강원도 깊숙한 산골짝에서 태어나 지금껏 살고 있으니 거기서 평생을 보낸 셈이지요. 부유하지는 않아도 다행히 먹고 살 만큼은 돼 남에게 아쉬운 소리 안 하고 살아왔습니다.

한 가지 불행이라면 후손이 없다는 거였어요. 제가 몸이 좀 약해서 마누라하고 잠자리도 별로 갖지 못했거든요…….

어쨌거나 자식이 없다는 것은 너무나 큰 고통이고 한이었습니다. 젊을 때 몰라도 나이 들면 자식 크는 게 유일한 낙이라고들 하잖습니까.

그런데 우리 부부에겐 자식이 없으니 오죽 외롭고 적적했겠습니까. 게다가 엎친 데 덮친 격으로 마누라가 그만 몇 년 전에 저 세상으로 가버렸지요."

그는 이 대목에서 짧게 한숨을 내쉬었다. 지난 날의 회한이 되살아난 듯 주름진 얼굴엔 외로움이 일렁였다.

"아내가 죽은 뒤 늦게나마 후손을 볼 수 있을까 하는 절박한 심정으로 재취를 들였습니다. 좀 젊은 여자였지요. 그러나 여자만 젊은들 뭐하겠습니까. 나는 이미 육십을 넘겼고, 게다가 젊을 때도 정력이 약했으니 말입니다. 그래서 후손을 보기는커녕 괜히 젊은 아내한테 죄 짓는 것 같아 마음만 불편했지요. 사실 몸에 좋다는 정력제를 구하느라 돈도 많이 뿌렸습니다. 뱀부터 시작해서 인삼, 녹용, 보신탕 등 안 먹어본 게 없을 정도지요. 그런 내가 안돼 보였던지 누군가 이상문 선생님의 비디오를 소개했고 한번 구입해서 보았습니다.

지푸라기 잡는 심정으로 당장 그날부터 밥과 물을 따로 먹고 마시는 습관을 들였지요. 처음에는 밥이 목구멍에 걸리는 것 같고 뻑뻑해서 불편했지만 그래도 꾸준히 실천을 하니까 그럭저럭 적응이 돼갔습니다. 아, 혹시 기억하실지 모르겠는데, 한 5개월 전에는 제가 직접 전화로 이상문 선생님께 정력이 좋아지는 방법에 대해 문의를 한 적이 있었어요.

그때 선생님께서 꾸준히 음양식사법을 실천하면 저절로 정력도 좋아질 거라고 하셨지요. 저는 그 말만 믿고 열심히 밥따로 물따로 음양식사법을 실천했습니다. 아, 그랬더니 정말로 정력이 몰라보게 좋아지는 것이 아닙니까."

그는 처음엔 믿기지가 않았다고 했다. 그도 그럴 것이 그가 실천한 것은 단지 매일 먹는 밥에 반찬을 섭취하면서 단지 정해진 시간에 물을 따로 먹었을 뿐이기 때문이다.

"내 입으로 이런 말하긴 쑥스럽지만 근 20년 만에 처음으로 정상적인 부부관계를 할 자신이 생겼습니다. 우리 부부의 기쁨은 말할 수가 없을 정도였죠. 그동안 아무리 마누라를 행복하게 해주고 싶은 마음이 굴뚝같아도 내가 정말 그러고 있는 건지, 그럴 수 있는지 확신할 수 없었거든요. 그러던 중에 오랜만에 부부간의 사랑을 확인할 수 있었으니 제 감격이 얼마나 컸겠습니까. 더군다나 지난달에는 마누라가 그렇게도 원하던 임신까지 했습니다. 이상문 선생님, 정말 고맙습니다. 늘그막에 찾아온 이 행복은 모두 선생님 덕분입니다. 그러니 제가 이렇게 한달음에 선생님을 만나러 찾아온 거죠. 만나서 꼭 감사하다는 인사를 직접 하고 싶었어요."

그는 몇 번이고 머리를 숙여 감사하다는 인사를 했다. 그때서야 비로소 그가 왜 생전 처음 보는 내 앞에서 절을 했는지 알 수 있었다. 그의 손을 잡고 그들 부부에게 생긴 경사를 진심으로 축하해주었다. 그리고 아이가 태어나면 모두 음양식사법을 실천하여 오래오래 행복하고 건강하게 살라는 당부도 잊지 않았다.

1994년 당시에 일어난 위의 사건이 처음 있는 특별한 일은 아니었다. 그 전부터 음양식사법으로 정력을 회복해 자식을 낳은 사례를 많이 보아왔다. 특히 여성의 경우는 음양식사법을 꾸준히 실천하여 불임을 치유하거나 아들을 생산하는 예가 빈번했다. 그 대표적인 것이 바로 경남 창원시에 살고 있는 김도선 씨의 사례다.

김씨는 현재 42세의 평범한 가정주부지만 1992년만 해도 생사의 갈림 길에 선 환자였다.

김씨에게 선고된 병명은 유방암. 당시 병원에서는 수술을 받지 않으 면 3년을 못 넘긴다 하였다. 하는 수 없이 수술을 받긴 했지만, 수술 후 10개월 동안 꾸준히 해야 한다는 항암 치료를 단 하루도 견뎌내지 못하 고 포기하고 말았다.

항암 치료란 게 머리가 몽땅 뽑히고 속이 뒤집힐 정도로 약이 독했던 탓이다. 게다가 항암 치료를 받아도 얼마든지 재발의 가능성이 있다는 것을 알게 된 김씨는 서양의학이 아닌 민간요법으로 병을 고쳐보겠다고 다짐했다.

김씨가 처음 선택한 민간요법은 사과 치료였다. 아침에 먹는 사과 한 개가 어떤 보약보다도 좋다는 말에 아침마다 사과를 먹기 시작한 것이 다. 그러나 그것으로는 아무런 효과도 보지 못했다. 몸이 좋아지기는커 녕 더 무거워지는 것 같았다.

그이는 방법을 바꾸어 몸에 좋다는 건강 식품을 먹어보기도 하고, 또 수영과 같은 운동에도 매달려보았다. 그러나 역시 좋아지는 기색은 별로 없었다.

그러던 어느 날(정확히 말하면 1993년 11월 15일), 김도선 씨는 우연히 아침 에 텔레비전을 보다가 대전에 살고 있는 김옥례라는 사람의 병 치유 사 례를 접하게 되었다. 순간 그이의 귀가 번쩍 뜨였다. 치유 사례의 주인공 인 김옥례 씨도 자신과 똑같은 유방암이었기 때문이다.

김옥례 씨는 병원에서도 포기한 유방암을 단지 음식 조절법으로 고쳤 다고 하면서 자신의 식단을 공개했다. 남편이라는 사람도 출연하여 부인의 병을 고치기 위해 함께 고생한 이야기를 쏟아놓으며 눈물을 흘렸다. 놀라움 반, 감동 반으로 사연을 듣고 있던 김도선 씨는 방송국에 전화를 해 김옥례 씨의 주소와 전화번호를 알아냈다.

그러나 김옥례 씨와 통화하기는 쉽지 않았다. 하긴 자신과 같은 심정의 사람들이 어디 한두 사람이었겠는가. 그들 역시 전화통에 매달려 김옥례 씨와 통화하길 시도하고 있을 것이 아닌가. 그래도 지성이면 감천이라고, 김도선 씨는 하루 온종일 전화통을 붙들고 씨름한 끝에 마침내 김옥례 씨와 통화할 수 있었다.

그리고 그때 나눈 대화를 통해 '이상문의 음양식사법'을 소개받을 수 있었다.

김도선 씨는 그 길로 부산지부를 찾아가 당장 음양식사법을 실천했다. 암환자는 아침 저녁 두 끼 식사만 해야 하며 반드시 밥따로 물따로 식이요법을 해야 한다는 지시에 따라 김씨는 열심히 기도하는 심정으로 식생활을 해나갔다.

그러자 놀랍게도 불과 3일 만에 효과가 보이기 시작했다. 왼쪽 유방 수술 후 어깨 높이로 들어올리기도 힘들던 왼팔이 자유자재로 움직이게 된 것이다. 까맣던 변이 황금색으로 변했는가 하면 몸무게도 어느새 5킬로그램이나 줄어 있었다. 약 기운과 독소로 꺼칠하던 피부에선 반질반질 윤기가 흘렀다.

그런데 그로부터 며칠이 지나자 갑자기 오줌이 탁해지고 몸에 열이 나는 것이었다. 상담 결과 김씨는 그런 증상이야말로 암세포와 정상세포가 전투를 벌이는 과정에서 몸의 자정 능력이 강화되는 증거라는 것을 알 수 있었다. 실제로 며칠이 더 지나자 다시 열이 내리고 소변도 전처럼 맑아졌다.

　모든 것이 급속도로 좋아지자 김씨는 놀라움을 금치 못했다. 무엇보다 김씨에게 경이로움을 안겨준 것은 김씨가 임신을 했다는 사실이다. 김씨가 자신의 임신을 확인한 시기는 음양식사법을 실천한 지 약 3개월이 경과했을 무렵.

　이를 안 병원에서는 다른 암에 비해 유방암은 전이 가능성이 매우 높아 태아에게 영향을 줄 수도 있으므로 유산을 시키라고 했다. 김씨 역시 불안한 마음이 앞섰다. 식이요법을 하기 전에 복용했던 수많은 약이 아이에게 어떤 영향을 줄지도 모르고, 또 점점 좋아지고 있다고는 하지만 아직 유방암이 완치된 상태도 아니었기 때문이다.

　한편으로 그이는 아이를 포기하고 싶지 않았다. 아무리 형체가 불분명한 태아라 해도 어찌됐건 생명체임에는 틀림없으며 게다가 자신의 피와 살을 물려받은 아이란 것을 생각할수록 애착은 점점 강해졌다.

　그때 아이의 생명을 놓고 고민하던 김도선 씨에게 나는 아무런 걱정 말고 출산을 준비하라고 일러주었다. 밥과 물을 따로 마시는 음양식사법 과정에서 임신을 하면 오히려 태아에게 산소 공급을 원활하게 해줄 수 있어 여느 아이보다도 훨씬 건강하고 똑똑한 아이가 태어날 가능성이 높다고 알려주었다. 게다가 나는 김씨가 아들을 순산할 것이라는 예감까지 가졌다.

　동양 음양사상에 따르면 여자는 음에 해당해 습하고 차가우며 남자는 양이기에 건조하고 따뜻하다. 여자의 자궁이 차가우면 음이 강해지고 따뜻하면 양이 강해지며, 정자에도 아들이 되는 양의 정자가 있고 딸이 되는 음의 정자가 있다.

따라서 자궁이 차가우면 음의 정자가 활기를 띠게 마련이고 자궁이 따뜻하면 반대로 양의 정자가 활기를 띠게 된다. 그러므로 자궁의 내부를 따뜻하고 건조하게 만들어주면 자연히 양이 득세를 하게 되어 양기가 강한 정자가 먼저 난자와 만나게 되는 법이다.

결론적으로 밥따로 물따로 식이요법과 이에 기반한 음양식사법은 몸의 양기를 강하게 하는 치유법이므로 이를 실천하는 여성의 경우 아들을 낳을 확률이 높아지는 것이다.

이와 같은 설명을 들은 김씨는 나의 의견을 받아들여 기쁜 마음으로 출산을 준비하기 시작했다. 어느 날인가는 친정 어머니가 밭에서 고구마를 캐오는 꿈을 꾸었다며, 고구마가 아들을 가리키니 아마도 아들이 태어날 징조인가 보다며 좋아했다.

출산이 임박해 병원에서 초음파 검사를 실시한 결과 산모도 태아도 모두 건강하다는 진단이 나왔다. 그리고 마침내 예정일이 되어 김씨는 건강한 아기를 생산했다.

예상대로 아들이었고, 지극히 건강했다. 유방암을 완치한 것은 물론 덤으로 아들까지 얻은 김씨가 지금 그 어느 때보다도 행복하게 잘 살고 있음은 물론이다.

위의 두 사례가 증명하듯 음양식사법은 성인 남녀의 불임과 정력 감퇴를 치유하는 데 놀라운 효과를 보여준다. 우리가 흔히 정력이라고 말하는 것은 맑은 기운을 일컫는다. 즉, 정력이 세다는 것은 맑은 기운의 순환이 왕성하고 활발하다는 것을 의미하는 것이나 마찬가지다.

그런데 기운이 맑지 않고 탁하면 제대로 인체를 순환하기가 어렵고 여기서 문제가 발생한다. 이는 마치 피가 탁하면 순환이 더디고, 피의 순환이 더디면 그만큼 영양가와 산소의 공급이 원활하지 못하게 되는 것과 흡사하다.

피라는 것은 기가 먼저 움직인 다음에 도는 것이고, 기는 법에 의해 움직인다. 먼저 바람이 불고 그 후에 물살이 흐르는 것과 비슷한 이치다. 따라서 정력에 문제가 생겼을 때는 영양가 있는 음식을 먹을 것이 아니라 먼저 피의 흐름을 앞서 주관하는 기를 맑게 하는 것이 필요하다.

기가 잘 흘러야 피가 잘 돌고, 피가 잘 돌아야 인체가 원활하게 움직인다. 선천적으로 몸이 약하거나, 나이가 많은 남자의 경우 발기가 잘 안되거나 발기가 되더라도 약해지는 증상을 많이 호소한다. 그 원인은 충분한 혈액과 신선한 산소가 성기에 제대로 공급되지 못하기 때문이다.

그런데 음양식사법을 하게 되면 가장 먼저 호흡이 깊어진다. 호흡이 깊어진다는 것은 곧 우리 몸에 왕성한 산소 공급이 이루어진다는 것을 의미한다. 머리가 무거울 때 산 속에 들어가 휴식을 취하면 머리가 맑아지고 기분이 좋아지는 것과 같다.

이는 신선한 산소가 뇌에 공급되었다는 증거다. 마찬가지로 우리 몸 속 혈액에 신선하고 맑은 산소를 충분히 공급하면 그만큼 기운이 증가하게 된다.

이 같은 원리가 비단 정력 감퇴나 불임 환자에게만 적용되는 것은 아니다. 앞에 예로 든 김도선 씨의 경우도 애초 목적은 유방암 치유였고 그것을 성공적으로 달성했다. 다만 치료 과정에서 생식 능력이 원활해져 생각지도 않은 아들까지 얻게 된 것일 뿐이다.

김씨 외에도 나는 숱한 환자를 만나왔고 그들에게 음양식사법을 권하여 치료한 경험이 풍부하다. 그들은 영양가 있는 좋은 음식을 골라 먹는 대신 밥과 물을 정해진 시간에 따로 먹었을 뿐이다. 돈을 들여 특별한 운동을 하거나 치료를 받은 것도 아니다.

그런데도 그들은 한결같이 몸 속의 생명력을 회복해갔으며 그에 따라 병을 치료하고 새로운 삶을 누리는 '기적의 선물'을 선사받을 수 있었다.

이즈음 해서 소개하고 싶은 사례가 바로 장숙희 씨의 사연이다. 부산에 사는 가정주부인 장씨는 지난 1992년, 그러니까 그녀의 나이 서른 여섯 되던 해에 유방암에 걸렸다.

당시 장씨는 병원에서 6개월 간 항암 치료를 받았는데 치료를 끝낸 지 불과 일주일도 안 돼 다시 유방에 작은 돌기가 돋아나기 시작했다. 불안한 마음에 서울로 올라와 원자력병원을 찾아갔다. 그곳에서는 단순한 염증일 뿐이니 6개월 후에 재검사를 받으러 오라고만 했다.

의사의 지시에 따라 6개월 후 병원을 찾은 장씨는 이미 종양이 간까지 퍼졌다는 진단을 받았다. 간에 종양이 생기면 잘 해야 두세 달이라는 것이 환자들 사이에 나도는 정설인지라 장씨는 돌연 눈앞이 캄캄해졌다. 무엇보다도 이제 갓 초등학교에 입학한 아이들이 걱정되었다. 아이들을 위해서라도 어떻게든 살아야 한다는 마음이 절박하게 솟구쳤다. 장씨는 원자력병원에 입원할 결심을 했지만 이미 병실은 환자들로 가득 찬 상태였다. 그녀는 병실이 나올 때까지 근처에서 하숙을 하기로 하고 방을 정했다.

그 집에는 장씨처럼 병실 나기를 기다리는 환자들이 여럿 있었다. 자연히 둘 이상 모이면 병이나 치료법에 관한 이야기들이 나왔다. 그들과 대화를 나누면서 장씨는 제 목숨이 마치 떨어진 꽃잎처럼 바람 불면 어디론가 훅 날아가버릴 위태로운 상태임을 자각할 수 있었다. 그래도 그이는 생을 포기할 수 없었다. 포기는커녕 집착만 강해졌다.

장씨는 병실을 예약하고 기다리는 동안 생식이니 녹즙이니 하는 것들로 병을 치료해보기도 했다. 그렇게 1개월 정도 지나자 장씨의 몸에 종기가 돋아나기 시작했다. 얼굴과 발바닥을 제외한 몸 전체가 붉고 푸른 종기로 징그럽게 뒤덮였다. 이는 간 기능이 약해 녹즙이 함유하고 있는 독성을 채 분해하지 못해 나타난 현상이었다. 즉, 분해되지 않은 녹즙의 독성이 몸 밖으로 발산되면서 종기가 생긴 것이다.

그러나 이를 알 리 없는 장씨는 다시 누군가의 말을 듣고, 종기를 가라앉히는 약을 구해 느릅나무와 보리밥을 한데 섞어 피부에 발랐다. 그러나 독성이 너무 강해 살에 구멍이 뚫리는 듯한 통증만 생겼을 뿐 차도는 없었다. 가려워서 긁으면 종기가 더 커지고 피고름이 나와 고통이 더욱 심해졌다. 주변의 권유로 장씨는 오링 테스트와 체질 감별도 받아보고 활공을 받기도 했다. 그러나 조금 나아지는 것 같다가도 다시 재발하는 등 근본적인 치유는 되지 못했다.

그렇게 몇 개월이 지난 어느 날, 장씨 역시 텔레비전에서 방영된 김옥례 씨의 체험 사례를 접하게 되었다. 김도선 씨와 마찬가지로 어둠 속에서 한 줄기 빛을 발견하듯 희망을 갖게 된 장씨 역시 김옥례 씨의 전화번호를 알아내 통화를 시도했고, 그 이후 음양사 부산지부를 찾아가 음양식사법을 시작하게 되었다.

장씨는 음양식사법이 무엇보다도 약을 먹지 않아도 된다는 게 마음에 들었다. 경제적인 부담을 가질 필요도 없고 또 집에서 자유자재로 실천할 수 있었기 때문이다. 그 결과 장씨는 건강을 회복했고, 현재 음양식사수련회 부산지부 총무로 활동하면서 병으로 고통받고 있는 환자의 치유를 위해 애쓰고 있다.

병을 고친 것 못지 않게 내 기억에 오래도록 남아 있는 것은 밥따로 물따로 음양식사법을 집단으로 실천하고 있는 어느 수녀원의 사례다.

하루는 박 에밀리아라는 수녀가 전화를 걸어 자신이 소속되어 있는 수녀원에 한번 내려올 수 없겠느냐며 의향을 물어온 적이 있었다. 박 수녀는 전에도 전화를 걸어 밥따로 물따로 음양식사법에 대해 문의한 적이 있었던 사람이다. 그때 통화를 한 이후로 함께 활동하는 수녀들과 집단으로 식이요법을 실천하고 있는데 여러 모로 놀라운 효과를 거두고 있으니 내려와서 직접 확인해보라는 얘기였다.

나는 성직자들이 식이요법에 앞장서면 일반 신자들에게 미치는 파급효과가 크다는 것을 알고 있었기에 박 수녀의 요구에 기꺼이 응했다. 마침 부산 음양가족회 모임에도 내려갈 일이 있었던 터라 그 즉시 약속 시간을 잡고 전화를 끊었다.

마침내 약속한 날짜가 되어 나는 부산으로 내려갔다. 부산 가족회 모임을 먼저 끝내고 곧바로 수녀원을 찾아갔다. 수녀원 길은 참 인상적이었다. 시내를 벗어나 외진 곳에 위치한 수녀원은 한눈에 보기에도 성직자들이 모여 수도하는 곳이라는 경건한 느낌을 주었다. 그만큼 조용하고 정갈하고 깨끗한 분위기였다.

나를 맞아주는 원장수녀 이하 평수녀 분들도 모두 친절하고 다정했다. 그들은 성직자 아닌 일반인으로는 남자가 출입하는 것이 처음이라며 수녀원 구석 구석을 안내해주었다. 수녀원을 둘러본 후 나는 그곳에서 생활하는 스물다섯 명의 수녀들 앞에서 강의를 했다. 물론 내용은 밥따로 물따로 음양식사법에 관한 것이었다. 나의 말을 듣는 수녀들의 모습은 한결같이 청아하고 맑았다. 과연 오랜 기간 동안 식이요법을 실천한 사람다웠다.

질의 응답 및 자유 토론 시간에는 많은 수녀들이 적극적으로 자신들의 이야기를 털어놓았다. 한 수녀는 스킨과 로션만 발라도 피부 트러블이 생기던 것이 밥따로 물따로 식이요법을 한 지 얼마 되지 않아 고쳐졌다고 말했다. 그만큼 몸이 순수하여 외부의 아주 작은 나쁜 영향에도 몸이 거부 반응을 보였기 때문인데, 모든 병의 원인이 되는 음식물을 조절해주었기에 그러한 거부 반응이 없어진 것이라고 설명해주었다.

아울러 우주와 인체의 운행은 눈에 보이지 않는 어떤 법칙에 의해서 이루어지므로 건강을 유지하기 위해서는 생활에 적당한 절제가 필요하며, 특히 먹고 마시는 데 절제와 균형을 이루는 것은 필수라고 강조했다.

한편 원장수녀는 음양식사법을 실천하면서 생긴 자잘한 에피소드를 들려주었다. 한 번은 평소에 수녀들이 자주 이용하는 약국 주인이 선물 꾸러미를 들고 찾아왔다고 한다. 그러면서 하는 말이 '왜 요즘은 우리 약국을 이용하지 않느냐'고, '혹시 다른 약국으로 단골을 정했느냐'고 묻더라는 것이다.

그로부터 며칠 지나지 않아 이번에는 수녀원에서 단골로 이용하는 난방 및 취사용 가스 공급 업체에서 수녀원을 방문했다고 한다. 업체를 대표해 수녀원을 찾아온 사람 역시 '요즘 수녀원에서 사용하는 가스량이 점점 줄어들고 있는데 혹시 다른 곳에서 가스를 공급받느냐'고 물은 후

'가능하면 우리하고 계속 거래해달라'고 부탁을 하더라는 게 원장수녀 이야기의 요지였다.

그 얘기를 듣다보니 나도 모르게 슬그머니 웃음이 나왔다. 수녀들이 약국을 안 찾게 되었다는 것은 바로 건강이 좋아졌음을 의미한다. 또한 수녀원에서 사용하는 가스량이 줄어들었다는 것은 국과 찌개를 만들지 않아 그만큼 음식을 만드는 데 드는 가스가 적어졌음을 증명한다. 음양식사법의 효력을 이처럼 구체적으로 보여주는 사례를 들으며 어찌 내가 즐거운 웃음꽃을 피우지 않을 수 있겠는가.

원장수녀는 그저 재미 삼아 한 얘기였지만 나는 그와 같은 사례를 통해 음양식사법의 위대한 힘을 다시 한 번 느낄 수 있었다. 음양식사법이 단지 건강을 좋게 하는 것뿐만 아니라 환경을 살리는 데도 일익을 담당할 수 있다는 확신이 생겼기 때문이다.

세상사에 조금이라도 관심이 있는 사람이라면 누구나 알 수 있듯이, 현재 전지구적인 과제로 떠오르는 사안은 환경 문제를 해결하는 것이다. 넘쳐나는 쓰레기로 인한 지구 오염, 사용은 증가하는데 양은 제한되어 있는 에너지 문제 등이 바로 그것이다. 이러한 상황에서 전 세계인 모두가 밥따로 물따로 음양식사법을 실천한다면 어떤 효과를 거둘 수 있을까. 수질 오염의 대표적인 원인이 생활 하수에 있다 하니 국과 찌개를 밥상에서 몰아내면 수질 오염이 획기적으로 줄어들 것은 뻔한 이치다. 또한 그에 따른 에너지 사용량도 급감하게 될 것이니 에너지 부족과 에너지 고비용에 따른 문제점도 어느 정도는 해결될 수 있지 않겠는가.

풀빵 장수가 가르쳐준 건강 비결

사람은 누구나 자기 몫만큼의 생을 짊어지고 태어난다. 그러나 그 무게가 얼마나 되는지, 어느 갈래로 뻗어 있는지, 또 몇 번의 힘든 고비를 겪게 되는지 하는 구체적인 내용은 겪어보지 않고서는 알 길이 없다. 그래서 사람들은 크고 작은 선택의 기로에 놓일 때마다 '과연 어느 것이 정해진 나의 길일까' 고민하게 된다.

그렇다고 중요한 선택의 순간이 항상 각성돼 있는 상태에서 찾아오는 것은 아니다. 때론 숙명처럼 모든 것이 순식간에 결정돼버리기도 하고, 때론 너무나 우연한 계기로 다가와 스쳐 지나가는 바람처럼 무심코 흘려보내게 되기도 한다.

그러나 중요한 것은 내 인생을 결정하는 그 순간이 필연적으로 주어지느냐, 우연적으로 다가오느냐에 있지 않다. 그 자체가 이미 개인의 의지와는 무관한 질긴 운명의 고리로 연결되어 있기 때문이다. 물론 그것을 깨닫게 되기까지는 길고도 오랜 세월이 필요하지만.

나 역시 내 인생의 전환점이 되어준 그 순간엔 그것이 정해진 운명인 줄 몰랐다. 그저 아주 우연한 기회에 또 한 사람을 알게 되어 새로운 사실을 접하는구나 싶었을 뿐, 그 이상도 이하도 아니었다. 그러나 지금 생각해보면 '박도섭'이라는 이름의 남자야말로 내 기억 속에서 영원히 사라지지 않을 만큼 인생에 중요한 획을 그은 사람임을 새삼 느끼겠다.

그를 만난 건 1962년, 그러니까 약 40여 년 전의 일이다.

당시 나는 혜화동 어느 거리 모퉁이에서 오징어 튀김 장사를 하며 목숨을 연명하고 있었다. 한 마리에 3원 남짓 하는 오징어를 떼어다가 밀가루로 반죽한 튀김옷을 입혀 노릇노릇하게 튀겨내어 파는 것이 나의 주요 일과였다.

지금도 그렇지만 노점상이라는 직업은 편안함과는 거리가 멀다. 매일 아침 일찍 일어나 물건을 떼어오는 일도 피곤하지만, 무엇보다 하루 종일 기름 냄새를 맡다보면 나중엔 몸 속의 내장이 훌러덩 뒤집히는 것 같은 역겨움을 느끼기 일쑤였다.

하지만 가진 것 없고 배운 것 없는 20대 초반의 궁핍한 남자에게 이 사회는 몸으로 때우는 일 말곤 아무런 역할도 부여하지 않았다. 따라서 나는 좋건 싫건, 먹고살기 위해서는 그 일을 해야만 했다. 그렇다고 내가 초라한 현실에 저당 잡혀 장밋빛 미래까지 포기한 것은 아니었다. 그러기엔 스물세 살이란 나이가 너무 젊었고 가슴에서 타오르는 한 점 불꽃이 너무도 강렬했다.

성공에 대한 야망으로 고된 현실을 하루하루 버텨나가던 내게 이창훈 선수는 그야말로 선망의 대상이 되기에 충분했다. 무명선수였던 그는 아시안 게임 마라톤 경기에서 입상한 것을 계기로 하루아침에 전 국민의 환호성을 받는 유명인이 되었다. 그것은 마치 징그러운 번데기가 아름다운 나비로 탈바꿈하는 과정처럼 신비롭게 느껴졌다.

나는 매스컴에서 박수 갈채를 받는 이창훈 선수를 바라보며 마라톤에 대한 환상을 키우기 시작했다. 태권도 유단자였던 나는 웬만한 운동쯤은 자신이 있었고, 더욱이 마라톤 선수야말로 초등학교 3학년 중퇴의 학력으로 성공할 수 있는 유일한 길처럼 보였다. 마침 2년 후면 올림픽이 열리는 해였다. 그것이 내 결심을 굳히는 기폭제로 작용했고, 드디어 올림픽 출전을 목표로 마라톤 연습을 시작했다.

'그래, 이제 마라톤 선수가 되는 거야. 이창훈 선수처럼 올림픽에 나가 입상을 하면 나도 대스타가 되겠지. 그러면 돈도 벌고 명예도 얻고, 불쌍한 우리 부모님과 형제 자매들도 실컷 호강시켜줄 수 있을 것이 아닌가……'

일단 한번 결심하면 그 즉시 실행에 옮기는 성격이어서 작심한 다음 날부터 당장 연습에 들어갔다. 어차피 체계적인 지도를 받는다는 것은 불가능했다. 코치도 없고 감독도 없었다. 그저 새벽마다 홀로 일어나 세검정 일대를 한바퀴 돌아 삼각산까지 가는 것이 전부였다.

그런데 전혀 뜻밖의 일이 생겼다. 의외의 사람이 내 파트너를 자청하고 나선 것이다. 나와 같이 마라톤을 하겠다며 새벽 뜀박질에 동참을 선언한 그 남자 이름은 박도섭. 박씨는 오징어 튀김 장사를 하며 알게 된 사람으로, 그 역시 나와 같은 노점상이었다. 그는 내가 오징어를 튀기는 옆자리에서 풀빵을 만들어 팔았다.

박씨와 나는 특별히 친한 사이라고 볼 수는 없었다. 그저 같은 장소에서 비슷한 일을 하다보니 우연히 알게 된 사람에 불과했다. 따라서 그가 나보다 나이가 많다는 것 외에는 별로 아는 것이 없었다. 그이 역시 마찬가지였다. 어쨌거나 동지가 생긴 것은 반가운 일이었다.

우리가 뛰는 코스는 어림잡아 50리 정도 되는 거리였다. 그렇게 뛰고 난 후 삼각산 밑에 당도하면 어느새 기진맥진해 있기 일쑤였다. 가쁜 숨을 몰아쉬면 늘 심한 갈증이 몰려왔고, 그때마다 삼각산 계곡을 따라 흐르는 맑은 물을 마치 생명수라도 되는 듯이 벌컥벌컥 들이켰다. 바위틈에서 솟아나는 물은 정말 차갑고 시원했다. 한 바가지 가득 떠서 마시면 차가운 냉기가 아랫배까지 쑥 내려가는 느낌이었다. 그 차고 맑은 느낌이 좋아 나는 몇 바가지나 연속해서 들이키곤 했다.

그러던 어느 날. 여느 때와 마찬가지로 50리 길을 달려와서는 지친 몸을 이끌고 급하게 샘물부터 찾았다. 한껏 물을 마신 후 풀빵 장수 박씨가 어디 있나 주위를 둘러보니 그는 언제 도착했는지 벌써 나무 그늘에 앉아 여유 있게 휴식을 즐기고 있었다. 나는 왠지 모르게 심술이 났다. 박씨가 의외로 달리기를 썩 잘했기 때문이다. 그는 나보다 나이가 많았음에도 불구하고 예상을 뒤엎고 항상 나를 앞질렀다. 그리고 별로 지친 기색도 보이지 않았다. 어린 내가 민망할 정도로 그의 몸에선 늘 활기가 넘쳐흘렀다.

슬며시 그의 곁으로 다가가 옆에 앉았다. 산 위에서 가파르게 달려온 바람이 발갛게 달아오른 뺨을 시원하게 어루만져주었다. 바야흐로 때는 초여름. 아름드리 나무와 이름 모를 잡풀이 뒤섞여 발산하는 싱싱한 기운으로 주위는 온통 초록의 물결이었다. 그 풍경을 가만히 바라보고 있자니 숨도 점차 가라앉고 마음도 평온해졌다. 그런데 이게 웬일인가. 갑자기 폐가 요동을 치는 듯 기침이 나더니 멈출 줄 모르고 계속되는 것이 아닌가.

얼마나 시간이 지났을까. 겨우 기침은 멎었으나 나는 이미 초주검이 된 상태였다. 어릴 때부터 따라다닌 천식은 이처럼 가끔, 혹은 자주 나를 괴롭혔다. 오래된 지병이었지만 순간적으로 터져나오는 기침에 적응하기란 쉽지 않았다. 게다가 박씨가 그 광경을 쭉 보고 있었다는 생각에 무슨 비밀이라도 들킨 것처럼 부끄럽고 계면쩍었다.

"자네, 기침이 몹시 심하군. 어디 몸에 이상이라도 있는 건가?"

"어렸을 때부터 천식기가 있어서……."

"그래? 그럼 고쳐야지, 지금껏 안 고치고 무얼 했나?"

"그게 어디 마음대로 됩니까? 병원에도 가보고 약도 먹어보았지만 큰 차도가 없더라고요. 잠시 낫는 것 같다가도 금세 다시 나빠지고……. 그저 증상이 더 악화되지나 말았으면 하는 것이 제 바람입니다."

박씨는 측은하다는 눈길로 바라보더니 대뜸 내 허를 찔렀다.

"이 사람아, 그런 몸으로 무슨 마라톤을 한다고 그러나. 자네도 알다시피 마라톤은 호흡이 중요하지 않은가. 그런데 그런 약한 기관지를 가지고 어떻게 달리기를 할 수 있겠나. 병을 고치기 전에는 우승은커녕 아예 연습할 생각도 하지 않는 게 나을 게야. 괜히 잘못하다가 병이 더 악화되면 어쩌려고 그래."

기분이 상했지만 박씨의 말을 인정하지 않을 수 없었다. 태어날 때부터 기관지가 약했던 나는 철모르는 어린 시절엔 모든 사람들이 나처럼 으레 기침을 달고 사는 줄 알았다. 그래서 같은 또래 친구들이 감기 한

번 앓지 않고 한겨울을 거뜬히 난다는 사실을 알았을 땐 무척 신기하기까지 했다. 그러다 좀 커서는 내가 다른 아이들과 다르다는 것을 확연히 깨닫게 되었다.

나는 겨울에는 물론 뜨거운 한여름에도 툭하면 발작적으로 기침을 해 댔던 것이다. 특히 찬물이나 찬 음식을 먹으면 기침은 더 심해졌다. 게다가 기침이 한번 시작되면 멈출 줄을 몰랐고, 참기 위해 안간힘을 쓰면 오히려 더 극심한 고통이 뒤따랐다.

그 때문에 나는 어딜 가나 불안해하고 눈치를 봐야 했다. 어린 마음에도 사람들이 많이 모인 자리에서 수시로 기침을 하는 것이 왠지 미안하고 또 창피했던 것이다. 따라서 동네 아이들이 한자리에 모이는 학교에서는 수업 시간에 갑자기 터져나오려는 기침을 참으려고 목과 입을 손으로 틀어쥔 채 남몰래 몸부림친 적이 수도 없이 많았다.

상기하고 싶지 않은 옛 기억이 되살아나자 나도 모르게 기분이 우울해졌다. 그리고 또다시 목이 타들어가는 듯한 심한 갈증이 찾아왔다. 자리에서 일어나 샘물이 솟아나는 바위로 올라가 마음껏 물을 들이켰다. 마치 파도가 치는 것처럼 뱃속이 출렁거렸다. 나는 어색해진 분위기도 바꿀 겸해서 물 한 바가지를 퍼들고 내려가 나무 밑에 앉아 있는 박씨에게 내밀었다.

"아저씨, 여기 물맛이 아주 좋습니다. 자, 한 모금 쭈욱 들이켜보십시오."

그러나 그는 물이 찰랑거리는 바가지는 쳐다보지도 않은 채 대뜸 웃옷을 벗기 시작했다. 그때 웃옷 주머니에서 뭔가 떨어졌다. 반사적으로 허리를 굽혀 물건을 줍고 보니 다름 아닌 박씨의 시민증(지금의 주민등록증)이었다. 무심코 그의 시민증을 보고는 깜짝 놀라고 말았다. 생각보다 그의 나이가 훨씬 많았기 때문이다. 그래봤자 30대 초반이겠거니 생각했는데, 거기에 적힌 그의 나이는 놀랍게도 무려 마흔둘이었다. 시민증을 돌려주며 농담 섞인 어조로 말했다.

"아저씨, 겉모습은 그렇게 안 보이는데 연세가 상당하시네요? 지금까지 전 그냥 몇 살 위의 형뻘로 알았는데요. 하여간 부럽습니다. 그렇게 젊음을 유지할 수 있는 무슨 비결이라도 있는 건가요?"

사실 나는 질문을 해놓고도 대답을 기대하지는 않았다. 사람은 누구나 나이가 들면 늙기 마련이고 따라서 젊어지는 비결 따위가 있을 턱이 만무했다. 그러나 돌아온 대답에는 단순히 무시하고 넘어가기에 석연치 않을 정도로 강한 확신이 담겨 있었다.

"있지! 암, 있고 말고. 나한테는 말이야, 젊어지는 특별한 비법이 있다네."

확신에 차 있는 건 목소리만이 아니었다. 그의 자신감 넘치는 얼굴엔 어느새 여유 있는 웃음마저 감돌고 있었다.

"젊어지는 비법이요? 정말 그런 게 있단 말입니까? 아저씨, 좀더 자세히 말씀해보세요."

나는 이상하게도 마음이 급해지는 것을 느낄 수 있었다. 하지만 그는 좀처럼 말문을 열지 않았다. 그저 보일 듯 말 듯 가벼운 미소를 빼물고 나를 바라보기만 했다. 그러더니 주머니에서 풀빵 한 개를 꺼내 내게 건네며 이렇게 말하는 것이었다.

"이게 바로 내 젊음의 비법이네. 내가 이것 두 개로 하루를 산다면 자넨 믿을 수 있겠나?"

나는 그가 건네는 풀빵을 받아들고 찬찬히 살펴보았다. 여느 풀빵과 다를 것이 없었다. 어쩐지 맥이 빠지는 기분이었다. 아니, 쌀이 떨어질 때면 억지로 풀빵을 먹어야 했던 과거의 기억이 떠올라 잠시나마 불쾌하기까지 했다. 그러나 풀빵 두 개로 하루를 견딘다는 말은 여전히 의문으로 남았다. 그 의문을 풀기 위해 다시 질문을 던졌다.

"이걸로 하루를 지낸다고요? 에이, 어떻게 그런 일이 가능합니까. 이게 영양식도 아니고. 아저씨 말이 사실이라면 어떻게 아저씨 몸이 그렇게 건장할 수 있는 거죠?"

그는 여전히 미소를 거두지 않았다. 그리고 점점 더 모를 소리만 늘어놓는 것이었다.

"엄연한 사실이네. 내가 왜 자네에게 거짓말을 하겠나. 다만 남들과 다른 점이 있다면 풀빵을 먹고 물을 마시지 않는다는 것이지. 아, 전혀 안 먹는 건 아니고⋯⋯. 말하자면 밤에만 마시는 거지. 자네도 한번 해보게나. 그렇게만 하면 병에도 안 걸리고 젊어지게 될 테니까. 자네 말마따나 내 건강한 몸이 그 증거 아닌가. 당장 자네와 나를 비교해보게. 내가 자네보다 나이는 많아도 마라톤 연습할 때 보면 훨씬 젊게 느껴지지 않던가. 이 사람아, 마라톤이 문제가 아니야. 이 비법대로만 하면 자네가 고생하는 그 천식도 얼마든지 고칠 수 있다니까."

나는 천식을 고칠 수 있다는 말에 귀가 번쩍 뜨였다.

"천식을 고칠 수 있다니, 그게 정말입니까?"

"물론이지. 어디 천식뿐이겠나."

그때서야 박씨가 마라톤 연습을 끝낸 후에도 물 한 모금 마시지 않았다는 사실을 떠올렸다. 그렇다고 천식까지 고칠 수 있다는 말을 믿은 것은 아니었다. 이왕 이야기가 이렇게 나온 거 어디까지 가나 보자는 속셈으로 재차 질문을 던졌다.

"그러고 보니 아저씨는 별로 물을 안 드시는 거 같네요? 아니, 아침마다 그렇게 뛰는데도 갈증이 안 생깁니까?"

"그렇다네. 갈증이 생기면 물을 안 마시고는 배길 수 없겠지."

"허 참, 이상한 노릇이네요. 어떻게 사람이 갈증을 느끼지 않을 수 있습니까?"

"내가 방금 말하지 않았나. 밤에만 물을 마시면 된다고. 낮에 물을 마시면 조금만 운동을 해도 숨이 차고 갈증이 생기지만 밤에 물을 마시는 습관을 들이면 숨도 안 차고 갈증도 안 생긴다네."

"아니, 어떻게 그런 일이……."

나는 참으로 갑갑해 죽을 지경이었다. 그의 말을 믿기도 어려웠지만 그렇다고 완전히 허황된 이야기로 치부하기에도 쉽지 않은 묘한 힘이 그에겐 숨어 있었던 것이다. 이런 심정을 아는 듯 그는 조용한 어조로 이야기를 계속 이어갔다.

"나도 왜 그런지는 잘 모르네. 하지만 그게 사실인 걸 난들 어떡하나? 그러니 자네도 눈 딱 감고 일단 한번 해보게나. 그러면 속이 편안해지고 몸도 가벼워질 게야. 혹 모르지, 자네가 마라톤에서 세계신기록을 세우게 될지도."

"밤에만 물을 마시는 것만으로 세계신기록을 세울 수 있단 말인가요? 아저씨 말이 사실이라면 아저씨 자신도 그럴 수 있다는 얘긴데."

"당연하지. 왜, 내가 못할 거 같은가?"

순간 나는 당황했다. 아무리 박씨가 건강하고 달리기에 소질을 보인다고 해도 나이 마흔이 넘어서 세계신기록 운운한다는 게 어쩐지 믿기지 않았기 때문이다. 솔직히 나는 그가 마라톤 연습을 한다는 것 자체가 좀 우습던 터였다. 내 상식으로 보면 운동 선수에게 필연적으로 요구되는 조건이 젊음이었던 것이다.

"저도 그렇지만 아저씨 연세에 세계신기록을 바라본다는 건 아무래도 너무 과한 욕심 아닐까요? 그 연세라면 마라톤 완주도 버거운 것 아닙니까?"

나도 모르게 박씨를 힐난하는 말이 입 밖으로 튀어나왔다. 경솔한 행동을 후회했지만 엎지른 물을 다시 주워담을 수는 없는 노릇이었다. 그러나 박씨는 별로 불쾌한 기색도 내보이지 않고 담담하게 자신의 생각을 털어놓을 뿐이었다.

"운동을 하는 데 나이가 무슨 상관인가. 생각해보게. 일흔, 여든이 되었어도 젊음만 유지할 수 있다면야 못할 운동이 없지 않은가. 나이가 적다고 젊은 건 아니란 말일세."

어쩐지 그에게 자꾸만 끌리는 느낌이었다. 박씨의 말엔 상대방을 설득하는 알 수 없는 확신과 힘으로 가득 차 있었다. 나는 그의 당당함이 부러웠다. 설사 그 말이 모두 거짓이라 하더라도 한 번쯤 해보고 싶은 마음이 굴뚝처럼 솟아났다.

"그러니까 아저씨 말씀은 낮에는 빵만으로 끼니를 때우고 물은 밤에만 마시라는 거죠? 그렇게만 하면 천식도 고치고 최고의 마라톤 선수도 될 수 있다는 거죠?"

"그렇다네. 나이와 상관없이 젊음을 유지할 수만 있다면 신기록을 내는 것도 얼마든지 가능하지."

영원한 젊음, 그리고 세계신기록. 생각만 해도 입가에 저절로 웃음이 떠올랐다. 가능성 여부를 떠나 그냥 믿고 싶었다. 현실에서 가능하지 않다면 꿈 속에서라도 이루어보고 싶을 만큼 그건 충분히 매력적인 상상이었다.

"자네는 내 말이 불가능한 이상처럼 느껴지는 모양이군."

박씨의 말에 나는 화들짝 놀라고 말았다. 속마음을 들킨 듯해 얼굴이 달아오르기까지 했다. 그러나 정작 나를 당황하게 만든 것은 박씨의 다음 말이었다.

"자네, 내가 앉은뱅이였다면 믿을 수 있겠는가?"

순간 숨이 턱 막히는 것을 느꼈다. 그건 놀라움 따위의 단순한 단어로는 형용하기 힘든 감정이었다. 말로 설명하기 힘든 감정을 억제하느라 일부러 아무렇지도 않다는 듯 껄껄 웃으며 호들갑스럽게 박씨의 말을 막았다.

"아저씨가 앉은뱅이였다고요? 에이, 농담도 정도에 맞게 해야지, 도대체 그 말을 누가 믿겠어요. 진짜 앉은뱅이였다면 어떻게 지금 이렇게 두 발로 걷고 뛰고 하는 거죠?"

박씨는 믿지 못하는 나를 조금도 탓하지 않았다. 오히려 그이 스스로도 처음엔 믿기 힘들었다고 고백했다. 그러나 그가 앉은뱅이였던 것도, 그리고 그 병이 씻은 듯이 나은 것도 사실이라 했다. 그의 몸이 유일한 증거였다.

"자네가 못 믿는 것도 무리는 아니지. 나 자신도 처음엔 믿지 못했으니까……"

알고 보니 박씨는 6·25전쟁 당시에 중상을 입고 제대한 상이군인 출신이었다. 철원진투에서 총일이 뒷머리를 스치는 바람에 뇌를 다쳐 병원으로 실려간 그는 3일 후에야 의식을 회복했다. 그러나 몸은 이미 만신창이가 된 상태였다. 수족을 움직일 수 없는 것은 물론 말도 제대로 할 수 없었다. 코에 연결된 한 가닥 호스가 그의 생명을 보존시키는 유일한 생명줄이었다. 병원 침상에서 그런 상태로 8년을 보낸 박씨는 결국 앉은뱅이 신세로 퇴원을 하고 말았다.

"그땐 정말 딱 죽고 싶은 마음밖에 없었지. 병신이 된 것도 비참했고, 또 가뜩이나 어려운 집안 살림에 괜히 가족들한테 짐만 되는 게 아닌가 하는 생각이 들어서. 하지만 막상 죽으려고 보니 약 살 돈도 없고 물에 빠질 용기도 없는 거라. 그래서 그냥 굶어죽기로 하고 그날부터 곡기와 물을 끊고 누워서 목숨이 끊어지기를 기다렸지."

처음 얼마간은 식구들이 울고불고 난리를 치며 박씨를 설득해보려고 안간힘을 썼다고 한다. 그러나 며칠 못 가 식구들은 하나둘 포기하기 시작했다.

곁에 아무도 남지 않자 비로소 박씨는 편안한 심정이 되는 것을 느꼈다. 물론 초기엔 지독한 배고픔과 갈증으로 죽음보다 더한 고통을 체험해야만 했다. 하지만 그 고비를 넘기게 되자 박씨는 일체의 생각과 느낌에서 자유로워지는, 참으로 기이한 상태에 놓이게 되었다.

"단식한 지 13일짼가 됐을 무렵이었어. 눈에 보이는 육체는 엉망이 되었을지언정 정신은 오히려 반짝이는 유리알처럼 맑아지는 것을 느낄 수 있었지. 그런 상태가 되자 신기하게도 죽음에 대한 공포와 두려움마저 사라지더군. 아니, 되려 아주 다정한 친구를 맞이하는 편안한 기분이었다고나 할까.

그런데 더욱 신기한 일이 일어났네. 그때부터 단단하게 굳었던 다리가 조금씩 풀리더란 것이네. 내가 얼마나 놀랐는지 자넨 상상조차 할 수 없을 걸세. 우리 식구들은 물론 나조차도 믿을 수 없었으니까."

십여 년 동안 석고처럼 딱딱하게 접혀 있었던 다리. 그 두 다리가 갑자기 부드러워졌으니 놀란 것은 둘째치고 얼마나 기뻤을 것인가.

그 후 얼마 지나지 않아 박씨는 앉은뱅이 신세를 면할 수 있었다고 한다. 두 손을 이용하여 바닥을 기어다니다가 지팡이에 몸을 의지해 한발 두발 걸을 수 있게 된 것이다.

박씨의 과거사를 듣자 나는 새삼 마음이 뭉클해졌다. 어느 인생에나 굴곡이 심하고 가파른 고비는 있기 마련이지만, 평범하게만 보이는 박씨에게 그런 비극적인 사연이 있을 줄은 꿈에도 상상해본 적이 없었다. 그러나 여전히 의문은 남았다.

"그렇다면 그때 다리가 펴지기 시작하면서 저절로 정상인의 다리로 돌아오게 되었다는 겁니까?"

"허 참, 성미도 급하긴. 내가 지금부터 그 사연을 이야기하려고 하지 않는가."

헛웃음을 지으며 내게 핀잔을 준 다음 박씨는 계속 이야기를 이어갔다.

박씨는 지팡이에 의지해 걸을 수 있게 되면서 거의 매일 파고다 공원으로 산책을 나갔다. 말이 산책이지 실은 하루종일 파고다 공원에서 살다시피 했다는 편이 더 정확했다. 그는 공원 문을 여는 아침부터 하루해가 지는 저녁 무렵까지 공원 주변을 떠나지 않았다. 다리가 나았다고는 해도 절름발이 신세로 딱히 할 일을 찾을 수 없던 그에게 공원은 좋은 거처가 되어주었다.

그곳에는 별의별 사람들이 다 모여들었다. 할 일 없는 백수에, 자리 깔고 앉아 심심풀이로 명리학 책을 뒤적이는 점쟁이에, 술에 절은 알코올 중독자에, 또 사념을 늘어놓는 개똥 철학자까지, 온갖 부류의 사람들로 북적거리는 까닭에 좀처럼 지루하지가 않았던 곳이다.

"어느 날, 거기서 김영수라는 사람을 만났다네. 한 40대 중반쯤으로 보이는 남자였는데, 나처럼 매일 파고다 공원으로 출근해서 사람들에게 영생을 설교하곤 했지. 사실 처음엔 그자에게 전혀 관심이 없었네. 자네도 알다시피 파고다 공원이란 데가 종교인들의 천국 아닌가. 당시에도 날이면 날마다 통일교, 전도관, 또 무슨무슨 교회 등에서 교리를 전하고자 나오는 사람들이 굉장히 많았거든. 그래서 김씨 역시 그들과 같은 부류겠거니 생각했지."

사람은 누구나 죽음에 이를 수밖에 없다는 것을 보편 타당한 사실로 인식하고 있지만 사실상 그것은 신의 뜻이 아니며, 오히려 신의 계획은 사람으로 하여금 온전한 자유와 영생을 누리게 하는 것이라는 게 김씨의 메시지였다고 한다. 물론 박씨는 김씨의 말을 전혀 믿지 않았다. 영생이라니, 박씨의 상식으로 그건 납득하기가 힘들었다. 아무리 자신의 다리가 펴졌다고 해도 영생은 그것과 차원이 다른 문제였다.

"그 사람이 얼마나 영생을 떠들고 다녔는지 나중엔 영생 전도사라는 별명까지 붙을 정도였지. 그런데 하필이면 그 사람이 떠드는 자리가 늘 내 옆자리였단 말일세. 지금 생각하면 그게 다 나랑 인연이 되려고 그랬던 건데 어쨌든 그땐 그게 그렇게 싫을 수가 없었어. 시끄럽고 또 허황

되게 느껴졌으니까. 그래서 하루는 내가 냅다 소리를 질렀지. 그런 말 같지 않은 소리는 지껄이지도 말라고, 먹고살기도 힘든 세상에 영생을 한들 그게 무슨 소용이냐고. 앉은뱅이나 절름발이나 살기 힘든 건 마찬가지니 이렇게 살 바엔 차라리 빨리 고통스런 삶을 끝내는 게 낫지 않겠느냐고 말이야."

나는 박씨의 말에 동조하여 고개를 끄덕였다. 솔직히 내 생각도 박씨와 다르지 않았다. 삶이 여유롭고 풍족한 사람에게야 영생만큼 유혹적인 단어가 없겠지만 하루 벌어 하루 살기도 힘든 이들에게 영생은 고통의 연속을 강요하는 저주에 불과하다는 생각이 들었다.

"아주 잘 하셨습니다. 그런 정신 나간 사람은 망신을 톡톡히 당해도 싸다니까요. 영생은 무슨 얼어죽을 영생."

"나도 창피 줄 요량으로 소리를 질렀던 건데 그 사람은 안색 하나 바뀌지 않더라구. 말하자면 그 정도 창피쯤은 이미 각오를 하고 나온 것이지. 오히려 나를 측은하게 잠자코 바라보더니 사람들이 다 물러간 뒤에야 내게로 다가오더군.

그제서야 나도 좀 미안한 생각이 들더라구. 어쨌거나 나보다 연장잔데 여러 사람 앞에서 봉변을 당하게 했으니까. 그래서 기어들어가는 목소리로 미안하다고 사과를 했지. 그러자 그 사람이 내 등을 다독거리면서 괜찮다고 하는 거야. 그러고는 또 뭐라고 했는 줄 아나? 사람한테는 무한한 잠재력과 능력이 있는데 왜 병으로 고통을 받느냐고 하면서, 나더러 하루에 저녁 한 끼만 먹고 물은 밤에만 마시라고 하더군. 자기 말대로만 하면 그 지팡이를 벗어버리고 자유롭게 걸을 수 있을 것이라면서."

물론 박씨는 그 말을 믿지 않았다. 비싼 약을 먹고 수술을 받아도 시원찮을 판에 단순히 저녁 한 끼만 먹고 물을 밤에만 마시면 멀쩡해질 수 있다니, 박씨에게 그런 말은 헛소리에 불과했던 것이다. 그런데 순간 박씨는 불현듯 과거의 일을 떠올렸다고 한다. 섬광처럼 번뜩이며 스쳐 지나간 그 기억은 바로 단식의 경험이었다.

'그래, 내가 앉은뱅이로 고생할 때 단식을 해서 그나마 이 정도로 걸어다닐 수 있게 되었지……. 그렇다면 하루 한 끼에 물은 밤에만 먹으라는 것은 혹시 그때의 단식과 비슷한 치료법이 아닐까. 8년 동안 굳어 있던 다리가 불과 13일 만에 펴진 것처럼, 어쩌면 그보다 더한 기적이 일어날 수도 있지 않을까…….'

박씨는 밑져야 본전이니 속는 셈치고 한번 해보자는 심정으로 저녁 한 끼에 밤에만 물을 먹으며 하루하루 보내기 시작했다. 죽기 위해 단식에 돌입했을 때처럼 처음엔 배고픔과 갈증을 견디기가 힘들었다고 한다. 한창 나이에 겨우 빵 한 조각으로 하루를 연명한다는 게 쉬운 일은 아니었던 것이다. 그러나 3~4일 정도 지나자 고통이 사라지면서 몸과 마음이 평온한 상태를 유지할 수 있게 되었다고 한다.

"가족들이 가만히 있던가요? 나라면 뜯어말릴 것 같은데. 그렇잖아요, 겨우 앉은뱅이 상태에서 벗어났는데 단식으로 체력이 약해져서 병이 심해지면 큰일이니까."

"자네 말처럼 가족들이 난리를 치더군. 그래서 할 수 없이 식구들에게 자초지종을 얘기할 수밖에 없었네. 김영수라는 사람이 이러저러한 방법을 소개해서 약 40일 동안 해볼 생각이라고 말이야. 그랬더니 어머니가 불같이 화를 내시는 거야.

김영수란 그 녀석은 틀림없이 사이비 교주일 거다, 이단에 현혹되면 큰일난다고 성화를 하시면서. 하긴 당시 내 꼴이 말이 아니었으니까 어머니께서 이놈이 정말 죽으려나 보다고 생각한 것도 무리는 아니었지. 게다가 어머니는 열렬한 장로교 집사였기 때문에 이단에 대한 경계심이 무척 강했어."

결국 박씨의 어머니는 파고다 공원까지 가서 김영수란 사람을 만나 집에 누워 있는 박씨 앞으로 데려왔다. 갑작스런 소식(小食)으로 온몸에 힘이 빠진 박씨는 간신히 화장실만 출입하는 정도로 거동할 뿐, 일체 움직이지 않는 생활을 하고 있었다.

그것을 본 김씨는 박씨에게 누워만 있으면 더 약해지니까 자꾸 걷는 연습을 하라고 당부했다.

그때부터 박씨는 기회만 있으면 지팡이를 잡고 일어서서 걷는 연습을 했다. 처음에는 힘이 없어 어려웠지만 연습을 거듭할수록 두 다리에서 힘이 솟는 것을 느꼈다. 그것은 박씨가 지금까지 체험한 그 어떤 사건보다도 경이로운 일이었다.

"밥을 고봉으로 먹어도 시원찮을 나이에 겨우 빵 한 조각으로 하루를 사는 데도 힘이 생기더라니까. 그러더니 나중에는 펄펄 뛰어다녀도 좋을 정도가 되었지. 몸 상태가 좋아지니 웬일인지 빵 먹는 일도 귀찮아지길래 물 한 모금 안 마시고 16일을 버텨보기도 했다네. 그랬더니 나에게 어떤 변화가 생겼는지 아나? 온몸으로 마치 천지의 기운이 스며드는 듯하고 정신은 점점 더 초롱초롱해지는 거야.

한 번은 발을 씻으려고 세숫대야에 발을 담갔는데 물이 발 속으로 쏘옥 빨려들어오는 느낌이 들더군. 그러더니 차가운 물의 기운이 전신으로 확 퍼지는 거야. 그때 알았지. 물은 꼭 입으로만 마시는 게 아니라 몸 전체로 취할 수도 있다는 걸 말이야.

김영수 씨는 나에게 40일 동안 해보라고 권유했지만 나는 40일이 지난 후에도 계속 그 방법을 고수했다네. 그랬더니 약 백 일이 지나자 다리가 완전히 정상으로 돌아오더군. 이래도 내 말을 못 믿겠나?"

박씨는 바지를 훌러덩 걷어올리며 자신의 다리를 내보였다. 그의 말대로 박씨의 다리는 매우 건장했다. 마라톤 연습은 물론 그보다 더한 것을 한다 해도 아무 문제가 없을 것처럼 보였다.

"다리가 완치된 후에도 나는 하루 한 끼의 식사를 하고 밤에만 물을 마시는 생활을 계속 했다네. 몸이 좋아지니 당장 식구들을 먹여살릴 일이 내 몫으로 떨어졌지.

그도 그럴 것이 다리가 아플 때는 집에 도움은커녕 부담만 준 꼴이 아닌가. 그래서 풀빵 장수로 나서게 되었지. 그런데 가장으로 살다보니까 하루 한 끼 식사하고 밤에만 물을 마시는 수련을 하기가 점점 힘들어지더군. 아무래도 여러 사람들과 어울려 살면 나만의 생활 리듬을 유지하기가 힘들지 않은가. 그래서 돈이 조금 모이면 산으로 들어가서 식이요법을 실천하며 연구하고, 그러다 돈이 떨어지면 다시 사회로 나와 장사를 하고, 이런 식으로 살아가고 있다네.

내 마음이야 항상 산에 가 있지만 그렇다고 가난한 식구들을 외면할 수는 없으니까 말이야……."

박씨의 이야기는 여기서 끝났다. 내게 들려줄 이야기는 이것이 전부라는 듯 그 뒤로는 수련이니 식이요법이니 하는 말을 단 한 마디도 하지 않았다.

나는 그가 자리를 뜬 뒤에도 한참을 그 자리에 앉아 박씨의 이야기를 곱씹어 보았다. 여전히 믿기 힘든 구석이 많았다. 그의 말대로 밥 한 끼를 먹고 밤에만 물을 마시는 것으로 천식과 앉은뱅이를 고칠 수 있다면 세상에 못 고칠 병이 어디 있단 말인가. 의문이 끝없이 솟아났다.

하지만 완전한 허구로 돌리기에도 왠지 석연찮았다. 박씨가 남에게 사기나 치고 다닐 나쁜 사람으로 보이지도 않았고, 더욱이 그의 이야기에는 사람의 마음을 움직이는 알 수 없는 신뢰가 녹아 있던 탓이다.

다른 날과 마찬가지로 장사를 마친 후 집으로 돌아온 나는 방에 누워 여러 방향으로 머리를 굴려보았다.

'어디까지가 진실이고 어디까지가 허구일까?'

만약 그의 말이 사실이라면 내 천식이 낫는 것은 그야말로 시간 문제에 지나지 않으리라. 게다가 그렇게만 된다면 올림픽에 출전해 마라톤 부문에서 세계신기록을 세우는 것도, 부와 명예를 한꺼번에 얻는 것도 어렵지 않을 테니 이보다 더 황홀할 일이 어디 있단 말인가. 반대로 만약 그의 말이 거짓이라 해도 내가 큰 손해볼 일은 없을 것이다. 별다른 효과가 없다 싶으면 그때 그만두어도 괜찮을 것이기에.

생각을 정리한 나는 다음날부터 풀빵 두 개를 구워 하루치 식량으로 삼았다. 풀빵을 굽는 데도 기술이 필요했다. 밀가루를 되게 반죽하여 호떡을 굽듯이 구워야 맛도 좋고 보기에도 좋았다. 실수하여 물을 많이 붓기라도 하면 반죽이 손에 들러붙어 잘 떨어지지 않았다.

그때 내 나이 스물넷. 한창 혈기 왕성한 나이에 세 끼 밥과 반찬이 아닌 풀빵 두 개로 하루를 버틴다는 것은 생각보다 어려웠다. 보기 좋게 살이 올라 포동포동하던 몸은 날이 갈수록 야위어갔고 무엇보다도 기력이 떨어져 마라톤 연습조차 할 수가 없었다. 하루 한 끼에 밤에만 물을 마셔도 천식 기운은 나아질 줄을 몰랐다.

나는 점점 자신이 없어졌다. 그러자 그 자리는 불안과 의심으로 채워졌다.

'이쯤에서 그만둬야 하는 게 아닐까. 혹시 내 몸이 잘못 되기라도 하면…… 이러다가 더 큰 병이라도 생기면 어쩐다?'

하지만 한편으론 박씨의 건장한 다리가 눈앞에 아른거리며 조금만 참고 계속 해보라는 속삭임이 들리기도 했다. 사람의 마음이 간사해서 그런지, 진작에 포기했던 천식 치료가 가능하다고 하니 그 방법이야 어떻든 꼭 한번 고쳐보고 싶은 열망이 갈수록 부풀어올랐다. 결국 나는 당분간 식이요법을 계속하기로 작정했다.

그런데 문제는 다른 곳에서 왔다. 내가 세 들어 사는 주인집 아주머니가 피골이 상접한 내 모습을 보고 박씨를 고소하겠다고 나선 것이다.

"젊은 총각이 그렇게 안 먹고 어떻게 견뎌. 밥도 안 먹고 병을 고친다니 그게 말이 돼? 아무래도 그 풀빵 장순가 뭔가 하는 남자가 멀쩡한 사람 하나 잡겠네. 그런 놈은 그냥 두면 안 되는 거 몰라? 당장 내가 고발을 하든지……."

주인집 아주머니가 나를 걱정하는 마음은 십분 이해가 가고도 남았다. 아주머니는 집주인이자 동시에 내 친구의 어머니여서 평소에도 나를 자식처럼 아껴주셨다. 게다가 내가 고향 떠나 온갖 고생을 마다하지 않고 피땀 흘려 번 돈을 빌려가서는 실수로 남에게 떼인 일이 있던 터여서, 그 미안함을 갚으려고 내 일이라면 발벗고 나서는 편이었다.

그런 중에도 나의 식이요법은 계속 되었고 어느새 열흘이 훌쩍 지나갔다. 내 몸은 내가 보기에도 무서울 정도로 비쩍 말라 있었다. 나를 보는 사람마다 마치 해골 같다며 걱정을 했다. 오직 단 한 사람, 풀빵 장수 박씨만이 처음엔 다 그렇게 되는 법이라며 걱정하지 말라고 기운을 북돋아주었다.

그러나 13일째 되던 날, 나는 앞으로 계속 하다가는 어떻게 될지 모른다는 불안감에 그만 식이요법의 규칙을 어기고 말았다. 음식과 물을 내 맘대로 먹기 시작한 것이다. 13일 만에 먹어보는 음식들은 기막히게 맛있었다. 나는 큰 그릇에 밥을 꾹꾹 눌러 담아 잔뜩 먹고, 달짝지근한 군고구마도 큰 놈으로 네다섯 개나 집어먹었다. 그리고 내친 김에 단팥죽도 두 그릇이나 해치웠다.

쫄쫄 굶은 뒤의 포식이니 속이 편할 리 없었다. 먹을 땐 꿀맛이었는데 먹고 나니 위가 쓰리고 숨쉬기가 불편할 정도로 더부룩했다. 하지만 내가 정말 놀란 것은 포식을 한 다음날 거울에 비친 내 모습을 보았을 때다.

거울 속의 나는 마치 물먹은 솜처럼 퉁퉁 부어 있었다. 광대뼈만 앙상하던 얼굴이 졸지에 팅팅 불어나 있었고, 머리마저 띵한 게 허방을 딛는 듯 휘청거리는 느낌이었다.

훗날 단식이나 금식을 한 상태, 혹은 질병이 있는 상태에서 팥이 들어간 음식을 먹으면 몸이 풍선처럼 붓는다는 사실을 알았지만 그 당시에는 전혀 몰랐다. 따라서 영문도 모른 채 그날 하루 24시간을 균형이 깨져버린 듯한 몸을 끌어안고 불쾌한 기분으로 보내야 했다.

그것을 계기로 다시 빵을 먹는 수련에 돌입했다. 이상하게도 빵을 먹으면 속이 편안해졌다. 예상대로 얼마 지나지 않아 부기가 말끔히 가시고 몸 상태도 좋아졌다. 처음 수련 때와는 달리 기운이 나고 생기가 도는 것을 느낄 수 있었다. 그러나 육안으로 확인되는 외모는 여전히 볼품없이 수척해져만 갔다. 먹는 것이 거의 없으니 마르는 것은 당연했다.

또다시 주인집 아주머니의 성화가 시작됐고, 나 역시 열흘 정도 지나니 예전과 같은 불안감에 시달리게 되었다. 이때부터 며칠 굶다가 다시 먹고, 또 굶다가 다시 먹기를 여러 차례 반복했다. 훗날 이와 같은 식습관이 몸을 망치는 지름길임을 알고 쓴웃음을 지은 적이 있다. 식이요법과 단식에도 단계가 있다는 것을 그때는 알지 못했다.

한 번은 여러 날을 굶은 뒤 기진맥진하여 의식이 혼미한 상태에서 쓰러지기도 했다. 또 어떤 날은 배가 아파 화장실에 갔음에도 힘이 없어 대변을 보지 못하다가 그냥 주저앉은 적도 있다. 그럴 때마다 '이거 내가 뭐 하는 짓인가' 하는 회의도 심하게 들었지만 그래도 식이요법을 멈추지 않았다. 왜냐하면 그 무렵 내가 오랫동안 앓아온 천식 기운이 차츰 가라앉고 있음을 확연히 느꼈기 때문이다.

확실히 해묵은 기침은 많이 나아지고 있었다. 전처럼 발작적으로 터지지도 않았고 설혹 기침이 난다 해도 전신이 몽롱해질 만큼 혹독한 것은 아니었다.

나는 하루 한 개의 빵에 밤에만 물을 마시는 식이요법에 점점 확신을 갖게 되었다. 비록 몸은 형편없이 마르고 몰골도 보기 흉하게 변해갔지만 그 지긋지긋한 천식이 나을 수만 있다면 그런 것쯤 하나도 문제될 게 없었다. 게다가 웬만큼 이력이 붙어서 그런지 식이요법을 하면 할수록 배고픔과 갈증의 고통은 줄어들고 정신은 또렷하게 살아났다.

'그래, 이 수련법엔 뭔가 있는 게 분명해. 확실하지는 않지만 인간의 건강에 관한 획기적인 비밀이 숨어 있을지도 몰라.'

나는 체계적으로 정리되지 않은 식이요법을 내가 직접 연구하고 싶은 욕망에 사로잡혔다. 그것은 남이 가르쳐줄 수 있는 게 아니었다. 내게 식이요법을 권유한 박씨 역시 하루 한 끼에 밤에만 물을 마신다는 것 외엔 별다르게 알고 있는 것이 없었다. 그것이 왜 좋은지, 구체적으로 어떤 효과가 있는 것인지 등은 알려진 바가 없었다.

내 손으로, 내 몸을 이용하여 그 비밀을 밝혀내리라 작정했다. 가난한 집에서 태어나 배운 것 없이 자라났지만 내겐 한 번 시작한 일은 끝까지 물고 늘어지는 독한 근성이 있었다. 이거다 싶으면 무슨 일이 있어도 물러서지 않는 인내와 끈기가 내 장점이라면 장점이었다.

생각이 여기까지 미치자 더이상 삼선교 집에 머무를 수 없다는 결론을 내렸다. 박씨를 고발하겠다는 주인 아주머니의 협박 아닌 협박은 나날이 더 심해지고 있었고, 그것은 내게 큰 부담이었다. 당시에 나는 박씨에게 무슨 해가 가지 않을까 늘 노심초사할 수밖에 없었던 것이다.

며칠을 고심한 끝에 마침내 삼각산으로 들어갈 결심을 하고야 말았다. 삼선교에서의 마지막 날 밤, 나는 간단하게 짐을 꾸리며 야릇한 흥분을 느꼈다. 무언가 역동적인 기운이 배꼽 밑 깊은 곳에서 솟는 것 같기도 하고 마치 미지의 땅을 찾으러 떠나는 것처럼 강렬한 호기심이 솟구치기도 했다.

한편으로는 스무 살에 고향을 떠나 어두운 도시의 뒷골목을 떠돌며 고생한 기억도 차례차례 주마등처럼 스쳐 지나갔다. 누군들 그렇지 않겠느냐마는 나의 객지 생활 역시 피눈물의 연속이자 고행의 반복이었다. 여관집 종업원, 식당의 주방 보조, 아이스케이크 장사, 전철 암표 장사…… 사회의 밑바닥 직업은 한 번씩 다 거쳐보았을 정도로 안 해본 일이 없었다.

　이처럼 설렘과 비애가 교차하는 가운데 나는 창 밖 어둠을 응시하며 앞으로 내가 걸어갈 미래에 대해 상상의 나래를 폈다. 지병인 천식을 고치기 위해 시작한 식이요법, 그 속에 숨겨진 생명의 비결을 내가 과연 풀 수 있을까. 산 속에 들어가면 과연 무엇이 달라지고 무엇을 얻을 수 있을 것인가.

　한참을 생각하다 그만 뜬눈으로 밤을 새고 말았다. 붉고 뜨거운 햇살이 대기 속을 파고드는 것과 동시에 집을 나선 나는 부지런히 새벽길을 걸어 삼각산으로 향했다.

내가 싼 똥 개에게 먹여가며

세면도구와 속옷 따위가 든 가벼운 배낭, 몇 개월 동안 빵을 빚어 먹을 밀가루 한 포대. 삼각산을 오르는 내 어깨에 놓인 짐이라곤 이게 전부였다. 어차피 수련을 목적으로 입산하는 길이므로 많은 짐은 필요치 않았다. 버리면 버릴수록 얻는 것이 더 많아진다는 것을 이미 깨달아가고 있는지도 몰랐다.

내가 묵을 곳은 삼각산 정상에 위치한 기도원이었다. 기도원은 박씨가 소개해서 알게 된 곳으로, 박씨 역시 산 속 생활을 할 때면 항상 그 기도원을 거처로 삼았다고 했다. 기도원에 도착해보니 우선 조용한 것이 마음에 들었다.

산 중턱까지만 해도 외부인의 발길이 잦고 무당들의 푸닥거리로 시끌벅적한데, 기도원이 자리한 정상 부근은 세속의 소음으로부터 한 걸음

물러서 있었다. 그만큼 주변 환경도 깨끗해 내게는 안성맞춤인 수련처였다.

기도원은 작고 아담했다. 30여 평 건물에 10여 명 남짓 되는 신도들이 각자 목적을 이루기 위해 기도로 정진하는 생활을 하고 있었다. 주로 병을 치료하러 온 이들이 많았는데 대부분 여자였다. 남자라고는 하나님에게 치유의 은사를 받아 환자들의 병을 낫게 한다는 원장과 나, 이렇게 단 둘뿐이었다.

기도원에 들자마자 하루 한 끼 빵을 만들어 먹고 밤에만 물을 마시는 생활을 시작했다. 누구에게도 방해받지 않는 조용하고 깨끗한 곳에 묵어서 그런지, 똑같은 음식을 똑같은 시간에 먹기는 마찬가지인데도 도시에서 실천할 때보다 그 효과가 훨씬 상승하는 느낌이었다.

배고픔과 갈증이 생기기는커녕 오히려 온몸에 맑은 기운이 흘러넘쳤다. 원래 가만히 앉아 있지 못하는 성격인 데다 에너지마저 넘쳐 남아도는 탓에 도저히 그냥 먹고 자고 숨쉬는 생활만 할 수가 없었다.

그래서 시작한 것이 잡일이었다. 물론 기도원에는 거친 잡일을 하는 인부가 따로 있었지만 아랑곳하지 않고 그런 일을 도맡아 했다. 틈나는 대로 산에 올라가 나뭇단을 해오고 계곡에 내려가 물을 길어왔다. 또 아침 저녁으로 기도원 안팎을 청소하는 등 부지런을 떨었다.

그렇게 며칠이나 지났을까. 처음엔 내 거동에 신경을 쓰지 않던 다른 이들이 점점 별종으로 취급하기 시작했다. 그도 그럴 것이 자기들은 남이 해주는 따뜻한 세 끼 밥을 다 먹고도 정해진 시간에 기도와 성경 공부를 하는 것 외에는 특별히 하는 일이 없는데, 나는 하루 한 끼만 먹고도 마치 펄펄 살아뛰는 날짐승처럼 아무 일이나 팔을 걷어붙이고 쓱쓱 해치웠기 때문이다.

이런 나를 가리켜 사람들은 왜 시키지도 않는 일을 사서 고생하는 줄 모르겠다며 수군거렸지만, 사실 내가 일을 하는 데는 특별한 목적이 있었다. 처음엔 움직이는 것이 그냥 좋아서 시작한 것이지만 몇 날 며칠을 연속적으로 하다보니 일을 하면서 내 몸 상태를 점검할 수 있다는 걸 깨닫게 된 것이다.

나는 이른 새벽에 일어나 기도원 앞마당을 청소할 때 들이마시는 공기가 해질녘의 그것과 다르다는 것을 느낄 수 있었다. 또한 밥을 먹고 들이마시는 공기와 공복 시의 그것이 다르며, 그에 따른 몸 상태 역시 달라진다는 것을 알 수 있었다.

나는 내 몸이 이처럼 미세한 느낌을 감지하고 이에 반응한다는 사실에 희열을 느꼈다. 그리고 산 속에 들어와 이와 같은 새로운 체험을 할 수 있게 된 것을 다행으로 여겼다.

그러나 무엇보다도 감사한 것은 호흡이 달라지면서 천식이 눈에 띄게 호전되고 있다는 점이었다. 과거엔 천식으로 인해 시도 때도 없이 기침과 호흡 곤란에 시달려왔지만 그런 증상은 어느덧 자취를 감추고 말았다. 전에는 찬 공기만 쏘이면 여지없이 기침이 쏟아져나오곤 했는데 기도원에서 생활하고 난 뒤부터는 오히려 새벽의 시린 기운이 내 몸을 깨끗하게 정화해주는 듯한 느낌을 갖게 되었다.

또 저녁에 대소변을 배설하는 것보다 아침 공복 시에 하는 것이 훨씬 수월하다는 사실도 알게 되었다. 처음에는 왜 그런 것인지 몰랐지만 나중엔 그것이 음양의 이치에 따라 일어나는 현상임을 이해했다.

우주가 그런 것처럼 인체 역시 음과 양으로 이루어져 있으며 따라서 우주와 인체 내에서 일어나는 모든 현상은 음양의 법칙을 따르기 마련이다.

음의 성질은 유순하고 수동적이므로 기운을 안으로 흡수, 수축, 염장하는 작용을 하는 반면 양의 성질은 강하고 능동적이어서 기운을 밖으로 발산, 분산, 배설하는 작용을 위주로 한다. 그런데 새벽은 어둠이 가시고 태양이 떠오르는 시간이기 때문에 음의 기운이 물러나고 양의 기운이 기지개를 펴는 때라 할 수 있다. 이와 같은 이치에서 보자면 새벽에 배설 기능이 강화되는 것은 두말할 나위 없이 당연한 논리가 된다.

공복 시에 배설이 원활하다는 것도 비슷한 맥락에서 설명이 가능하다. 흔히 많은 이들이 아침에 일어나자마자 공복에 물을 마셔야 장의 노폐물이 청소되고 배설 기능도 활발해진다고 알고 있지만 이는 음양의 원리를 이해하지 못한 데서 나온 소리다.

새벽에 양의 기운이 서서히 불을 지필 때 물을 마시는 것은 흡사 불을 물로 끄는 것과 같은 작용을 하게 된다. 이는 인체의 배설 기능을 쇠퇴시키는 것과 마찬가지이며, 오히려 쌓인 노폐물과 지방질에 찬물을 끼얹어 응고시키고 냉적을 만드는 결과를 초래한다. 이에 따라 인체의 배설 기능이 급격히 약화된다.

이와 같은 원리를 깨닫게 된 것은 책상에 붙어앉아 책을 보며 공부를 했기 때문이 아니다. 솔직히 내겐 책상머리에 달라붙어 하는 공부가 잘 맞지 않았다. 오히려 직접적인 실천과 몸을 통해 얻는 직관으로 이론과 원리를 터득해나가는 쪽이었다. 새벽 공복 시에 배설 기능이 강화되는 이유와 공복에 물을 먹으면 인체에 안 좋다는 사실을 구체적으로 밝히기 위해 나는 여러 가지 실험을 한 바 있다.

우선 아침마다 일부러 찬물을 마셔보았다. 공복에 찬물이 들어가는 바로 그 순간부터 속이 거북해지기 시작하더니 잠시 후 배가 살살 아프면서 설사가 나왔다. 그런데 점심때가 되자 졸음이 쏟아졌다. 한낮에 병든 닭처럼 꾸벅꾸벅 졸게 되는 것이 식이요법을 하기 전에 나타난 증상과 대단히 비슷하다는 것을 알아차렸다.

게다가 처음에 설사가 나온 것과는 반대로 점점 변을 보기가 힘들어졌다. 시원하게 잘 나오던 변이 힘을 주어야 간신히 나오고, 식이요법을 실천할 때는 거의 냄새가 나지 않던 변에서 심한 악취가 풍기는 것이었다.

변에서 갑자기 냄새가 나는 이유를 확실하게 알아보기 위해 몇 가지 실험을 추가로 해보았다. 일부러 아침 공복에 물을 마시고 밥을 물에 말아 하루 두 끼를 먹은 후 산 아래 마을로 내려가 개들이 다니는 길목에다 똥을 누어본 것이다. 역시 변에서는 냄새가 지독하게 났고 지나가던 개들이 달려들어 똥을 먹어 치웠다.

그러나 산에 올라가 열흘 동안 식이요법을 실천하고 내려와 누운 똥에선 냄새도 나지 않았고 개들은 이를 본 체 만 체하며 그냥 지나쳤다.

"왜 공복에 물을 마시면 대변에서 냄새가 나고 개들이 그것을 먹는 것일까?"

고심한 끝에 변에서 냄새가 나는 이유는 그 속에 불완전 연소된 영양분이 남아 있기 때문이며 따라서 개들이 영양분을 섭취하기 위해 먹는다는 결론을 내렸다.

"대변에 영양분이 있다면 영양분이 없는 것보다 더 무거울 것이 아닌가……."

나는 내가 내린 결론을 더 확실하게 입증하고 싶었다. 그래서 일부러 며칠 동안 물에 만 밥을 먹고 수세식 화장실을 찾아 대변을 보았다. 그랬더니 똥이 금세 물 아래로 가라앉았다. 그 후 또 열흘 동안 식이요법을 착실하게 실천한 후 마찬가지 실험을 해보았더니 예상대로 똥이 물 위에 둥둥 뜨는 게 아닌가.

'아하, 바로 이거군. 공복에 물을 마시거나 밥과 물을 같이 먹으면 영양분이 완전히 연소되지 않아 대변에 섞여나오는 게 틀림없구나. 그래서 대변이 무겁고 악취도 많이 나는 게야!'

이와 같은 몇 차례 실험을 통해 앞서 말한 음양이론에 확신을 가질 수 있었다. 공복에 물을 마신 후 밥을 먹거나 혹은 물과 밥을 같이 먹게 되면 물 때문에 위장에서 나오는 염산이 묽게 희석되기 마련이다.

염산이 묽어지면 염산의 고유 기능인 소화 작용이 약화되어 결국 인체가 음식물에서 흡수한 영양분을 온전하게 처리하지 못하게 된다. 마치 연소가 덜 된 자동차의 배기 가스처럼 장내에 탁한 기운을 형성하는 것과 비슷하다. 따라서 연소가 덜 된 영양분과 탁한 기운이 함께 배출되는 대변은 당연히 무겁고 냄새가 날 수밖에 없는 것이다.

점심때 식곤증이 오는 이유도 같은 맥락에서 설명할 수 있다. 많은 사람들이 아침, 저녁에 비해 유독 점심식사 후의 식곤증을 호소하는 이유는 새벽이나 아침에 물을 마셔서 몸의 양기를 위축시켰기 때문이다.

인체에는 자기 내부의 균형을 유지하기 위한 자동 시스템이 발달해 있어 갑자기 외부에서 찬물이 침입해 온도가 떨어지게 되면 이를 다시 높이기 위해 인체 내 축적된 양의 기운을 미리 끌어다쓰는 경향이 있다. 따라서 낮에 활동하는 데 필요한 양의 기운이 모자라게 되고 결국 낮 시간에 양기가 부족함으로 인해 정신이 몽롱해지면서 잠이 오게 되는 것이다.

명상도 내게는 몸 실험의 대표적인 것 중 하나였다. 잘 모르는 사람에겐 명상이 그저 가만히 눈을 감고 앉아 사념이나 즐기는 것처럼 보일 뿐이지만, 명상의 깊이를 아는 이들에게 그것은 숱한 지식과 정보를 좇아 뛰어다니는 것보다 훨씬 더 역동적이고 또 본질에 접근할 수 있는 지름길이다.

말하자면 명상이야말로 신으로부터 부여받은 내 안의 천부적인 능력과 잠재된 지식을 일깨울 수 있는 최선의 방법이라고나 할까.

내게 명상은 그리 어려운 것이 아니었다. 특별히 준비해야 할 것도 없이 그저 조용히 눈을 감으면 그만이었다. 내 몸은 언제라도 명상에 몰입할 수 있는 준비가 되어 있어 굳이 주변 환경이나 외적인 조건을 따지지 않았다. 물론 조용하고 쾌적하며 안정된 환경에서 몸의 긴장을 푼 후에 명상을 하는 것이 더 좋을 수도 있을 것이다.

그러나 나는 명상의 필수 조건이 외적인 것에 있다고 보지 않는다. 주위 여건이 아무리 훌륭하게 갖춰져 있더라도 인체 내부의 오장육부와 세포가 안정을 취하고 있지 못하면 참다운 명상은 이루어질 수 없다는 것이 내 생각이다.

겉모습이 화려하고 좋아 보여도 속은 곪아 썩어 문드러진 것이 얼마나 많은가. 사이가 좋은 것 같아도 알고 보면 끊임없이 갈등하고 싸우는 인간들은 또 얼마나 많은가.

나는 명상을 잘 하기 위한 방법, 즉 인체의 내부를 이루는 오장육부와 세포를 안정시키기 위한 방법을 찾기 위해 때론 과식을 한 상태에서 명상을 해보기도 했고 또 단식을 한 상태에서 명상을 해보기도 했다. 말하자면 육체와 정신의 상호 연관성을 알아보기 위해 몸을 통해 이러저러한 실험을 해본 것이다. 그 결과 나는 음식을 많이 먹으면 먹을수록 명상에 몰입하기가 매우 힘들다는 것을 알아냈다.

마음으로는 명상을 간절히 원한다고 해도 무거운 몸이 말을 듣지 않았다. 반면 단식으로 몸을 깨끗하게 비워내면 인체 세포가 원정핵(圓精核)의 상태, 곧 고요함이 내밀하게 집중된 무아지경으로 빠져든다는 것을 체험했다.

한 가지 신기한 것은 오래도록 단식을 하면 굳이 눈을 감지 않아도 명상에 빠질 수 있다는 것이다. 수족을 놀려 운동을 하건, 책을 읽건, 산에 올라가 나무를 하건, 세포는 고요한 가운데 한치의 흔들림도 없이 원정핵의 상태를 유지했다. 이는 마치 가옥이 튼튼하면 아무리 밖에서 태풍이 불고 비바람이 몰아쳐도 내부 생활엔 전혀 동요가 없는 것과 같다고 할 수 있을 것이다.

어느덧 삼각산에 들어온 지도 여러 달이 흘러갔다. 도시에 비해 산 속 기도원은 내 심신을 안정시켜주었고 또 실험과 연구를 하기에도 좋은 조건이었지만 여기에도 여전히 장애물은 존재했다.

삼선교 주인집 아주머니와 마찬가지로 이곳 사람들 역시 내 생활을 이해하지 못하고 끊임없이 물과 음식을 권했다. 물론 일부러 나를 방해하기 위한 것이라기보다 나에 대한 관심과 애정의 발로였다.

어차피 사회라는 것이 사람들과의 관계에 기초한 공동체이기 때문에 아무리 잘난 사람이라 해도 인간관계를 무시하고는 살 수 없는 것 아닌

가. 그러나 아무리 좋은 뜻이라 해도 나처럼 특별한 목적을 가지고 수련을 하는 이에겐 지나친 간섭이자 참견으로 느껴질 때가 많았다.

그들은 수시로 내게 다가와 "단식도 좋지만 물은 마셔야지요. 물까지 안 마시면 탈수증으로 죽지 않습니까. 인체의 칠팔십 프로가 물이라던데……." 하며 혀를 끌끌 차기 일쑤였던 것이다. '우리가 먹는 밥과 반찬 속에 수분이 들어 있고, 그 수분만으로도 우리 몸은 충분히 유지될 수 있다' 고 아무리 설명해도 그들은 막무가내였다.

나는 몇 달 전 마라톤 연습을 할 때의 내 모습을 떠올렸다. 그때의 나는 지금 기도원에 묵고 있는 사람들과 다를 것이 없었다. 새벽 연습을 마치고 삼각산 기슭에 당도해 제일 먼저 한 일은 바위틈에 솟는 맑은 샘물을 마시는 것이었다.

양이라도 적게 마셨냐 하면 그것도 아니다. 일반 가정집에서 나오는 수돗물보다 물맛이 훨씬 좋았기 때문에 몇 바가지나 되는 물을 한꺼번에 마시고 출렁이는 배를 두들기며 나무 아래 앉아 쉬곤 했다.

이곳 기도원에 있는 사람들도 그랬다. 산 정상 기도원 주위에는 도시에서 맛볼 수 없는 좋은 물이 많으니 실컷 먹고 가야 한다는 생각을 하고 있었다. 사실 산에서 흘러내리는 약수는 오염되지 않은 물이어서 염소를 탄 수돗물보다야 빛깔도 좋고 맛도 좋았다. 한 바가지 떠서 마시면 아랫배까지 시원하게 적셔주는 그 느낌도 그만이었다.

기도원 식구들은 틈만 나면 약수를 떠다 마시면서 건강에는 좋은 물이 필수라고 누누이 강조하고 나섰다. 또한 세계의 유명한 장수촌을 예로 들면서 소식을 하고 맑은 공기와 좋은 물을 흡수하는 것이 장수의 비결인 양 떠들어대곤 했다. 그럴 때 보면 그들은 꼭 신의 은총을 구하기 위해서가 아니라 단지 오염된 도시로부터 탈출하기 위해 이곳에 들어온 것처럼 여겨졌다.

그런 그들에게 밤에만, 그것도 꼭 데워서 물을 마시는 나의 행동이 달가울 리 없었다.

"아니 왜 애써 떠온 물을 데워서 마십니까? 물을 끓이면 그 속에 들어 있는 좋은 성분이 다 죽는다는데. 게다가 여기 물은 수돗물과 달라서 오염된 것도 아니지 않습니까?"

그들은 내게 이런 질문을 던지다 못해 나중에는 아예 강의까지 하려 들었다. 그들의 이론에 의하면 물 속에는 각종 영양분과 미네랄이 들어 있고 산소도 풍부한데 물을 끓일 경우 이것들이 파괴된다는 것이다. 이 정도야 대부분의 사람들이 알고 있는 상식에 불과했다.

나는 밤에만 미지근한 물을 마시는 게 좋다는 것을 다른 이들에게 체계적으로 설명할 길이 없었다. 밤에만 물을 마시는 게 좋다는 거야 이미 체험으로 확인한 바 있지만 물을 미지근하게 데워 마셔야 좋다는 것은 나 자신에게조차 설명하기가 힘들었다. 나는 또 한 번 내 몸을 가지고 실험을 해보기로 했다. 아주 차가운 물과 뜨거운 물을 일정 기간 동안 먹어보면 그 결과를 스스로 확인할 수 있을 것 같았다.

먼저 저녁에 물을 마실 때는 평소와는 달리 찬물을 먹어보았다. 찬물을 마시면 처음 느낌은 굉장히 시원하고 상쾌하지만 몸 안 깊숙이 들어갈수록 기가 체하는 증상이 생겼다. 이것이 본래 더운 온도를 유지하고 있는 인체 내부의 오장육부와 차가운 온도의 물이 상충하면서 생기는 증세임을 알게 되었다. 찬 기운과 더운 기운이 서로 충돌하면 그 과정에서 세포들은 엄청난 혼란에 휩싸인다. 그리고 이것이 결국 기의 흐름을 방해하여 정체 현상을 유발하는 것이다.

며칠 간은 물을 아주 뜨겁게 해서 마셔보기도 했다. 역시 결과는 동일했다. 이로써 나는 인체 내 세포에는 항상 일정한 환경을 유지해주는 것이 좋다는 것을 확인할 수 있었다.

실험을 마치고 나서 기도원 식구들에게 이렇게 설명했다.

"여러분은 물을 데워서 먹으면 물 속에 들어 있는 미네랄과 각종 영양분이 파괴되기 때문에 차가운 상태에서 그냥 먹어야 한다고 주장하지만, 과연 물 속에는 얼마나 많은 산소와 미네랄이 들어 있는 것일까요?

아무리 물 속에 산소가 많다고 한들 우리가 코로 호흡하는 산소와 비교나 할 수 있겠습니까? 또 미네랄 등 각종 영양소가 많다고 한들 우리가 먹는 음식에 비할 수 있겠습니까?"

물론 당시에 기도원 식구들은 아무도 내 말을 귀 기울여 듣지 않았다. 그들은 깨끗하게 살아 있는 물을 먹어야 장이 깨끗해지고 반대로 열을 가해 죽은 물을 마시면 장도 죽는다는 잘못된 편견에 오래도록 길들여져 있었던 것이다. 그들은 오히려 내게 자꾸 차가운 샘물을 권하며 '잘못된 식습관을 고집하니까 그렇게 송장처럼 말라가는 게 아니냐'고 핀잔을 주었다.

사람들의 쓸데없는 간섭과 참견 외에도 나는 기도원이 지니고 있는 특별한 분위기가 마음에 들지 않았다. 기도원의 주된 목적은 환자들을 믿음으로 낫게 하는 것이다. 따라서 기도원 원장은 환자들에게 기도와 성경 공부 같은 꽉 짜인 일정을 강요했으며 환자들 역시 병에서 해방되기 위한 일념으로 경쟁이라도 하듯 자나깨나 통성 기도를 반복했다. 환자의 대부분을 차지하는 여성 신도들은 가냘프면서도 날카로운 소리를 질러가며 기도를 했고 가끔씩 알아들을 수 없는 말(방언)을 줄줄이 쏟아내며 바닥에 엎어져 뒹굴기도 했다.

내게 그 모습은 신들린 무당처럼 보였다. 또한 갑자기 두 눈을 허옇게 까뒤집으며 입에 게거품을 물지 않나, 사지가 벌벌 떨리다가 뻣뻣하게 굳어가질 않나. 하여간 조용한 수련을 원하는 나에게 이와 같은 광경은 상인들이 좌판을 늘어놓고 손님을 끌어모으기 위해 고래고래 소리를 지르는 시장통과 다를 것이 없었다.

사람들이 쓰러지고 뒤집어질 때마다 "사탄아, 물러가라!"고 호령을 하며 푸닥거리를 하듯 환자를 때리고 치고 하는 원장의 행태도 내게는 미심쩍기만 했다. 저러다 괜한 사람 잡는 게 아닌가 하는 불안한 심정을 감출 수 없었다. 물론 나 외에 다른 이들은 원장의 안수 기도를 믿고 따랐다.

그들은 기본적으로 종교적인 관점에 입각해 인간의 생로병사를 해석했다. 말하자면 자신이 병에 걸린 것은 하나님의 계율을 어겨 사탄이 들어왔기 때문이고 따라서 병에서 해방되기 위해서는 사탄을 물리쳐야 한다는 식이었다.

실제로 그들 사이엔 소아마비로 고생하던 젊은 청년이 이곳에 와서 원장의 기도를 받고 다리를 고쳤다거나, 간질에 걸린 처녀가 원장의 안수 기도를 받고 병을 고쳤다는 얘기가 전설처럼 전해 내려오고 있었다. 그러니 내가 기도원에서 생활하는 한 "사탄아 물러가라"는 소리를 듣지 않기란 불가능했다.

급기야 기도원을 나가서 따로 수련을 해야겠다는 결심을 굳혔다. 나에겐 혼자만의 공간과 시간이 필요했다. 기도원에서 내 몸을 가지고 실험하고 연구하기란 본질적으로 한계가 있었다. 나는 적당한 곳을 물색하기 위해 틈만 나면 기도원을 나가 이리 저리 돌아다녔다.

그러던 어느 날 드디어 수련하기에 그만인 자리를 발견했다. 기도원에서 북쪽에 위치한 그 자리는 다름 아닌 열 척이 넘는 큰 바위 밑이었다.

다음날, 기도원을 나와 나는 그 바위 밑으로 갔다. 나무 막대기로 네 군데를 둘러 말뚝을 박은 후 기도원에서 준비해온 천으로 위를 덮으니 어설프나마 내 한 몸 누일 수 있는 천막의 꼴이 갖추어졌다.

나는 늘어진 천을 젖히고 그 안으로 들어가 앉았다. 결코 안락한 자리는 아니었지만 내 마음은 그 어느 때보다도 평안했다. 좁은 것은 문제가 안 되었다. 견고한 벽이 아니어서 비바람이 들이칠 수 있는 것도 별로 나쁘지 않았다. 오히려 세포 하나 하나가 바깥 기후를 직접 느낄 수 있다는 점이 마음에 들었다.

무엇보다도 나는 이곳에 존재하는 것은 오직 나밖에 없다는 것이 좋았다. 그랬다. 한 평이나 될까 말까 한 바위 밑엔 환자도, 사탄도, 그리고 안수 기도를 하는 원장도 없었다. 또 건강에 대한 그릇된 편견도, 선입관도 없었다. 나는 마치 처음으로 자유를 맛본 사람의 심정이 되어 깊게 숨을 들이쉬었다. 온 우주의 기운이 내 몸 속으로 들어오는 듯, 무언가 나의 내부를 꽉 채우는 충일감이 느껴졌다.

단식중의 유체이탈 체험

기도원을 나와 바위 밑에 새로운 둥지를 마련한 나는 본격적인 수련에 돌입하기로 작정했다. 여기서의 수련은 나 자신과의 싸움이라 해도 과언이 아니었다. 누구의 지도가 있는 것도, 책에 쓰인 지침이 있는 것도 아니기 때문에 처음부터 끝까지 의지할 거라곤 내 몸과 정신력밖엔 없었다.

먼저 하루 저녁 한 끼의 식사량을 이틀에 한 끼로 줄였다. 당시에 나는 무조건 속을 비우는 것이 좋은 줄로만 알고 있었다. 실제로 식사량을 반으로 줄이니 배는 좀 고파도 정신은 하늘을 나는 것처럼 가볍고 상쾌했다. 며칠을 그렇게 보내니 더는 눈뜨고 못 봐줄 정도로 몸이 비쩍 말랐다. 그러면 나는 그동안의 굶주림을 만회하기라도 하듯 닥치는 대로 이것저것 거두어 먹었다. 굶주렸다 먹어서 그런지 그 맛은 산해진미에 비할 바가 못 되었다.

그런데 참으로 신기한 것은 나라는 작은 인간의 위가 어떻게 생겨 먹었는지 아무리 먹고 또 먹어도 음식물이 끊임없이 들어가더라는 것이다. 나는 이때 깨달았다. 인간의 위장이야말로 거대한 창고와도 같다는 사실을. 훗날 동의보감에 위를 창름지관이라 하여 거대한 창고의 역할을 한다고 기록한 것을 보고 나도 모르게 무릎을 친 적이 있다. 더욱이 소식과 폭식을 반복한 이때의 경험은 나중에 내가 위장병에 관한 이론을 정리하는 데 많은 도움이 되기도 했다.

위를 창고라 하는 것은 입을 통해 들어간 음식물들이 일단 위에 모두 모이기 때문이다. 그런데 이 위장이라는 창고가 제일 싫어하는 것은 다름 아닌 습기이다. 일반 창고에 습기가 차면 곰팡이가 슬고 결국 물건을 상하게 하는 부패 작용을 하는 것처럼 인체의 위장에도 습기가 차면 여러 가지 부작용이 생긴다. 따라서 위에 습기가 차지 않게 하려면 밥과 물을 따로 먹는 방법으로 식사를 해야 한다.

그러나 대다수의 사람들은 물과 밥을 함께 먹고 마시는 습관에 길들여져 있다. 이는 곧 위장에 습기를 제공하게 되고 이에 따라 물의 무게 때문에 위장이 늘어지는 결과를 유발하게 되는 것이다.

흔히 위하수(胃下垂)라 불리는 이 증상의 원인으로 지나친 과식을 꼽는 것이 일반적이지만 밥보다는 물의 무게가 더 무겁다는 것이 나의 견해다. 실제로 위하수증으로 고생하는 사람들 중에는 평소에 물을 많이 마시는 이들이 많았으며, 물을 적게 마시는 습관을 들이는 것만으로도 이들 환자의 위하수 증세가 호전되는 것을 발견할 수 있었다.

이처럼 새로운 식습관을 통해 인체의 위장에 대한 나름의 생각을 정리하던 나는 점점 먹는 양을 줄여나가는 실험에 돌입했다. 2일에 한 끼 먹던 것을 3일에 한 끼, 5일에 한 끼로 바꾸어나갔다. 목숨이 붙어 있는 게 신기할 정도로 보일 만큼 내 몸은 하루가 다르게 말라갔다. 그러나 굶으면 그만큼 정신이 아주 맑아진다는 것을 알 수 있었다. 몸이 비워질수록 정신이 맑아지는 강도도 세져 나중엔 예상치 못했던 일들이 벌어지기도 했다.

나는 단지 가만히 앉아 있을 뿐인데 과거와 미래가 눈앞에 훤히 보이는가 하면, 갑자기 낯선 사람들의 얼굴이 떠오르기도 하고, 어느 순간엔 몸이 공중으로 붕 떠오르는 느낌이 들기도 했다. 때로는 내가 한 번도 본적이 없는 글귀가 선명한 활자로 떠올라 가슴에 와 박히기도 하는 것이었다.

바람처럼 나타났다가 언제 사라지는지도 모르게 가버리는 환영을 여러 차례 목도하면서 나는 차츰 걱정이 되기 시작했다. '아무래도 내가 너무 심하게 굶고 있나 보다'는 생각이 들기도 하고 한편으로는 기도원에서 들은 대로 내가 혹시 귀신이나 마귀의 시험을 받고 있는 것은 아닌가 하는 고민에 빠지기도 했다.

서당개 삼 년이면 풍월을 읊는다고, 나는 온갖 잡생각이 몰려올 때마다 가슴에 두 손을 모아 '마귀를 물리쳐달라'고 기도했다. 하루는 기도원에 가서 성경을 빌려와 밤새도록 읽은 적도 있었다. 또 가만히 앉아 있으면 환영이 더 심해지는 것 같아 괜히 산등성이를 타넘기도 하고 계곡 아래까지 내려갔다 올라오는 등 몸을 자주 움직이려고 애썼다.

그러나 어떻게 보면 그리 걱정할 필요가 없는 것 같기도 했다. 먹는 것이 없으면 자연히 오장육부는 휴식을 취하게 되고, 이는 곧 세포를 안정시키는 작용을 하므로 그동안 물질과 육체에 갇혀 있던 정신력이 그 기능을 회복하는 것은 당연한 일이기 때문이다.

나는 내친 김에 더 굶어보기로 작정했다. 몸을 비우는 것이 어느 선까지 가능한지, 그에 따라 정신 상태는 어떻게 변하는지를 내 몸으로 직접 확인해보고 싶었다.

나는 7일에 한 끼를 먹기 시작했다. 정신이 맑다 못해 자칫 잘못하면 깨지기 쉬운 유리처럼 투명하고 가벼워지는 것이 느껴졌다. 밤에도 잠이 오지 않아 뜬눈으로 밤을 새기 일쑤였다. 게다가 밤은 유난히 길었다. 주위를 아무리 둘러봐도 한 점 불빛조차 없이 온통 어둠뿐이어서 마치 시간마저 정지해버린 듯한 착각 속에 빠지곤 했다. 어둠은 무섭지 않았지만 곁에 아무도 없다는 외로움이 나를 괴롭혔다.

'인간에게 외로움은 원초적인 감정일까? 아무리 노력해도 거기서 벗어날 수는 없는 것일까?'

그러나 얼마 지나지 않아 감정에 얽매이지 않고 관조적으로 바라볼 수 있는 방법을 터득했다. 잡념이 들고 감상에 빠져들 때 거기에 집착하고 신경을 쓰면 오히려 생각은 수만 갈래로 갈라지는 법. 이를 다스리는 길은 오직 하나, 몸의 소리에 귀 기울이는 것이었다.

배가 고프다고 먹을 것을 생각하면 더 고통스럽듯이, 외롭다고 집 생각, 친구 생각에 얽매이다 보면 살을 저미는 고독감만 밀려올 뿐이었다. 따라서 나는 오로지 내 안에서 일어나는 변화에만 온 신경을 모았다. 그러자 우주가 시시각각으로 변하고 그 어떤 것도 같은 시공간에 같은 모습으로 존재하는 것이 없는 것처럼 내 몸 안의 무수히 많은 세포들 역시 각각 다른 표정, 다른 움직임으로 변화무쌍하게 둔갑하고 있음을 느낄 수 있었다.

훗날 나는 이와 같은 수련법이 불교에서 행하는 참선과 다르지 않음을 알았다. 참선에 임하는 사람은 몰려드는 잡념을 이기기 위해 한 가지 의문을 붙잡고 씨름하며 그에 대한 답을 구하려고 노력한다.

흔히 화두라고 일컫는 것이 바로 참선자가 풀어야 할 의문이다. 그러니 당시 나로서는 우주와 인체의 상관 관계, 소우주인 인체에 대한 탐구라는 화두를 가지고 며칠 밤을 지새며 참선을 한 셈이 되는 것이다.

하지만 참선으로 감정을 다스리는 일은 가능했지만 일주일에 고작 한 끼로 버티는 데는 극렬한 육체적인 고통이 뒤따랐다. 나는 빈사 상태에 빠질 때쯤 단식을 멈추고 폭식을 했다. 이와 같은 방법이 매우 위험할 뿐 아니라 잘못하면 목숨까지도 잃을 수 있다는 것을 그때는 몰랐다.

지금 와서 하는 말이지만 당시 나의 행동은 목숨을 건 도박이나 마찬가지였다. 몸이 변하는 과정을 구체적으로 느끼기 위해 순리와 법도를 무시하고 극단적인 단식과 폭식을 반복한 탓에, 내 몸은 그때 이미 만신창이가 되었다. 그러나 후회는 없다. 그런 과정을 거쳤기에 여러 가지 신비로운 체험을 할 수 있었고, 아무도 밝혀내지 못한 생명의 비밀을 나 스스로의 힘으로 풀어낼 수 있었기 때문이다.

하루는 바위 밑에서 명상을 하는데 갑자기 몸이 허공으로 솟구치는 느낌에 사로잡혔다. 깜짝 놀라 눈을 떠보니 바위 밑에 앉아 있는 나의 모습이 보이는 게 아닌가. 마치 카메라 렌즈를 통해 보는 것처럼 눈앞으로 내가 앉아 있는 풍경이 오롯이 들어왔다.

'내가 나를 보고 있다니 그렇다면 어느 것이 진짜 나란 말인가? 보여지는 내가 나인가, 아니면 보고 있는 내가 나인가……'

나는 또다른 내가 있다는 것에 묘한 흥분을 느꼈다. 그건 생전 처음 경험해보는 이상야릇한 기분이었다. 물론 내가 분리되는 이런 현상이 처음 일어난 것은 아니었다.

기도원에 있을 때도 며칠씩 굶으면 또다른 나를 응시하는 모습이 보이기는 했다. 그러나 그땐 순식간에 사라지기 일쑤여서 헛것을 보았나 보다고 그냥 지나치곤 했다. 하지만 이번엔 뭔가 달랐다. 환영이라 치부하기엔 보여지는 모습이 너무나 선명하고 또렷했고, 또 보이는 시간도 길었다.

'내가 영과 육으로 분리된 게 아닐까?'

머릿속에서 여러 가지 상념이 교차하기 시작했다. 아무리 생각해도 이런 현상이 뜻하는 바가 무엇인지 도대체 알 수가 없었다. 그때 문득 기도원 식구들이 떠올랐다. 이런 체험을 했다고 말하면 그들은 뭐라고 말할까. 혹시 귀신이 들었다고 하지는 않을까, 궁금증이 일었다. 그런데 그 순간 놀라운 일이 발생했다. 눈앞에 기도원이 보이기 시작한 것이다.

낮잠을 자는지 원장은 입을 헤 벌린 채 방바닥에 큰 대자로 누워 있었다. 나머지 사람들도 거의 대부분 잠들어 있었다. 어느새 마음의 두려움은 사라지고 없었다. 오히려 내 존재가 와 있는 것을 모르고 잠만 자고 있는 사람들을 골려주고 싶은 생각이 고개를 쳐들었다.

나는 원장의 벌어진 입에 분필을 집어넣으려고 칠판 쪽으로 다가갔다. 막상 분필을 집으려고 하자 몸이 말을 안 들었다.

'아! 현재 내 몸을 조종하는 것은 생각이구나. 생각한 대로 볼 수는 있지만 실제로 몸을 움직일 수 있는 것은 아니구나.'

생각한 대로 볼 수 있다는 것을 알게 되자 불현듯 고향집이 그리워졌다. 그리고 고향집을 떠올리는 순간 나는 이미 상주군 함창읍 오동리 집을 보고 있었다.

그런데 집안 분위기가 좀 이상했다. 야트막한 담장 아래 크고 작은 꽃들이 흐드러지게 피어 있고 멀리 산 속에서 이름 모를 새들이 앞다투어 지저귀는 것은 과거와 다름이 없었다. 다만 집 안에서 느껴지는 분위기는 묘하게 암울하고 슬프기만 했다. 그러고 보니 많은 이들이 흰옷을 입고 마당을 서성이고 있는 게 눈에 띄었다. 형님 내외분과 동생들도 모두 소복 차림으로 손님들과 맞절을 하고 있었다.

'아니, 누가 죽기라도 했단 말인가? 혹시 어머니께서……?'

그때서야 방 한켠에 놓여 있는 관과 향이 피어오르는 분향대가 보였다. 자세히 보니 분향대 위엔 낯익은 얼굴이 담긴 영정 사진이 놓여 있었다. 예상대로 그분은 어머니였다.

'꿈에서도 못 잊을 어머니, 그토록 보고 싶어했던 우리 어머니가 돌아가시다니……. 이게 정녕 사실이란 말인가. 이럴수가! 내게 효도할 기회도 안 주고 이렇게 허무하게 돌아가시면 나는 어쩌라고……. 어머니, 아직은 안 돼요. 제 얼굴이라도 한번 보셔야죠…….'

나는 울음을 삼키며 절규하듯 외쳤다. 그러나 아무도 나의 목소리를 듣지 못했다. 너무 안타까워 형님에게 다가가 소복 자락을 잡아끌며 큰소리로 물었다.

"형, 어머니에게 무슨 일이라도 생긴 거야? 아니지, 돌아가신 거 아니지?"

그러나 형은 눈물만 흘릴 뿐이었다. 동생들에게 다가가 같은 질문을 해도 그들 역시 내 존재를 느끼지 못하기는 마찬가지였다. 답답한 심정을 참을 수 없어 어머니가 누워 있는 관 뚜껑을 치며 미친 듯이 울부짖었다.

"어머니, 저 상문이에요. 제가 왔단 말이에요. 그러니 어서 일어나 보시란 말이에요."

그때였다. 허공에서 땅을 향해 빠른 속도로 하강할 때처럼 나는 아찔한 현기증을 느꼈다. 놀라서 두리번거리니 어느새 고향집과 형제들은 온데 간데 없고 나만 홀로 삼각산 바위 밑 은신처에 앉아 있었다.

그렇다면 꿈을 꾼 것이란 말인가. 하지만 꿈이라기엔 그 장면이 너무나 또렷했다. 갑자기 모든 게 혼란스러웠다. 무엇이 진실이고 무엇이 환영인지 분간할 수 없었다.

'어머니가 정말로 돌아가셨을까. 아냐, 내가 잘못 본 걸 거야. 옛말에도 기력이 떨어지면 허깨비를 본다고 하지 않는가. 아무래도 내가 너무 굶은 모양이다. 아니면 마귀가 나를 시험하는 중이거나. 아니, 어쩌면 모든 게 사실일지도 몰라. 환영이나 꿈이라면 사람들의 표정이 그렇게 생생하고 분명할 리가 없지. 왜 무협지나 영화에서도 고도의 수련을 닦은 자들은 마음먹은 대로 움직이고 원하는 곳에 존재하지 않는가.'

사실이든 거짓이든 어머니의 죽음을 목격한 자체가 내겐 큰 충격이었다. 고향을 떠난 지 벌써 5년. 그동안 먹고사는 것이 바쁘다는 핑계로 단 한 번도 고향을 찾지 않았다. 그러니 어머니 얼굴을 못 본 지가 5년이 돼 간다는 얘기다.

어머니와 가족들에게 너무 무심했던 것이 아닌가 하는 후회가 갑작스럽게 밀려들자 아무것도 손에 잡히지 않았다. 당장이라도 고향으로 달려가 어머니의 생사를 확인하고 싶은 마음만 굴뚝 같았다.

하루 종일 짐을 쌌다 풀었다 하며 하염없이 고향 쪽만 바라보았다. 마음 같아서는 일초라도 빨리 짐을 싸서 하산하고 싶었지만 막상 그렇게 하려니 그것도 쉬운 일은 아니었다. 어찌됐건 나는 목적을 달성하기 위해 원대한 뜻을 품고 이곳까지 올라온 몸이었다. 중간에 포기하고 내려가면 그동안 얻은 적은 성과나마 물거품으로 돌아갈 것이 뻔했다.

생각한 끝에 마음을 굳게 다잡고 수련을 계속 하기로 결정했다. 어차피 입산 당시 가져온 밀가루가 떨어지면 하산하기 싫어도 해야 하므로 적어도 그때까지는 오로지 수련만 생각하기로 했다.

이렇게 정하고 나니 그나마 마음이 편해졌다. 하지만 여전히 의문은 남았다. 존재는 분명 한 곳에 있는데 생각에 따라 자유자재로 움직일 수 있다는 것이 믿기지 않았다.

나중에 이와 같은 현상을 일컬어 '유체이탈'이라고 한다는 것을 알았다. 물론 당시엔 유체이탈이란 단어조차 알지 못했다. 한 번 그런 일을 겪고 난 이후에는 비슷한 현상이 수시로 일어났다. 특히 명상에 잠길 때면 어김없이 유체이탈을 체험할 수 있었다. 처음엔 기아로 인해 나타나는 병리적인 현상인 줄 알았다. 그것이 병이 아닌 수련으로 얻은 일종의 신통한 힘이라는 것을 알게 된 것은 그로부터 며칠 후의 일이다.

그날 나는 유체이탈 상태에서 기도원을 방문했다. 갑자기 한 남자가 발작을 하기 시작했다. 증세를 보니 간질 같았다. 사람들이 급히 뛰어가 원장을 불러왔다. 원장은 환자 옆에 앉아 큰 소리로 기도를 하더니 "예수님의 이름으로 명하노니 사탄아 물러가라!" 하고 호통을 쳤다. 그러나 환자는 깨어나지 않았다. 여전히 입에 게거품을 문 채 정신을 잃고 누워 있을 뿐이었다. 그때 보았다. 환자의 왼쪽 뇌 부분에 진한 피가 잔뜩 고여 있는 것을. 나는 내 눈이 마치 엑스레이처럼 환자의 인체를 투시하고 있다는 것을 알았다. 그 간질환자가 가엽고 안타까워 나도 모르게 손을 뻗으며 이렇게 중얼거렸다.

'아, 내가 이 사람을 고칠 수 있다면……. 만약 피가 고인 뇌 부위에 내 손을 얹으면 이 사람의 병이 낫지 않을까…….'

홀로 중얼거리다가 명상에서 깨어났다. 실제 상황이 아님을 알자 안도의 한숨이 나왔다. 순간 한번 기도원에 가서 확인해보고 싶다는 생각이 들었다. 그러면 며칠 전에 고향집에서 본 풍경이 사실인지, 환영인지도 판가름할 수 있을 것 같았다.

갑자기 마음이 급해져서 서둘러 기도원으로 향했다. 바위 밑 은신처와 기도원 사이 거리는 불과 몇 백 미터밖에 되지 않았지만 웬일인지 수백 킬로미터도 더 되는 것처럼 느껴졌다. 마침내 기도원에 도착하여 문을 여는 순간, 막 문을 나서는 한 남자와 어깨를 부딪쳤다.

"어디 가시는 길입니까?"

나는 다짜고짜 그렇게 물었다. 그 사람은 대답 대신 희한한 사람 다 보겠다는 눈길로 나를 쳐다보았다.

"혹시 환자가 생겨 의사를 부르러 가는 게 아닌가요?"

재차 질문을 던지자 그때서야 남자는 놀란 표정을 지으며 그걸 어떻게 알았느냐고 했다. 나는 가슴이 뛰는 것을 느끼며 남자를 밀치고 방 안으로 들어갔다. 방 안 풍경은 내가 명상을 하며 본 장면과 흡사했다. 발작을 하다가 지친 듯 웬 남자가 바닥에 드러누워 있는데 백짓장처럼 하얀 얼굴이 입에서 흘러나온 침으로 범벅이 돼 있고 퀭한 눈은 뻥 뚫린 어두운 동굴처럼 초점이 없었다. 환자 곁으로 다가가 그의 왼쪽 뇌 부위에 손을 갖다대고 마음으로 기도를 했다.

나의 기도는 내 몸 안에 흐르는 깨끗한 기운과 에너지를 환자에게 불어넣는 조용한 의식이었다. 내 몸과 환자의 몸이 합치되면서 내 몸의 기가 상대방으로 옮겨지는 상상을 했다. 그렇게 한 3분쯤 지났을까, 마침내 환자는 평온한 숨을 내쉬며 일어나 앉았다. 풀어졌던 동공은 이미 정상으로 돌아왔고 얼굴에도 서서히 붉은 기운이 퍼지기 시작했다.

"아니 왜들 이러고 있습니까? 내게 무슨 일이라도 생겼습니까?"

그는 자신을 내려다보는 사람들이 오히려 이상하다는 투로 물었다. 사람들은 할 말을 잃었는지 묵묵히 자기 자리로 돌아가 제 할 일을 했다. 하지만 잠깐 사이의 그 신기한 일이 잊히지 않는 듯 사람들은 그날 이후 나를 보면 꼭 '귀신'이라고 불렀다.

나 자신도 내가 행한 일이 신기하기만 했다. 의학의 기초도 모르는 내가 단지 상상력과 간단한 의식만으로 누군가를 치유했다는 것 자체가 이변이었다. 놀라운 것은 그뿐만이 아니었다. 유체이탈은 말할 것도 없고 언제부턴가는 사람들의 과거까지 보이는 듯했다. 명상에 돌입하여 누군가의 과거를 보고자 마음을 먹으면 그대로 이루어졌다.

한 번은 심장질환을 고치기 위해 기도원에 입주한 30대 남자의 부탁으로 그의 과거를 본 적이 있다. 눈앞에 나타난 남자는 20대의 젊은 모습이었다. 남자는 어느 깊은 산 속 작은 절에 묵으며 고시 공부를 하는 중이었다. 그러다 우연히 절에 놀러온 동네 처녀와 눈이 맞았다. 두 사람은 서로 사랑에 빠졌고 처녀는 곧 아이를 가지게 되었다. 하지만 불행하게도 남자는 이미 처자식이 딸린 몸이라 여자와 결혼할 수 없었다. 남자는 여자에게 자신이 유부남임을 밝히고 아이를 유산하도록 했다. 여자는 괴로움에 몸부림을 치다가 마침내 약을 먹고 자살을 하고 말았다.

남자는 충격과 죄책감으로 고시 공부를 계속 할 수 없었다. 그때부터 남자의 길고도 오랜 방랑이 시작되었다. 남자는 사죄하는 심정으로 팔도강산을 전전하며 떠돌이 생활을 했다. 그러나 어딜 가도 죽은 처녀의 환영은 사라지지 않았다. 밤이면 어김없이 죽은 여자가 되살아나 그를 괴롭혔다. 몸은 지치고 마음은 약해졌다. 작은 돌멩이 굴러가는 소리에도 깜짝깜짝 놀라기를 잘 하고 심할 때는 경기를 일으켰다.

나는 과거 보는 일을 멈춘 후 현실로 돌아와 그 남자의 오장육부를 투시했다. 과연 그의 심장은 정상이 아니었다. 암회색의 암울한 기운이 그의 심장을 지배하고 있었으며 그로 인해 심장 주위의 혈관까지 억눌려 있는 형국이었다. 나는 남자에게 내가 본 그대로 모든 것을 얘기했다. 그는 깜짝 놀라며 두려운 눈빛으로 나를 보았다. 하긴 무덤까지 가져가겠다고 마음먹은 비밀을 훤하게 꿰고 있으니 어찌 두려운 마음이 생기지 않겠는가.

이 남자의 과거뿐만이 아니었다. 기도원 원장이 어젯밤에 무엇을 했는지, 내게 처음으로 식이요법을 알려준 박도섭 씨의 과거는 어떠했는지, 내 친구 아무개의 어린 시절은 어땠는지 마음만 먹으면 눈앞에 그림처럼 떠올랐다. 마치 뇌 속에 세상 모든 인간들의 과거지사가 필름으로 저장돼 있어 원하기만 하면 꺼내서 상영할 수 있는 것과 같았다.

기도원 식구들에게 이런 나는 두려움과 경외의 대상이었다. 처음엔 무조건 귀신 취급하며 무서워했지만 시간이 지나자 그들은 앞을 다투어 찾아와 병을 낫게 해달라고 호소했다. 이들의 목적은 오직 하나 병을 고치는 것이었다. 이들은 병에서 해방될 수만 있다면 하나님이든 귀신이든 가리지 않고 찾을 사람들이었다. 환자들의 고통을 누구보다도 잘 알고 있던 나는 그들의 염원을 외면할 수 없어 힘이 닿는 한 그들을 성심껏 돌보았다.

그러자 찾아오는 사람들이 점점 늘기 시작했다. 기도원 식구들에게 소문을 듣고 알음알음 찾아오는 사람들이 많아진 것이다. 사람들이 몰리자 내 생활은 엉망으로 변해갔다. 우선 사람들에게 치이면서 수련을 할 수 없게 되었다. 나는 내가 무척 위험한 지경에 처했음을 깨달았다. 모름지기 수련이란 더 높고 완결된 경지에 당도하기 위해 끊임없이 정진할 때 의미 있는 것이기에, 중간에 조금 성취한 것을 가지고 한눈을 팔거나 하면 모든 게 도로아미타불이 될 가능성이 크다는 것을 잘 알고 있었다.

환자들을 보살피는 일도 나름대로 보람 있지만 그것은 내가 성취해야 할 큰 덩어리 가운데 아주 작은 기쁨에 불과했다. 게다가 환자들은 자신의 몸이 조금만 좋아져도 내 말을 듣지 않고 경솔하게 행동했다.

급한 대로 병을 치유한 뒤 내가 내리는 처방은 지극히 간단한 것이었다. 모든 사람이 나처럼 일주일에 한 끼를 먹고 살 수는 없는 노릇이어서 되도록 소식을 하고 밤에만 물을 마시라는 정도로만 일러주었다.

그런데 환자들은 그 사소한 규칙조차 지키지 않고 과거의 식습관으로 돌아갔다. 과식을 하거나 아무 때나 물을 마시거나 간식을 잔뜩 먹어대는 등 마음 내키는 대로 행동했다. 고통에서 해방되기를 원하면서도 본질을 보지 못하고 근시안적으로 사고하는 환자들. 그들에게 이내 염증을 느꼈다. 자기 입으로 마시는 물 하나도 조절하지 못하면서 병에서 낫기를 원하는 그들이 뻔뻔하게 느껴지기조차 했다.

환자들을 많이 상대할수록 나 자신의 체력이 떨어지는 것도 문제였다. 사실 내 몸은 이미 균형이 깨질 대로 깨진 상태였다. 수련 과정에서 몸을 수단으로 실험한 결과 많이 상해 있었고, 따라서 환자에게 기운을 쏟고 나면 금세 쓰러질 것처럼 탈진 상태에 빠지곤 했다.

'내가 입산한 목적은 몸을 통해 생명의 비밀을 밝히고자 함이 아니었던가. 그런데 왜 여기서 이렇게 지체하고 있는 걸까…….'

더이상 사소한 성취감에 발목을 잡혀 큰 것을 포기하는 우를 범하지 않겠다고 마음먹었다. 그것이 내가 정한 본연의 목적을 달성하고 또 내 몸도 건강하게 보존할 수 있는 길이었다.

삼각산을 떠나기로 했다. 바위 밑 은신처는 이제 은신처가 아니었다. 언제 누가 찾아올지 모르는 상황인 데다가 이미 많은 사람들의 발자국으로 어지럽혀진 곳에서 고차원의 수련이 이루어질 것 같지도 않았다.

나는 속리산을 향해 길을 떠났다. 특별한 이유가 있어 그리로 방향을 잡은 것은 아니었다. 단지 마음이 가리키는 대로 움직였을 뿐인데 그곳이 바로 속리산이었다. 속리산에 당도하여 빈대바위라는 곳에 여장을 풀었다. 빈대가 많기로 소문이 나 빈대바위라는 이름이 붙었다고 누군가에게 들은 기억이 났다.

바위로 이루어진 굴 속에는 사람들이 오간 흔적이 남아 있었다. 필경 나 같은 사람이 머물다 갔으리라. 조용히 수도에 정진하고 있는 고승의 모습을 떠올리자 왠지 마음이 경건해지는 듯했다.

천천히 걸음을 옮겨 그 굴 속으로 들어갔다. 보기보다 안이 넓었다. 몇 사람이 단체로 생활을 해도 될 정도였다. 게다가 시원하기까지 했다.

밖은 한여름인데 굴 안에선 시원한 가을 바람이 불었다. 아침 저녁으로는 쌀쌀한 기운마저 느껴졌다.

그곳을 거처로 삼고 삼각산에서 못다 한 2차 수련에 돌입했다. 방법엔 특별한 차이가 없었다. 소식과 명상으로 하루를 소일했다. 가장 힘든 시간은 역시 밤이었다. 냉기가 살 속으로 파고들어 명상에 몰입하는 것을 방해했다. 하지만 기침은 나오지 않았다. 이는 기관지가 많이 좋아졌다는 증거였다. 간혹 새벽에 기침이 나오려 하다가도 밀가루를 빚어 따뜻하게 구워 먹으면 속이 편안해지면서 기침도 금세 가셨다.

몰골은 여전히 해골 같았지만 눈빛은 단단해지고 단전의 열기는 더욱 뜨거워졌다. 굳이 단전호흡을 하지 않아도 단전은 저녁이 되면 불이 붙는 것처럼 타들어갔다. 특히 밤 9시쯤 되면 불꽃의 열기가 더욱 강해졌다. 그럴 때면 몸에서는 기운이 넘쳐나고 머리는 맑아져서 잠도 오지 않았다.

나는 어둠이 내린 산을 디뎌 밤 산책을 나가곤 했다. 깊은 산중인 만큼 짐승들을 마주하는 경우가 종종 생겼다. 짐승들의 눈에선 한결같이 차갑고 날카로운 빛이 뿜어져나왔다. 그러나 조금도 두렵지 않았다. 내 눈에서도 그에 못지 않은 광채가 난다는 것을 알고 있던 탓이다. 무엇이든 꿰뚫을 것 같은 인광에 질렸는지 짐승들은 대부분 먼저 몸을 사렸다.

산책을 나가면 보통 늦은 밤부터 새벽 박명이 굴 속을 비칠 때까지 명상에 잠기곤 했다. 이 무렵 내가 풀고자 했던 화두는 우주와 인체와의 오묘한 관계였다.

나는 깊은 명상을 통해 우주와 인체가 모두 음양으로 구성돼 있음을 깨달았다. 우주에 천지인이 있는 것처럼 인체엔 머리(天)와 몸(地)과 사지(人)가 있다. 하늘에 일월성신이 있다면 인체엔 이목구비가 있다. 또 땅에 바다가 있듯이 인체에도 혈류가 흐르며, 땅에 초목이 무성하듯 사람의 몸통에는 털이 나 있다.

인체야말로 소우주라는 생각을 하게 되었다. 대우주와 소우주의 관계를 살펴보면 대우주의 지각(地殼)은 소우주의 피부(皮膚)와 대응한다. 내와 바다는 인체의 혈류와 대응하고, 암층은 뼈와, 용암은 골수와 대응한다. 또 1년 12개월은 인체의 척추 12개에, 1년 24절기는 갈비뼈 24개에, 5대양 6대주는 5장 6부에, 1년 365일은 365개의 뼈마디에 해당한다.

이처럼 인체를 작은 우주로 규명하고 보니 봄, 여름, 가을, 겨울 4계절의 변화에 따라 인간의 몸과 마음이 어떻게 변하는지 차츰 눈에 보이기 시작했다. 더욱이 우주의 복합적인 작용에 따라 하루의 기운이 변하듯이 우리 육체도 변한다는 깨달음을 얻을 수 있었다. 그러나 여전히 많은 의문이 풀리지 않는 수수께끼처럼 남아 있었다.

'대우주가 조화롭게 운행하는 데 반해 왜 인체는 끊임없는 병마에 시달리고 그러다 결국엔 죽음에 이르는 것일까. 생명 자체가 음양의 발현이라면 음양을 조절하는 것만으로 인간은 무병장수에 이를 수 있는 게 아닐까.'

아직도 풀어야 할 숙제가 많다는 생각은 오히려 나에게 힘을 주었다. 그만큼 나에게 정진해야 할 목표가 있다는 의미였기에 나는 하루 하루를 방심 없이 치열하게 살아갈 수 있었다.

어느 날 아침 눈을 떠보니 밀가루 한 포대가 어느새 바닥을 드러내고 있었다. 입산한 지 얼마나 지난 것일까. 얼마나 많은 시간이 흐르고 또 얼마나 많은 변화가 일어난 것일까. 그동안 삼각산 기도원과 바위 밑, 그리고 다시 속리산으로 거처를 옮기며 수련해온 시간들이 머릿속을 스쳐 지나갔다. 생각만큼 많은 것을 얻었다고는 할 수 없지만 그렇다고 무의미한 세월을 보낸 것도 아니었다. 오히려 어둠 속에서 한 줄기 빛을 본 느낌이었다. 그 빛은 분명하진 않아도 뜨거운 온기와 밝은 파장을 지니고 있었다. 그저 그 빛이 인도하는 대로 따라가면 수련을 시작했던 그 모든 의문이 풀릴 것 같은 느낌이 들었다.

그 빛은 이제 나더러 세상으로 나갈 것을 요구하고 있었다. 밀가루 한 포대를 짊어지고 삼각산을 올랐던 나는 이제 빈손으로 속리산을 내려가야 했다. 역시 수련은 모든 것을 비우는구나, 새삼스럽게 시끄러운 서울 하늘 밑이 그리워지기 시작했다.

영생을 말하는
파고다 공원의 이인(異人)

산을 내려가며 생각했다. 다시 입산하려면 밀가루 한 포대라도 사야 한다. 우선 돈을 벌어야 한다. 그래야 일주일에 한 끼라도 먹으면서 수련을 할 수 있다. 물론 마음만 먹으면 떼돈을 벌 자신도 있었다. 삼각산의 경험은 내 안에 잠재된 특별한 능력을 확인시켜주었다. 많은 이들이 그 능력에 열광한다는 것도 이미 알고 있었다. 하지만 그렇게 손쉽게 돈을 벌고 싶지 않았다. 그것은 내 양심이 허락하지 않았다. 설익은 능력을 과시함으로써 돈을 버는 것은 그 어떤 사기보다도 더 사악하고 옳지 못하다는 것이 내 생각이었다. 무엇보다도 그런 행위는 나 자신을 파멸로 이끄는 지름길임을 체득한 바 있었기에, 몸이 좀 고되더라도 땀 흘려 노동을 해서 돈을 벌기로 했다.

바야흐로 때는 한여름. 낯익은 과거에 이끌려 혜화동 거리를 찾았다. 내가 오징어를 튀겨 팔던 그 자리는 이미 다른 사람의 차지가 된 후였다.

다른 자리를 알아보는 것도 쉽지는 않을 것 같았다. 지금도 그렇지만 당시에도 노점상끼리 텃세와 알력은 존재했고, 또 한 평 남짓 되는 자리 하나 차지하려 해도 자릿세니 뭐니 하며 심심찮게 돈을 뜯어가는 무리들이 있었던 것이다.

나는 생각한 끝에 한군데 붙박이지 않고 돌아다니며 물건을 파는 노점을 하기로 했다. 그래서 결정한 것이 아이스케이크 장사였다. 크게 밑천이 드는 장사도 아니고, 무엇보다도 언제든지 그만둘 수 있다는 점이 마음에 들었다.

하루에 한 통을 다 판다면 하루 숙박비와 식대를 제하고 적어도 하루 20원은 남는다는 계산이 나왔다. 이 정도면 한두 달 후에 다시 산으로 들어가는 것은 문제될 것이 없었다.

아이스케이크 장사를 하는 데 필요한 돈을 구하기 위해 박도섭 씨를 찾았다. 그는 혜화동에서 종로로 자리를 옮겨 노점상을 하고 있었다. 여전히 사람 좋아 뵈는 웃음으로 나를 반갑게 맞아주었다. 그리고 산 속 생활이 어땠는지 꼬치꼬치 캐물었다.

내가 경험하고 느낀 것들을 대충 요약해서 말해준 후 박씨를 찾아온 용건을 얘기했다. 예상했던 대로 그는 흔쾌히 돈을 빌려주었다. 게다가 '어서 돈을 마련해 다시 산으로 들어가 수련에 매진하라' 고 격려까지 해주었다.

나는 그의 심정을 이해할 수 있었다. 그이 역시 산 속 생활을 동경했던 것이다. 하지만 내가 홀몸인 데 반해 그에겐 부양 가족이 있었고 그만큼 짊어져야 할 생활의 무게도 만만치 않았다. 어쩌면 그는 자신이 하지 못하는 것을 내게서 대리 만족으로 느끼는 것인지도 몰랐다.

박씨의 도움으로 나는 며칠 후 어깨에 커다란 통을 짊어지고 아이스케이크 장사를 시작할 수 있었다. 부지런히 발품을 팔아야 하는 일이라 생각보다 훨씬 고되었다. 바람 한 점 없는 여름날에 그늘에서 쉬지도 못하고 뙤약볕 아래를 쏘다니려니 그야말로 죽을 맛이었다.

　그날도 아침부터 푹푹 찌는 무더운 날씨였다. 너무 더워서 그런지 행인도 뜸했고 장사도 잘 되지 않았다. 길가에 주저앉아 나는 '에라 모르겠다' 하는 심정으로 아이스케이크를 하나 꺼내들었다. 그것은 단순히 '먹고 싶다'는 욕망이 아니었다. '내 몸의 변화'를 알고 싶은 호기심에 가까웠다.

　막 꺼낸 아이스케이크를 덥석 베어 물었다. 그야말로 꿀맛이었다. 시원하고 달콤한 것이, 마치 마라톤 연습을 할 때 즐겨 마셨던 샘물 맛과 비슷했다.

　나는 또 한 개를 꺼내들었다. 내 발치에는 순식간에 나무 막대가 쌓여갔다. 시간이 얼마나 흘렀을까. 도대체 몇 개의 아이스케이크를 먹은 것일까. 잠시 숨도 돌릴 겸, 고개를 들이밀고 아이스케이크 통을 확인한 나는 외마디 탄성을 지르고 말았다. 세상에, 그 많던 아이스케이크가 단 한 개도 남지 않고 사라져버린 것이 아닌가.

　나는 나무 막대기를 세기 시작했다. 무려 89개나 되었다. 내가 한꺼번에 먹은 아이스케이크가 89개나 된다는 얘기였다. 나는 기가 막혀서 잠시 멍한 상태에 빠졌다. 그렇게 많은 얼음 과자를 먹었다는 사실이 믿어지지 않았다. 그래도 여전히 갈증은 사라지지 않았다. 나는 동대문 시장 안으로 들어갔다. 길가에서 팥빙수 두 그릇을 게 눈 감추듯 먹어치웠다. 세 그릇째 달라고 하자 팥빙수를 파는 할아버지는 주지 않았다.

"큰일 나, 이 사람아. 찬 걸 그렇게 먹으면 안 돼."

나는 시장 안의 막걸리 집으로 들어가 막걸리 한 병을 선 채로 마셨다. 그제서야 겨우 갈증이 누그러졌다. 앞서 얘기했듯이 지독한 천식으로 고생하던 나는 한창 단 것을 밝히던 어린 시절에도 아이스케이크 한 개 마음놓고 먹어본 적이 별로 없었던 것이다.

멍한 상태에서 깨어나보니 눈에선 쉴 새 없이 눈물이 흐르고 있었다. 아이스케이크를 무려 89개나 먹고, 팥빙수와 막걸리를 먹었는데도 기침은커녕 가벼운 재채기조차 나오지 않았다는 사실에 감격한 것일까, 아니면 늘 몸이 어떻게 되지나 않을까 전전긍긍하며 살아온 지난 세월이 새삼 안타깝고 아쉽게 느껴져서일까. 그때 어디선가 들려오는 박도섭 씨의 음성을 들었다.

'내가 앉은뱅이였다면 자네 믿을 수 있겠나?'

'낮에는 물을 마시지 말게. 그러면 자네 천식 고치는 것쯤 아무것도 아니라니까!'

수련을 하면서도 사실 박씨의 말을 온전히 믿지는 않았다. 그는 단지 어떻게 하라는 것만 일러주었을 뿐 왜 그것이 좋은지에 대해서는 일언반구도 설명해주지 못했기 때문이었다. 그래서 그의 말을 전적으로 신뢰할 수 없었다.

어찌 보면 내가 산에 들어간 계기도 바로 거기에 있었다. 나는 오로지 나의 직접적인 체험만을 믿었고 그 열망으로 수련을 지속시킬 수 있었다. 그런데 드디어 그 결과가 이렇게 갑작스런 순간을 통해 나타났으니, 어찌 감동하지 않을 수 있단 말인가.

강물처럼 흐르는 눈물을 닦을 생각도 않고 혼자 웃다가 가슴을 치다가 소리를 지르기를 반복했다. 이제야 병에서 해방되어 거듭났다는 느낌, 그리고 영원한 생명의 비밀 한 자락을 발견한 느낌으로 가슴이 뜨겁게 달아올랐다. 나는 박씨에게 식이요법을 전수해주었다는 김영수 씨를 찾아가기로 마음먹었다.

그가 말하는 영생이 무엇인지 자세하게 듣고 싶었고, 그것이 내가 궁극적으로 밝혀내고자 하는 생명의 비밀과 어떤 상관 관계에 있는지 연구하고 싶어졌다. 할 일을 정하자 갑자기 마음이 분주해졌다.

주섬주섬 눈물을 닦고 가벼워진 통을 걸머멘 후 바삐 걸음을 옮겼다. 박씨와의 만남이 우연을 가장한 운명이었던 것처럼 어쩐지 내겐 김씨와의 만남 역시 정해진 운명처럼 느껴졌다.

박씨에게 물어 김씨의 소재를 파악하는 데 성공한 나는 곧바로 파고다 공원을 찾았다. 그는 몇 년 전과 마찬가지로 공원을 떠도는 사람들에게 영생을 설파하고 있었다. 가만히 들어보니 그의 주장은 대부분 성경을 근거로 했다. 그것은 무척 낯선 이야기였다. 내가 아는 기독교와 성경은 삼각산 기도원에서 접한 것이 전부였다.

정식으로 김씨와 인사를 나눈 후 마치 인터뷰를 하듯이 궁금한 것을 묻고 답을 듣는 식으로 대화를 풀어나갔다.

그는 기유생, 즉 서기 1909년생이었다. 따져보니 나보다 무려 30세나 연상이었다. 어린 시절을 평양에서 보낸 그는 어렸을 때부터 독실한 기독교인으로 자랐다. 12세 때부터 본격적으로 성경을 탐독하기 시작했으며, 장성한 후에도 성경에 대한 열정은 식지 않았다고 한다. 평양과 해주 사이에 위치한 중화라는 소도시가 그의 생활 근거지였는데 거기서 그는 장사를 하며 생계를 이어갔다.

그 후 6 · 25 전쟁이 발발하자 남으로 내려온 그는 자기가 깨우친 바대로 음식 조절을 하면서 파고다 공원에 나가 사람들과 어울리기 시작했다. 그냥 어울린 것이 아니라 자기가 체험하고 느낀 진리를 타인에게 전하고자 애썼다. 그는 숱한 사람들이 병으로, 죽음으로 고통을 받는 것에 연민을 느꼈고 따라서 한 명이라도 자기가 얻은 진리에 근접하여 영생의 대열에 함께 오르기를 원했다.

사람들의 반응은 차가웠으나 그 와중에도 김씨를 따르는 사람이 있었으니 그게 다름 아닌 박도섭 씨였다. 그리고 박씨로부터 식이요법의 효능을 전수받아 기어코 김씨를 찾아온 사람이 바로 나, 이상문인 것이다.

나는 김씨가 영생을 전도하게 된 내력을 듣는 과정에서 우리 둘의 경험이 어느 지점에서는 상당히 일치하고 있다는 생각을 했다. 식사량을 점점 줄여가면서 실험한 것도 그렇고, 그 속에서 여러 가지 신비한 체험을 많이 한 것도 그러했다. 그 역시 유체이탈을 경험했으며 인간의 지나간 과거를 볼 수 있는 투시력을 지니고 있었다. 때로는 알 수 없는 속삭임, 그리고 형체가 불분명한 환영에 사로잡히는 경우도 종종 있다고 했다.

그러나 이와 같은 몇 가지 공통점을 확인한 것 외에 김씨에게 별다르게 얻은 성과는 없었다. 다만 나보다 앞서 김씨가 실천한 것이 시초가 되어 내가 오늘날 수련의 길에 접어든 것이 그저 고마울 뿐이었다. 오히려 나는 김씨를 만남으로 인해 내가 밝혀야 할 것이 무엇인지 뚜렷하게 확인할 수 있었다. 박씨에 비하면 김씨의 체험은 보다 폭이 넓고 깊은 것이었지만 종교적인 색채가 강했다. 나는 좀더 체계적이고 분명한 근거를 밝혀내길 원했고 그런 점에서 그것은 순수하게 내 몫이었다.

이 대목에서 잡설 한 자락 늘어놓자면 현재 김영수옹은 경기도 여주에서 농사를 지으며 생활하고 계신다. 김옹의 현재 나이는 92세. 우리의 통념으로는 상당한 고령인데도 농사를 짓는 데 전혀 불편을 느끼지 않을 만큼 정정하시다. 시력과 청력은 물론 정력도 이삼십 대 젊은이들에게 뒤지지 않을 정도라고 한다. 물론 그 비결은 그가 성경 통독과 체험을 통해 얻은 식이요법에 있다. '지금도 4~5일에 한 끼만 먹을 정도로 소식을 실천하고 있었고 물도 될 수 있으면 밤에만 마시는 생활을 유지하고 있다'는 게 김옹의 고백이다.

나는 김영수옹에게 내가 정립한 이론들, 즉 음양의 법칙, 낮과 밤의 원리, 밥따로 물따로, 식후 2시간 후에 물을 마시라는 것, 음양식사 수련의 단계, 각종 질병에 따른 처방 등을 굳이 말할 필요를 느끼지 못했다. 그이 나름의 관점과 방법론에 입각하여 자신의 건강을 유지하고 있었고 내가 보기에 그 이론이 설혹 허점 투성이라 하더라도 스스로는 일평생을 바쳐 연구해온 것인 만큼 그것을 고집할 만한 충분한 이유가 있다고 생각했기 때문이다.

목숨을 건 나와의 싸움

나는 다시 서울을 떠나기로 작정했다. 당장 필요한 돈을 벌기 위해 들어온 도시, 서울은 내겐 창살 없는 감옥과 같았다. 만나는 사람들 대부분은 나와 뜻이 맞지 않았다. 그들은 무조건 좋은 것을 많이 먹고 아무 때나 물을 마시는 것을 선호했으며 그렇게 살 수 있는 것을 다행으로 여겼다. 따라서 그런 사람들과 섞여 생활하는 한 아무리 모질게 마음먹는다 해도 언제 어디선가 구멍이 뚫리게 마련이었다. 단식은 고사하고 낮에 물을 마시지 않는다는 그 간단한 계율조차 지키기가 힘든 게 사실이었다.

그러나 입산하기 위해서는 준비가 필요했다. 나는 좀더 빠른 시일 안에 필요한 돈을 벌기 위해 아이스케이크 장사를 때려치우고 여관 종업원으로 취직했다. 여관 종업원은 내게 친숙한 일이었다. 고향을 떠나 서울이라는 낯선 도시에 와서 처음으로 손에 익힌 게 바로 여관 종업원 일이었다. 갓 서울에 올라온 촌뜨기였던 나에게 여관이라는 공간은 참으로 칙칙하고 우울하게만 느껴졌다. 여관을 찾는 손님들은 무슨 사연에서건 지칠 대로 지쳐 있었다. 도시의 뒷골목을 헤매다가 간신히 몸 뉘일 자리 하나 찾아 기어들어온 가난한 서민들이 대부분이었던 것이다.

그러나 이번에 취직한 여관은 제법 규모도 있고 시설도 괜찮았다. 당연히 드나드는 손님도 적지 않았다. 나는 숙식을 해결하며 온갖 잡일을 도맡아했다. 숙박비 수납부터 손님들 시중에 청소 따위의 허드렛일까지 해야 할 일은 너무나 많았다.

어느덧 반년의 세월이 흘렀다. 시간이 갈수록 초조해졌다. 될 수 있으면 식이요법을 철저하게 지키려 했지만 그래도 많이 소홀해진 것이 사실이었다. 언제 다시 기관지 천식이 재발할지 모른다는 악몽에 시달렸다. 빨리 여관을 뜨고 싶어도 수중에 모인 돈은 얼마 되지 않았다.

병의 재발에 대비하는 심정으로 틈틈이 약 조제법을 연구하기 시작했다. 그 분야에 문외한이었지만 그쪽으로 묘하게 발달해 있는 나의 감각을 믿었다. 약 조제에 대한 연구를 시작하면서 쉴 틈이 없어졌다. 낮부터 밤까지는 죽어라 일을 해야 했고 새벽이 되어서야 비로소 연구를 시작할 수 있었다.

거의 뜬눈으로 새벽을 지새며 관련 서적을 탐독했다. 이 일에 점점 재미를 붙이자 없는 돈을 털어 약재까지 구입하는 열성을 보였다. 내 성격상 책만 읽고 끝낼 수는 없었다. 무엇이든 한번 손에 잡으면 온몸을 던져 실험을 해보아야만 직성이 풀리는 터라 나 자신이 무슨 풋내기 한의사라도 된 양 이것저것 섞어 약을 만들어내느라 바빴다.

그러던 어느 날, 손님의 무거운 짐을 들어주다가 담에 걸리고 말았다.

옆구리가 묵직하고 뻐근한 게 통증도 만만치 않았다. 그동안 열심히 공부한 까닭에 담 걸린 데는 천호가 좋다는 것을 알고 있던 나는 서둘러 천호를 사다가 불에 고아 밀가루를 섞어 환약을 만들었다. 그리고 일이 끝난 새벽에 팥알만하게 만든 환약 스무 개를 한꺼번에 먹고 잠이 들었다.

얼마나 시간이 흘렀을까. 꿈인지 생시인지 가수면 상태에서 뒤척이던 나는 갑자기 터져나오는 기침에 깜짝 놀라 자리에서 일어났다. 기침은 멈추지 않고 계속 나왔다. 불안한 마음에 입을 틀어막는 순간 뭔가 뜨겁고 진한 것이 손바닥에 고이기 시작했다. 그 기분 나쁜 액체는 입에서 흘러나오고 있었다.

불을 켜고 보니 그것은 새빨간 피였다. 나는 피 한 방울이라도 아껴야 한다는 생각에 입을 앙다물었다. 그랬더니 이번엔 코피가 쏟아졌다. 당황하여 입과 코를 틀어막았다. 그런데 이게 웬일인가. 눈과 귀에서도 피가 흐르는 게 아닌가. 어느새 방바닥은 피로 흥건했다. 겁이 덜컥 났다.

'이러다가 그냥 죽는 게 아닐까······?'

사극의 주인공이 사약을 받고 온몸으로 피를 토하며 죽는 장면이 자꾸만 연상됐다. 이렇게 죽을 수는 없다는 생각에 주인 아저씨를 소리쳐 불렀다. 하지만 피가 목구멍을 꽉 채운 상태여서 목소리는 밖으로 터지지 않고 안에서만 그렁거렸다. 점점 현기증이 일더니 정신이 아뜩해졌다. 다행히 쿨렁쿨렁 쏟아지던 피는 잦아들었지만 기침을 하면 또 피가 섞여나왔다.

나는 정신을 잃지 않기 위해 몸의 모든 에너지를 의식에 집중했다. 내 몸이 오랜 명상과 호흡 조절로 단련되어 있었다는 게 천만다행이었다.

날이 밝은 후 간신히 몸을 일으켜 병원을 찾았다. 병원에서는 폐가 형편없이 나빠졌다면서 6개월 이상 치료를 받아야 살 수 있다고 했다. 넌지시 물어보니 하루 치료비가 무려 400원이나 되었다. 하루 벌어 하루 사는 데 급급한 내 처지에 그만한 치료비를 마련한다는 것은 어림 반 푼어치도 없는 일이었다. 어떻게 할 것인가 곰곰이 생각했다. 의외로 결과는 명쾌했다. 병원 치료가 불가능한 상태에서 내가 선택할 수 있는 길은 단 하나밖에 없었다. 단식이 바로 그것이다.

단식으로 천식을 고쳤던 기억을 되살리며 여관을 나왔다. 취직할 당시에 여관 앞마당은 형형색색의 꽃들과 초록 잎의 키 작은 나무들로 가득 했지만 이미 계절은 한겨울로 바뀌어 있었다. 가진 돈의 반을 털어 그 시기 한창 유행하던 중공군 누비옷을 사 입고 삼각산 기도원으로 향했다. 몸만 건강하다면야 한겨울이어도 혼자 있을 곳을 택하겠지만 온몸으로 피를 쏟는 마당에 아무도 없는 노천에서 홀로 기숙할 수는 없었다.

삼각산 정상으로 오르는 길은 무척 매서웠다. 황량한 바람이 사정없이 폐부를 찌르며 내 몸을 공격했다. 몸이 약해져서 그런지 마음도 텅 빈 것처럼 헛헛하기만 했다. 남루한 차림으로 터벅터벅 산을 오르는 내 모습이 마치 다시는 되돌아오지 못할 길을 떠나는 사람처럼 느껴져 쓸쓸하고 또 외로웠다.

기도원에 도착하자 원장은 반가움보다는 난색을 표했다. 우선 기침소리가 시끄러운 것이 큰 문제였다. 기도원은 워낙 조용한 곳이라 작은 소리 하나에도 평온함이 흔들릴 수 있었다. 또한 기도원의 다른 식구들이 나를 폐병환자로 알고 꺼리는 것도 적잖은 고민거리였다. 하지만 그렇다고 물러날 수는 없었다. 나에겐 갈 곳도, 의지할 곳도 없었다. 원장에게 '그 어떤 폐도 안 끼칠 테니 나 혼자 기거할 수 있게만 해달라'고 부탁했다. 다행히 옛 정이 남아서인지 원장은 내가 묵는 것을 허락했다.

기도원에 들어가자마자 단식을 시작했다. 단식 3일째. 차츰 기침이 잦아들며 탁한 피 색깔이 정상으로 돌아오더니 마침내 기침을 해도 더이상 피는 나오지 않게 되었다. 병원 의사들이 하루에 400원씩 내며 6개월을 치료해야 낫는다고 한 병이 단 3일만에 고쳐진 것이다.

나는 몸 상태가 호전된 것에 만족하지 않고 왜 갑자기 병이 악화되었는지 그 이유를 분석하려고 애썼다. 그 결과 피에 염분이 많아지면 열이 오르고 상기되어 입과 코, 눈과 귀로 나온다는 사실을 알게 되었다. 이는 기운이 없고 몸이 축 가라앉을 때 소금을 많이 넣어 끓인 콩나물국이나 미역국을 먹으면 기운이 소생하는 것과 마찬가지 이치다.

이와 같은 극한 경험을 통해 이제 어떤 병이든지 고칠 수 있다는 자신감을 가질 수 있었다.

'짐승들도 병이 들면 단식을 통해 몸 상태를 조절하는데 만물의 영장이란 인간은 왜 굳이 약과 주사와 수술만으로 병을 고치려 하는 것일까……'

기왕 몸을 고친 김에 더욱 철저하게 수련을 하기로 했다. 과거에 수련했던 방법대로 3일에 한 끼, 5일에 한 끼, 7일에 한 끼 먹는 연단을 시도했다. 몸은 피골이 상접하여 보기에 민망할 정도가 되었으나 눈에 보이지 않는 엄청난 변화를 생각하면 그 정도는 충분히 감내할 수 있었다.

기도원 식구들의 말을 빌리면 내 몸에서는 좋은 향기가 난다고 했다. 물론 나도 그것을 느낄 수 있었다. 말할 때도 그렇지만 미세한 손짓, 발짓 하나에도 싱그러운 향내가 진동을 했다.

훗날 안 것이지만 인체에서 좋은 향기가 나는 것은 다 근거가 있는 것으로, 인체를 구성하는 세포가 질적 변화를 할 때 그런 현상이 일어났다.

여기서 세포의 질적 변화란 스스로 무한대의 생산성을 발휘하는 능력 있는 세포로 거듭나는 것을 말한다. 이 과정에서는 단지 향기가 진동하는 것만 아니라 때론 몸을 접촉하는 것만으로 환자의 병이 호전되기도 했다.

이는 자기 몸 안의 기운과 에너지를 자유자재로 운용할 수 있는 사람이 환자의 환부에 손을 대어 기를 불어넣음으로써 그의 상태를 좋게 만드는 것과 비슷했다. 과거에 이곳 기도원에서 간질환자의 발작을 진정시킨 것도 같은 맥락이었다고 보면 된다.

하루가 다르게 변하여 삼각산과 속리산에서 수련 생활을 할 때와 거의 흡사한 상태로 돌아갔다. 아니, 어떤 점에서는 오히려 과거보다 더 뛰어난 능력을 발휘하기도 했다.

명상에 잠기기만 하면 현재의 시간과 공간을 초월하여 과거와 미래는 물론이고 동서남북 어느 곳이든 자유자재로 넘나들 수 있었다. 놀랍게도 타인을 치유하는 능력이 배가되었음을 느낄 수 있었다.

그렇다고 전처럼 티를 내며 환자들을 고쳤던 것은 아니다. 이미 지독한 곤욕을 치른 바 있어 고쳐주고 싶은 환자가 있으면 그가 알지 못하게 다가가 남몰래 기운을 불어넣어주곤 했다. 그리고 가급적이면 약을 처방하는 방법으로 환자들을 봐주었다.

약을 처방해주는 것은 나 자신의 능력을 감출 수 있는 매우 유용한 방편이었다. 세상 사람들은 자기와 다른 부류의 인간들을 배척하는 이상한 습성을 지니고 있기 때문에 섣불리 능력을 드러내는 것은 굉장히 위험했다.

아무리 병을 고쳐 주고 은혜를 베푼다 해도 사람들은 일단 자기 발등의 불을 끄고 나면 마음이 달라져 공격의 발톱을 드러내기 일쑤였던 것이다.

나는 어서 겨울이 가고 봄이 오기만을 기다렸다. 그때까지는 눈에 띄지 않게 조용히 지내는 것이 상책이었다. 고도의 수련자라 해도 이 추운 날 밖에 나가 홀로 수련을 한다는 것은 아무래도 무리였다.

마침내 동장군이 서서히 물러날 기미를 보이기 시작했다. 3월 1일, 짐을 꾸려 기도원을 나섰다. 산 정상의 봄은 더디게 왔다. 한낮을 제외하면 아직은 겨울에 더 가까웠다. 바람은 여전히 차고 매서웠으며 아침저녁으로 몰려드는 한기는 스물여섯 살 청년의 몸을 사정없이 공격했다.

그래도 보이지 않는 봄의 기운이 어디선가 숨쉬고 있음을 느꼈다. 겨울이 가면 봄이 온다는 게 자연의 섭리였다. 제아무리 맹위를 떨치는 산속 추위라 한들 위대한 자연의 섭리를 배반하기란 불가능했다.

외형적인 조건만 보면 전에 삼각산에 기거할 때와 달라진 점이 별반 없다. 그러나 수련에 임하는 자세와 의지에서는 많은 차이를 보였다.

지난 겨울, 피를 쏟으며 삼각산을 오를 때부터 이미 이것이 내 생애 마지막 수련이 되리라는 각오를 다지던 터였다. 따라서 기도원에서 겨울을 나며 한 단계씩 수련의 기초 과정을 밟는 데 주력해왔으며, 하루 빨리 기도원 밖에서 본격적인 수련을 통해 생명의 비밀을 밝히려는 요량으로 봄을 기다려왔다.

기도원을 나올 때 아예 식량을 준비하지 않은 것도 그런 이유에서였다. 몇 벌의 옷과 간단한 필기구가 내 짐의 전부였을 뿐 쌀은 물론 밀가루 한 포대도 마련하지 않았다. 수중에 돈도 없고 원장에게 그걸 공짜로 달랄 만큼 배짱도 없었지만, 이는 무엇보다도 수련에 임하는 내 각오가 특별함을 반증하는 것이었다.

군이 3월 1일이 되기를 기다려 나온 것도 다 나름의 의미가 있었다. 이때쯤 날이 풀린다는 사실은 별로 중요하지 않았다. 오히려 3월 1일이 상징하는 바, 즉 천지인이 하나로 통합되는 시점이라는 것에 주목했다. 내 몸 안에서 하늘인 천과 어머니인 땅, 그리고 인간인 내 자아가 합치되기를 간절히 소망한 것이다.

기도원을 나온 첫날부터 본격적인 수련이 시작되었다. 나는 틈나는 대로 일기를 썼다. 수련 과정을 통해 변화하는 몸과 마음의 상태를 문자로 남겨두기 위해서였다.

일기는 수련을 시작한 지 13일째 되는 날 오전에 끝나고 만다. 나중에 알게 된 사실이지만 13일째 되는 날 오후에 나는 그만 의식을 잃고 쓰러졌던 것이다. 밥은 물론 물 한 모금조차 먹지 않고 단식을 하며 버틴 13일간의 체험. 그 생생한 기록을 여기에 실어본다.

3월 1일

내가 이번 수련을 통해 얻고자 하는 것은 그동안 궁금하게 여겼던 질문들에 대한 구체적인 해답이다. 그 대표적인 것이 '인체 및 우주의 순환 관계에 대한 자세한 규명'과 '낮에 물을 마시면 안 되는 이유'다. 물론 나는 내 나름의 해답을 이미 가지고 있다. 그러나 그 모양새가 아직은 막연하고 또 불완전하다.

지구와 인체의 관계가 대우주와 소우주의 관계라는 것 이상의 내용을 확실하게 밝혀내고 싶다. 또한 낮에 물을 마시면 인체의 기 흐름에 방해가 된다는 것을 넘어, 그렇다면 어떤 시간에 어떤 방법으로 물을 마셔야 하는지를 구체적으로 해명하고 싶다.

앞으로 나의 하루는 운동과 명상으로 이루어질 것이다. 나는 과거의 수련과는 달리 곡기와 물을 완전히 끊을 것이다. 그동안의 수련 방식, 즉 3일에 한 끼, 5일에 한 끼, 7일에 한 끼를 먹는 것으로는 더이상 만족할 만한 성과를 거두지 못할 것임을 깨달았기 때문이다.

그렇다. 내가 바라는 것은 깨달음이다. 단지 천식을 치료하여 건강하게 사는 것을 목표로 했다면 지금까지 경험한 것만으로도 충분하다. 내가 궁극적으로 달성하고자 하는 것은 단기적인 건강을 넘어선 생명의 비밀, 즉 모든 인간에게 적용할 수 있는 생명의 법칙을 깨닫는 것이 아니던가.

동서고금을 통해 많은 선각자들이 있어 왔지만 그들 대부분은 육체와 분리된 정신의 해방을 추구하는 경향이 강했다. 이는 정신과 육체를 분리하는 잘못된 생각에서 나온 것이라고 생각한다. 육체와 정신은 공존하는 동전의 양면이다.

따라서 몸은 보이는 정신에 다름 아니고 또 정신은 보이지 않는 몸과 다르지 않은 것이다. 세상에 우주의 진리가 내 몸을 떠나서 외부에 존재한다고 생각하는 것만큼 허무한 것이 또 어디 있단 말인가.

오늘부터 내 몸과 정신의 투쟁이 시작되었다. 투쟁의 대상은 바로 나 자신이다. 나를 이기고 지는 유일한 존재는 오직 나뿐이다. 현재 나는 백

척간두에 서 있는 기분이다. 한쪽엔 영원한 죽음의 낭떠러지가 있고 또 한쪽엔 영원한 삶의 벼랑이 존재한다. 어느 쪽으로 발을 디디는가는 순전히 내게 달렸다.

3월 3일

어젯밤에 엄습한 추위가 오늘 아침까지 이어지고 있다. 두꺼운 옷을 준비했으니 망정이지 까딱하면 온몸이 동태로 굳어버릴 뻔했다. 천만다행이다.

아침 저녁으로 추운 것 말고는 모든 것이 마음에 쏙 든다. 일단은 조용해서 좋다. 고요함만큼 평화로운 것이 또 있을까. 단식을 통해 세포가 고요한 상태에 놓이게 되면 우리 몸은 최고로 편안함을 맛볼 수 있다. 마찬가지로 정신도 고요한 가운데 휴식을 취해야 한결 맑아지고 안정된다.

어제는 특히 달이 밝았다. 어느 한군데 이지러짐 없이 둥그런 것을 보니 만월에 가까운 것 같았다. 문득 생각이 고향집에 머물렀다. 부모님과 형제들, 그리고 어린 시절을 함께 보낸 깨복쟁이 친구들 얼굴이 차례차례 떠올랐다.

나는 세차게 고개를 흔들었다. 자꾸 외롭다고 여기면 잡념만 더 강해지는 법이다. 이미 여러 번 체험한 터여서 잡념을 없애는 방법을 터득하고 있었다.

한밤중에 다시 가부좌를 틀고 앉았다. 명상은 잡념을 이기는 유일한 길이다. 생각도 느낌도 숨을 죽이고 오로지 이 세상에는 우주와 교감하는 나의 호흡만 남는다. 무의 상태라는 것이 정녕 이런 것일까.

어느 순간 하늘의 별들이 내 머릿속으로 쏟아져들어오는 것 같았다. 머리가 밝아지고 눈이 번쩍 뜨였다. 육신에 붙어 있는 두 눈은 감겨 있을지 몰라도 시간과 공간을 꿰뚫는 영혼의 눈만은 살아 움직이는 느낌이다.

귀에서는 별들이 속삭이고 온몸의 신경은 천지 기운의 애무로 뜨겁게 달아올랐다. 인체의 신비를 깨닫게 될 날이 멀지 않았구나 싶어 슬며시 웃어보았다.

3월 4일

오늘은 기도원을 방문했다.

낯익은 얼굴 뒤로 새로 들어온 사람들이 몇몇 눈에 띄었다. 늘 그렇듯이 새로 온 이들도 대부분 중환자였다. 간질에, 중풍에, 혹은 이름 모를 질병에 시달리느라 이승에서의 생을 저주하게 된 사람들. 절망밖에 남지 않은 그들의 고통스런 삶을 보면서 나는 다시 한 번 인간이란 존재에 대해 회의했다.

만물의 영장이라 불리는 인간의 삶이 왜 이리도 힘들고 어려운 것일까. 이렇게 살다 가면 짐승과 다를 바가 없지 않은가. 잘났든 못났든 선하든 악하든 모든 인간이 결국은 병에 걸려 무덤 속으로 들어갈 운명이라면 굳이 우리가 노력하며 살아야 할 이유가 어디에 있을까. 철학과 도덕이 무슨 소용이며 관용과 배려가 무슨 소용이란 말인가……

그러나 이런 생각이 위험하다는 것을 나는 알고 있었다. 올바른 사유란 한 번 더 뒤집어엎는 것이다. 인간의 삶이 병마에 발목을 잡혀 힘들고 어려운 것은 인간들이 무지몽매하여 거기서 해방될 방법을 모른 채 체념하고 살기 때문이다. 우주의 원리, 생명의 법칙을 무시하고 자기 멋대로 먹고 마시기 때문에 고통이 찾아오는 것이다.

기도원 식구들만 봐도 여실하게 드러나지 않는가. 그들은 내가 병을 고쳐줄 때는 무슨 말이든 다 들을 것처럼 시늉하다가도 정작 아픔이 조금 가시고 나면 언제 그랬냐는 듯 원래의 식습관으로 되돌아가기 일쑤였다. 소식을 하라 해도, 간식을 먹지 말라 해도, 그리고 낮에는 물을 마시지 말라 해도 그저 귓등으로 흘려들을 뿐이었다.

여러 가지 생각에 휘말린 까닭인가. 기도원을 다녀온 뒤 약간의 배고픔을 느꼈다. 그러나 전처럼 기운이 가라앉는 증상은 없었다. 그래서 나는 배고픔을 잊기 위해 오히려 계곡으로 산책을 나가는 등 여기 저기를 쏘다녔다.

밤에는 명상에 잠겼다. 점차 비어가는 내 몸이 천지의 맑은 기운으로 가득 채워지는 것을 느끼며 오랫만에 깊은 잠 속으로 빠져들었다.

3월 6일 🌿

명상을 하는 중에 무언가 강한 힘이 머리를 때리는 충격을 느꼈다. 둔탁한 충격은 점차 뿌연 빛으로 바뀌었다. 그 빛은 정수리에서 발끝까지 뻗쳤다. 나는 둥그렇고 뜨거운 봉이 내 몸을 관통하는 듯한 느낌에 사로

잡혔다.

그 후로도 나에게 감지되는 느낌은 수시로 바뀌었다. 봄날의 나른한 기운으로 다가왔다가 또 차가운 이슬방울이 주는 신선한 기운이 되었다가, 때로는 성난 폭풍으로 또 때로는 한여름 소나기로 바뀌기도 했다.

나는 이 모든 것이 세포가 변화하는 과정에서 생기는 현상임을 깨달았다. 내가 감지하는 기운은 그것이 아무리 좋은 느낌일지언정 그것 자체가 '나'일 수는 없다. 기운은 외부 환경과 조건에 따라 끊임없이 변하기 마련이며 따라서 참된 자아라 할 수 없다.

나는 명상을 통해 참된 자아를 보려고 했다. 과거의 수련을 통해 이미 우리 인체가 대우주의 구조와 본성을 그대로 닮은 소우주임을 규명했다. 여기서 소우주라 함은 우리 인체가 자체적으로 모든 것을 스스로 극복할 수 있으며 마치 천지가 조화를 이루듯 우리의 육체도 그렇게 조화로운 존재임을 의미한다. 즉, 우리 몸의 세포가 그와 같은 상태로 바뀌어야만 참된 자아를 회복할 수 있는 것이다.

그런데 사람들의 몸은 이미 망가져 있다. 음양의 법칙을 무시하는 삶을 살고 있기 때문이다. 평범한 사람들은 물론 인간의 병을 고치기 위해 태어났다는 의사들조차 우주의 법칙의 기초인 음양론에 관심이 없다. 나아가 생명 유지에서 가장 기초가 되는 식사법에 대한 연구마저 도외시되고 있는 형편이다. 그들의 관심은 오로지 다양한 기구를 이용해 살을 찢고 꿰매고 독한 약과 주사를 집어넣는 데에만 온통 쏠리고 있다.

소우주인 우리 몸의 음양을 맞추기 위해 필수적으로 요구되는 것을 대라면 나는 공기와 음식을 들겠다. 공기가 양이라면 음식은 음이다. 공기 중의 질소와 산소는 불을 밝히는 성질을 지닌 반면, 음식은 물에서 생성하여 탁기가 굳어진 물질이기 때문이다. 하지만 공기에도 음과 양이 있다. 호(呼)는 양이요, 흡(吸)은 음이다. 음식 역시 양인 식(食)과 음인 음(飲)으로 나뉘어진다. 따라서 호흡과 음식 조절만 잘 해도 인간의 세포는 완벽하게 자생력을 회복할 수 있으며 이것이 곧 참된 자아로 나아가는 길이다.

생각이 여기까지 미치자 몸이 급격히 피곤해졌다. 나는 모든 것이 멈춘 듯한 상태에서 그대로 잠이 들었다.

3월 7일

이상하게 톡 쏘는 느낌이 들어 이리저리 몸을 살펴보니 군데군데 붉은 반점이 돋은 게 보였다. 도톰하게 올라온 모양이 꼭 물집 같아서 손으로 터뜨려보았으나 물이 나오는 대신 약간 쓰라리기만 했다. 시간이 지나자 이제 몸에서 열이 나기 시작했다. 그에 따라 반점도 점점 많아졌다.

나는 이것이 몸 안에 축적된 독소가 빠지는 것임을 알았다. 아무리 열이 나도 체온에는 변함이 없고 붉은 반점으로 몸이 뒤덮여도 속은 아무 이상 없이 편안한 것이 그 증거였다. 가만히 있는 게 갑갑해 산 아래까지 내려갔다 올라오기를 두 번 반복했다. 땀이 쭉 솟으며 몸이 개운해지는 느낌이었다. 하긴 몸 안의 독소가 빠지고 있으니 얼마나 상쾌하고 맑아지는 기분이겠는가. 오늘은 소변량이 더 줄었다. 먹은 것이 없어서 그런지 대변은 물론 소변도 잘 나오지 않는다.

3월 8일

　서서히 배가 고프기 시작한다. 하지만 참을 만하다. 아니, 참지 않으면 어떡할 것인가. 내게는 당장 끓여먹을 만한 피죽 거리도 없는데.

　지금의 내 모습을 거울에 비쳐봤으면 싶다. 그 어느 때보다도 처참하게 마른 상태이리라. 볼은 푹 꺼지고 살이 내린 자리엔 주름만 가득하고, 대신 두 눈만 살아 번뜩이겠지. 상상을 해보니 차라리 거울이 없는 게 다행이라는 생각도 든다.

　배가 고프다고 누워 있으면 힘이 더 든다는 것쯤 이미 경험으로 터득한 바 있다. 그럴 때는 오히려 자꾸 움직여주는 것이 상책이다. 그러면 몸이 새털처럼 가벼워지는 것을 느낄 수 있다.

　계곡으로 내려가 흐르는 물에 발을 담갔다. 얇고 하늘하늘한 천이 물을 흡수하듯 내 몸이 물을 빨아들이는 느낌이다. 순간 정신이 번쩍 들었다. 물은 정신을 맑게 하는 힘이 있는 데 반해 불은 정신을 밝게 하는 작용을 하는 것 같다. 호흡을 해보면 안다. 공기는 양이고 음식은 음이다. 따라서 호흡을 하면 아무리 냉랭한 몸이라도 금세 온기가 감돈다. 그 이유는 호흡을 통해 콧구멍으로 우주의 양기를 빨아들이기 때문이다. 마치 지금 물에 담근 내 발이 찬 기운을 흡수하는 것처럼.

　그러고 보면 우주 어느 것도 내 것 아닌 게 없다. 반대로 나 역시 내 것이 아니며 결국은 우주의 일원일 뿐이다. 우주의 모든 것은 그렇게 서로 교감하고 합치된다. 서로가 서로의 분신이자 또 전체가 된다. 그러나 지금까지 눈에 보이는 형상에만 갇혀 보이지 않는 원대한 관계와 소통에 무심하고 또 무지했다. 통일의 관점이 아니라 분리의 관점에서 사물을 바라보았다. 그러나 이 세계는 하나다. 인간도, 만물도, 우주도 하나다. 전체로서의 하나다.

3월 10일

한 끼도 먹지 않고 8일을 넘기기는 이번이 처음이다. 그래서인지 기운이 없고 가끔씩 현기증도 인다. 앉았다가 일어설 때는 머리 속에서 작은 폭죽이 터지는 것처럼 빨갛고 노랗게 불꽃이 피어오르기도 한다.

밥이 먹고 싶다. 하얀 쌀밥에 잘 익은 김치를 반찬으로 한 그릇 뚝딱 비웠으면. 노릇노릇하게 구운 밀가루 빵의 부드럽고도 향긋한 냄새에 흠뻑 취해봤으면. 전에 한 삼 일을 단식하고 종로 거리를 걷다가 나도 모르게 빵 가게로 들어간 적이 있었다. 나는 빵집 문을 열고 들어갔다는 사실조차 인식하지 못했다. 가게 주인이 퀭한 몰골의 나를 이상하게 쳐다보며 뭘 찾느냐고 물었을 때야 비로소 어디인지를 눈치챘으니까.

그러고 보면 내가 확실히 달라지긴 한 것 같다. 그때는 이틀만 굶어도 보이는 게 오로지 먹는 것이요, 생각나는 것 역시 먹는 것뿐이었는데. 그래도 지금은 일주일쯤 아무 사심과 고통 없이 넘길 수 있게 되지 않았는가. 하지만 일주일이 지나니 조금씩 힘들어지는 것은 사실이다.

다행히 몸에 돋은 붉은 반점은 거의 사라지고 없었다. 그러나 체력이 떨어진 탓인지 손발에 온기가 없는 게 찬바람이 돈다. 여느 때처럼 볕 좋을 때를 골라 계곡 물에 발을 담갔더니 물보다 먼저 냉랭한 기운이 몸 속으로 빨려드는 것 같았다.

도저히 차가워서 견딜 수가 없었다. 또 목도 간질간질한 것이 마치 천식으로 인한 발작이 시작될 때와 비슷한 증상이 나타나기 시작했다. 그래도 다행히 기침은 나지 않았다. 목이 근지러운 것도 시간이 지나자 저절로 가라앉았다.

하지만 배고픔은 해가 지고 밤이 찾아와도 사라지지 않았다. 갑자기 마음이 기도원을 향해 달렸다. 그곳엔 먹을 것이 많을 터였다. 그리고 내가 빈손으로 가도 한 끼 밥쯤 아까워하지 않고 내줄 것이 분명했다.

이렇게 혼자 고생한다고 누가 알아주는 것도 아닌데 이쯤에서 그만두는 것이 낫지 않을까, 내가 혹시 미련한 짓을 하고 있는 것은 아닐까. 나는 잠시나마 유혹에 흔들렸다. 아니, 솔직히 말하면 잠시가 아니라 꽤 오랜 시간을 잡념과 회의에 시달려야 했다.

3월 11일

뱃속은 편안하고 깨끗한 상태지만 점점 힘이 없어지는 것을 느낀다. 아, 깨달음은 언제 어떻게 오려는 것일까. 우주의 창조주가 부여한 내 안의 전지전능한 능력은 도대체 어느 시점에 발현될 수 있을 것인가.

엉덩이와 다리 부분에 진물이 잡혔다. 너무 오래 앉아만 있어서 그런 것 같다. 낮 한때 등산하는 것을 제외하면 요즘 나의 하루는 거의 명상으로 채워진다. 그 이유는 힘이 없다가도 명상에만 돌입하면 엄청난 기운이 솟기 때문이다.

신기한 일이지만 엄연한 사실이다. 다만 느낌만 조금씩 다를 뿐이다.

때로는 내 안에서 솟구쳐오르는 것 같기도 하고, 또 때로는 하늘에서 내리 꽂히는 것 같기도 하다. 혹은 온몸의 열린 땀구멍으로 흡입되는 느낌을 받을 때도 있다.

그렇게 몸 안으로 들어온 기는 인체 구석구석을 돌아다닌다. 그때는 마치 파도가 치는 것처럼 웅장하고 묵직한 소리가 난다. 어느 순간 기를 배꼽 밑 단전에 모으면 그 부위에 용암이 솟구치는 것처럼 뜨거워진다. 화산이 폭발할 때의 느낌이 이런 것일까.

단전에 모인 기는 다시 양 허리를 돌아 아랫배로 내려가다가 이내 회음을 타고 꼬리뼈 쪽으로 흘러간다. 흡사 내 몸이 물관으로 변해 그 속에서 뜨거운 물이 흐르는 기분이다.

그러나 기의 순환은 여기서 멈추지 않는다. 잠시 꼬리뼈에 머무른 후 곧바로 허리를 돌아 부지런히 등을 기어오른 기운은 급기야 뒷머리로 올라간다. 몸통을 돌 때는 뜨겁게만 느껴지던 기운이 머리로 몰리자 금세 시원하게 바뀐다. 머리가 시원하다는 것은 그만큼 맑은 상태라는 뜻이다. 어찌나 청정한 느낌이던지!

온몸에 청량한 기운이 가득 찼다고 느낄 때쯤 되면 다시 기운은 앞가슴 쪽으로 내려와 배꼽을 거쳐 단전으로 모인다. 나는 이와 같은 경험을 몇 번 반복한 후 기의 순환로가 정해져 있음을 알았다. 뜨거운 용암이 됐다가 차고 맑은 바람이 됐다가 자유자재로 변신하는 기운은 내 의사와 상관없이 제 갈 길로만 움직였다.

더욱 신기한 것은 기운이 인체의 어느 부위로 쏠리느냐에 따라 내 몸 동작이 달라진다는 점이다. 기운이 손으로 가면 손이, 발로 가면 발이 허공에 들린다. 머리나 어깨로 쏠릴 때는 그 부위가 흔들린다. 옆구리로 모이면 모로 누워 구르기도 하고, 한 번씩 번갈아가며 천장을 보고 누웠다가 바닥을 보고 엎어지기도 한다.

그런 몸짓이 빠르게 연결되면 흡사 내가 춤을 추는 것 같은 착각 속에 빠지게 된다. 아니, 그것은 착각이 아니다. 무아의 경지에서 기의 흐름을 따라 몸이 자연스럽게 움직여지는 것이 춤이 아니면 무어란 말인가.

어떤 종류의 춤이든 억지로 해서 되는 것은 없다. 춤이란 자고로 자연스러운 율동이어야 한다. 물론 처음엔 내 몸이 의지와 상관없이 움직인다는 게 무섭기도 했지만 차츰 그 상태를 즐길 수 있게 되었다. 신선이 구름 타고 노는 기분을 맛보았다고나 할까.

그러나 명상과 더불어 한바탕 흐드러진 춤판이 끝나고 나면 나는 다시 기운을 잃는다. 그럴 때면 연필을 들 기운도 없고 일기 쓰기도 귀찮다. 느닷없이 몸 곳곳에 통증이 오기도 한다. 알고 보니 한 번씩 통증이 스쳐 지나가는 부위는 과거에 병이 있었거나 다친 적이 있는 부위였다. 나는 이로써 내 세포가 천천히 조금씩 변화하고 있다는 확신을 가질 수 있었다.

3월 12일

오늘은 하루 종일 움직이기가 힘들었다. 온몸에서 기운이 쑥 빠져나가고 껍데기만 남은 듯하다. 움직이려고 해도 몸이 말을 듣지 않는다. 할 수 없이 그냥 쉬었다.

3월 13일

　기운은 없지만 지난 밤 나는 오랜만에 숙면을 취했다. 아침에 일어나 오전 명상을 마치고 보니 어느새 해가 중천에 떠 있었다. 배고픔도 사라지고 없었다. 다만 몸이 자꾸만 아래로 가라앉는 느낌이었다. 앉으면 눕고 싶고 누우면 저절로 눈이 감겼다. 그러면 마치 관 속에 누워 땅 밑 깊고 어두운 곳으로 여행을 떠나는 기분이었다.

　나는 두려웠다. 땅 밑으로 여행을 떠나면 더이상 이 세상을 못 볼 것 같은 착각에 빠졌다. 억지로 몸을 일으켰다. 그리고 이렇게 읊조렸다. 누워만 있으면 죽, 는, 다. 죽음이 곁에서 나를 응시하는 느낌, 거기서 벗어나기 위해 일어나 바깥을 보았다. 천막 안으로 들어온 한 줄기 태양빛에 눈이 부셔 눈물이 흘렀다. 아, 이제 뭘 해야 하나……

　일기는 여기서 끝이 나 있다. 나중에 안 것이지만 나는 당시 밖으로 나갔고 그대로 정신을 잃은 모양이었다. 몇 발자국 떼어놓지도 못하고 다리가 풀렸는지, 깨어나보니 내 몸은 거처 바로 옆 큰 바위 아래 널부러져 있었다. 몇 시간 만에 깨어났는지는 몰라도 내 몸은 엉망이 되어 있었다. 옷에는 흙물이 들어 갈색으로 얼룩덜룩했고, 바람에 날아왔는지 여기저기에는 나뭇잎과 검불이 잔뜩 붙어 있었다.

　하지만 나에게 그런 것은 중요하지 않았다. 정신을 잃은 그 사이에 내게 실로 엄청난 일이 일어났다는 것을 직감적으로 깨달았기 때문이다. 그간의 혹독한 수련에서도 얻지 못한 것들을 보고 듣고 몸소 체험했던 것이다. 이제야 뭔가를 달성했다는 벅찬 환희에 나는 나도 모르게 눈물

까지 흘렸다. 그 눈물은 찝찌름한 여느 눈물과 다를 바가 없었지만 내겐
세상 그 어떤 보석보다도 고귀하고 아름답게 느껴졌다.

생명의 법을 깨닫다

단식을 시작한 지 13일째 되던 날 정신을 잃은 나는 3일 만에 다시 깨어 났다. 물론 내가 죽은 듯이 쓰러져보낸 시간이 3일이라는 것을 알게 된 것은 나중 일이다. 그 기간 동안 나는 아주 중요한 '사건'을 직접 보고, 듣고, 느끼고 체험했다. 내 영혼을 밝은 빛의 세계로 안내한 3일 동안의 체험, 목숨을 걸고 찾아 헤맨 '생명의 비밀'을 깨닫게 해준 그 신비하고 도 놀라운 체험을 아래와 같이 공개함은 위대한 진리에 눈떠 가는 사람 들이 이 세상에 좀더 많아지기를, 그래서 인간의 생명이 지닌 무궁무진 한 가능성에 도전하는 무리가 더 많아지기를 간절히 바라기 때문이다.

어두운 굴을 지나 빛의 세계로

　다리가 풀리며 아찔한 현기증이 엄습한 순간, 나는 몸이 공중으로 붕 떠오르는 것을 느꼈다. 그것은 결코 나쁜 기분이 아니었다. 오히려 누군가 내 양 겨드랑이에 손을 집어넣어 날갯짓을 해주는 듯한, 오묘하고도 짜릿한 기분에 가까웠다.

　정신을 차려 주위를 둘러보니 과연 내 몸은 구름 사이를 날아다니고 있었다. 희고 깨끗한 구름들은 오색 영롱한 무지개로 연결되어 있었다. 그 무지개 다리를 건너며 이 구름에서 저 구름으로 마치 징검다리를 건너뛰듯 곡예를 부렸다. 내 몸은 이미 나의 것이 아니었다. 무언가 강한 힘에 떠밀리는 것처럼 내 의지와 무관하게 자유자재로 움직였다.

　그런데 어느 순간 무지개 다리가 푹 꺼지면서 그만 엄청난 속도로 추락하고 말았다. 방금 전 황홀함과는 정반대로 그것은 그야말로 끔찍한 공포였다. 어찌나 두렵고 겁나던지 소리 한 번 지르지 못하고 마냥 밑으로 밑으로만 깊게 가라앉았다.

　잠시 후 캄캄한 어둠 속에 서 있는 나를 발견했다. 농도 짙은 내밀한 어둠은 나를 당황하게 만들었다. 그렇다고 가만히 서 있을 수도 없었다. 한 자리에 주저앉아 있는다는 것은 왠지 오도 가도 못하고 결국 죽음에 이를 것이라는 무서운 상상을 불러일으켰다.

　발로 땅을 더듬거리며 조심스럽게 앞으로 나아갔다. 그렇게 얼마나 갔을까. 희미한 빛 한 줄기가 구원의 손길처럼 앞을 비추기 시작했다. 이젠 살았구나, 안도의 숨을 내쉬며 빛을 좇아 걸음을 옮겼다.

　이윽고 빛이 서서히 사라지는 것을 보면서 깊고 어두운 동굴 속의 행진이 이제야 끝나려나 보다고 생각했다. 과연 주위가 어슴푸레 밝아지면서 내가 선 자리가 보이기 시작했다. 예상대로 지금껏 내가 걸어온 곳은 굴 안이었다. 나는 가슴을 쓸어내리며 제법 여유 있는 태도로 굴을 빠져나왔다.

굴 밖은 딴 세상이었다. 드넓게 펼쳐진 들판 끝에 얇고 기다란 지평선이 걸려 있었다. 하늘과 땅이 만나는 지점에서 무한한 생명의 기운이 흘러나온다는 것을 나는 직감으로 알았다. 완만하게 솟았다가 다시 땅으로 내려와 부드러운 곡선을 이룬 산봉우리도 드문드문 보였다. 그 낮은 산 아래에는 초가집들이 어깨를 나란히 하고 서 있어, 마치 우리나라 시골 풍경을 연상시켰다.

'아! 이제 살았구나.'

아직 남아 있을지도 모를 두려움과 공포의 기미를 떨쳐내기 위해 길 옆 시냇가로 다가가 손을 씻었다. 역시 물도 맑고 차가웠다. 내친 김에 세수까지 하려고 얼굴을 개울물에 담갔다. 몇 번 얼굴을 문지르고 나니 기분이 상쾌했다.

그런데 개울에 비친 내 모습이 이상하게도 나 같지가 않았다. 지금 헛것을 보고 있는 건 아닌가 싶어 자세히 살펴봐도 사정은 마찬가지였다. 거기엔 20대 중반의 청년이 아닌 이제 갓 10대로 접어든 듯한 동안의 소년이 물끄러미 나를 바라보고 있었다. 어쩌나 보려고 내가 왼손을 쳐드니 물 속 아이도 동시에 왼손을 들었다. 반대로 해봐도 역시 그러했다. 내가 웃으면 물 속 아이도 웃고 내가 얼굴을 찡그리면 그도 똑같은 표정을 지었다.

이상하다고 생각하면서도 한편으론 덤덤했다. 따지고 보면 공중으로 솟구쳐 무지개 다리를 감상한 것이나 땅으로 추락했는데도 목숨을 건진 게 더 이상한 노릇 아닌가. 게다가 길고 긴 굴은 갑자기 왜 생겨났으며 지금 이곳은 또 어디란 말인가.

어쩌면 하도 이상한 일을 많이 당해 오히려 이상하다는 것에 무감해졌는지도 몰랐다. 청년이든 소년이든 어쨌거나 내 존재가 이렇게 살아 있다는 것이 나로서는 그저 감사할 뿐이었다.

'밥따로 물따로'의 진실

사춘기 소년처럼 해사해진 얼굴로 산 아래 마을을 향해 내려갔다. 어서 빨리 사람을 만나 먹을 것을 얻어 배를 채우고 싶었다. 마을 어귀에 당도한 나는 제일 먼저 눈에 띄는 집으로 들어갔다. 마침 때가 황혼이 지는 저녁 무렵이어서 가족들이 둘러앉아 식사를 하고 있었다. 모두 흰 옷을 입고 있어 그런지 분위기가 성스럽게 느껴졌다.

사람들은 친절하고 따뜻했다. 밥을 달래기도 전에 그들이 먼저 식사를 함께 하자고 권했다. 반가운 마음으로 식탁에 앉았다. 한참 맛있게 먹다보니 이 집 식탁에 국과 찌개가 없음을 발견했다. 나 역시 박도섭 씨에게 식이요법을 전수받은 후로는 국과 찌개를 먹은 적이 별로 없기 때문에 하등 이상할 건 없었다. 오히려 국과 찌개를 먹지 않는다는 이유만으로 많은 이들에게 별종 취급을 당해왔기에 그 집 식구들이 친숙하게 느껴지기조차 했다. 한편으로는 그들이 왜 국과 찌개를 먹지 않는지 궁금했다.

"당신들은 국과 찌개를 아예 식탁에서 없앴군요. 왜 그런지 이유를 알수 있을까요? 사실 밥은 국과 같이 먹어야 더 맛있잖아요."

그러자 식구 중 가장 연장자로 보이는 남자가 입을 열었다.

"밥과 물을 같이 섞어먹는 것은 마치 불과 물을 섞는 것과 같다고 할수 있지. 생각해봐. 불과 물은 둘 다 필요하지만 한데 섞어버리면 어떻게되겠는가를. 그래, 항상 불이 먼저 꺼질 수밖에 없어. 그런데 인체에는항상 적당한 온도의 불이 필요하단 말이야. 그래야 먹은 것을 연소시켜생명의 에너지를 만들어낼 수 있으니까. 따라서 불이 약해지면 인체의생명력도 약해지기 마련이지.

비유하자면 아궁이에 불을 땔 때 우리가 마른 장작을 쓰는 것과 같은이치야. 마른 장작을 써야 화력이 강해지잖아. 반대로 물에 젖은 장작을쓰면 연기만 풀풀 나게 되지. 사람이 밥과 물을 같이 먹고 마시는 것은마치 젖은 장작으로 불을 때는 것과 같은 게야. 그래서 우리는 이렇게 마른 밥과 반찬만으로만 식사를 해. 음식물을 완전히 연소시켜 보다 많은에너지를 얻기 위해. 또 소화도 훨씬 잘 되고 말이야."

그의 말에 저절로 고개가 끄덕여졌다. 그 정도는 이미 알고 있었지만그래도 누군가 명확하게 정리를 해주니 좀더 선명해지는 기분이었다.

"음식을 섭취하면 위장에서 염산이란 소화액이 나오잖아. 그런데 그염산이란 것이 보통 강한 힘을 지닌 게 아니라구. 가히 쇠를 녹일 정도야. 그런데 음식물과 함께 물을 마시면 염산이 어떻게 될까?"

"염산에 물이 섞이면…… 아무래도 묽어지겠지요."

"바로 그거야. 염산이 희석되면 화력도 약해져 자연히 소화 기능이 떨어지기 마련이지. 거기서 만병이 시작되는 거라구."

원리가 점점 명확해지자 나는 나도 모르게 신이 나서 계속 질문을 했다.

"그렇다면 왜 물을 꼭 밤에만 마시라고 하는 겁니까?"

그의 답변은 역시 내가 생각하던 바와 비슷했다. 음(飮)이 음(陰)이라면 식(食)은 양(陽)인데 음이 밤의 기운과 통하므로 음의 기운이 부족한 사람들은 밤에 물을 보충해서 양의 기운과 조화를 이루어야 한다는 것이 핵심이었다. 또한 음식물로도 충분히 섭취하고 있기 때문에 굳이 밤에 물을 보충하지 않아도 괜찮다며 '특히 아침에 몸이 붓는 사람은 몸에 음기운이 너무 성한 증거이므로 저녁에 물을 마시면 안 된다'고 덧붙였다.

나는 기도원에 거하는 사람들이 종종 아침에 푸석푸석 부은 얼굴로 돌아다녔던 것을 떠올렸다.

'아, 그렇구나. 아침에 부었다가 낮에 가라앉는 것이 다 음양의 원리 때문이었구나.'

낮에는 태양의 기운을 받아 몸에 양의 기운이 성하게 되므로 음의 기운을 약하게 만든다. 양의 작용에 속하는 배설 기능도 강화되기 때문에 낮엔 부기가 빠진다는 결론이 나온다. 그러나 의문이 모두 해소된 것은 아니었다. 나는 재차 질문을 던졌다.

"낮에 물을 마시면 안 된다고 하는 것은 마치 낮에는 비가 내리면 안 된다는 것과 비슷한 이치 아닙니까? 하지만 낮에도 비는 자주 오잖아요. 만약 선생님 말씀대로 낮에 양의 기운만 있어야 한다면 왜 자연 현상은 그 원리를 따르지 않는 거죠?"

"그렇게 생각하는 것도 무리는 아니다만……."

그의 설명은 한참 동안 이어졌다. 답변의 골자는 대지에 비가 내리는 것은 낮이든 밤이든 어디까지나 태양계 내에서 자체적으로 발생하는 현상이라는 점이었다. 즉, 자연 현상으로 비나 눈이 내리는 것은 곧 인체 내부에서 자체적으로 물이 생긴다는 것과 같은 의미라는 얘기였다. 아울러 그는 대지가 태양계에서 물을 보급받는 것처럼 우리 몸에 필요한 수분 역시 자체적으로 충당이 가능하다고 말했다. 우리가 먹는 밥이나 반찬에 함유된 수분만으로도 인체는 얼마든지 견딜 수 있도록 설계되어 있기 때문에 따로 물을 보급하지 않아도 된다는 것이다.

"태양은 뜨거운 불기운으로 생물의 양기를 북돋우고 생물의 양기는 배설과 확산 작용을 활성화시키지. 그것은 보통 가지가 굵어지고 꽃이 피는 것처럼 외형적인 발전을 주관하지. 반면 음은 수축과 응결을 위주로 하면서 내면의 발전을 도모해. 즉, 열매가 맺히고 낙엽이 떨어지는 것은 모두 음의 기운에 의한 것이야.

물론 인체도 마찬가지지. 사람의 몸이 노쇠하는 것은 곧 몸의 음기가 강해지기 때문이라구. 그렇다면 몸의 음기를 강하게 하는 것이 과연 무엇일까?"

그가 내린 결론은 명확했다. 낮에 물을 마셔서 양의 기운을 약화시킨 것이 결국 인체의 노쇠를 앞당긴다는 것이었다.

낮과 밤을 지배하는 음양의 법칙

마치 꿈을 꾸는 것처럼 잠시 혼곤한 상태에 빠지는가 싶더니 어느새 내 몸은 방금 전 함께 식사를 마친 그 가족이 아니라 다른 무리에 섞여 있었다. 새로 만난 이들 무리는 공동 생활을 하는 일종의 집단이었다. 처음에 만난 가족과 마찬가지로 이들은 모두 상냥했고 또 나를 친절하게 대해주었다.

그런데 특이하게도 이들은 하루에 두 끼만 먹었다. 아침과 저녁을 먹고 점심을 거르는 것이었다. 이것 역시 나에겐 그리 이상한 일이 아니었으나 그렇게 하는 이유가 궁금해 어느 아주머니에게 물어보았다.

"아까 본 사람들과 달리 여기 계신 분들은 모두 점심을 굶던데, 그 이유가 뭐죠?"

"네가 처음 본 사람들과 우리는 차원이 달라. 우리는 그들이 체험하고 있는 단계를 이미 통과한 사람들이지. 그들의 단계는 말하자면 유치원 단계라 할 수 있는데 거기서는 우선 밥따로 물따로만 실천하면 된단다. 하지만 우리는 그보다 약간 더 높은 단계를 거치는 중이기 때문에 수련 방법도 다른 거야. 이제 알겠니?"

그 아주머니 역시 음양의 원리에 기초하여 우리 인체에 대해 설명해주었다. 낮에는 양기가 성하는 때이므로 태양의 기운을 충분히 받아야 하고 밤에는 반대로 태음의 기운을 충분히 받아야 한다는 것, 낮에 충분한 양의 기운을 비축해놓아야 양이 사라진 밤에도 음과 적당한 조화와 균형을 이룰 수 있다는 것, 그리고 낮에 태양의 기운을 많이 받기 위해서는 속을 비워야 한다고 강조했다.

"속을 텅텅 비우면 공기가 충만하게 되고 공기가 충만하면 양이 강해지는 법이란다. 그래서 점심을 걸러 낮에 속을 비워두는 것이지."

"공기가 충만해지는 것과 양기가 강해지는 게 도대체 무슨 상관이죠?"

"우선 알아야 할 게 음은 탁한 것이고 양은 맑은 것이라는 사실이야. 그런데 탁함이 지나치면 어둡게 되고 맑으면 맑을수록 밝게 보이는 법이지. 즉, 맑은 것은 기체가 되고 탁한 것은 고체가 된다네. 기체가 무엇인가. 바로 공기 아닌가. 그러니까 공기가 충만하면 양기가 강해진다는 결론이 나오는 것이야."

그때서야 낮에 점심을 거르는 것이 왜 인체의 양기를 강하게 하는지 알 수 있었다. 그리고 보니 전에 수련할 때 이상하게 낮이 되면 힘이 솟고 기운이 강해지는 것을 경험했던 것이 생각났다. 뿐만 아니라 기도원에서 본 환자 중에 낮에는 상태가 호전되었다가 밤만 되면 심해지는 경우가 많았던 것도 떠올랐다.

그러나 아주머니는 '굶는 것에도 원칙이 있다'며 주의사항을 알려주었다. 단식을 하면 양이 강해지는 건 사실이지만 양은 또 음과 적당히 조화를 이루면서 강해져야 한다는 게 그것이었다.

"만약 양을 강하게 만든다고 무조건 굶는다면 필경 죽음에 이르게 된다네. 그것은 마치 아무런 연료도 주입하지 않고 불을 밝히려는 것과 마찬가지야. 음도 망하고 양도 망하는 결과를 초래하지. 그러니 양을 한꺼번에 늘이는 것보다는 대신 음을 서서히 줄이는 게 현명한 방법인 게야."

신이 내린 선물 '생명의 법'

장면은 다시 바뀌어 많은 이들이 모여 아름다운 목소리로 노래하고 있는 곳에 당도했다. 나도 그들 틈에 끼여 같이 노래를 불렀다. 그것은 생에 대한 무한한 영광을 찬미하는 노래로, 한 번도 들어본 적이 없었지만 부르는 데 어려움을 느끼지 않았다. 전부터 아주 잘 알고 있는 것처럼 저절로 노래가 흘러나와 오히려 신기할 정도였다.

> "하늘의 영광은 다함이 없네.
> 사람들아 생을 축복하라.
> 하늘의 구름도 덩실 춤추고
> 바닷물도 소리쳐 노래를 한다.
> 생명은 영원한 것.
> 모두 모여
> 즐거운 인생을 노래하자."

여럿이 어울려 부르는 노래는 천상에서 울리는 합창처럼 절묘하고 아름다웠다. 노래하는 이들의 표정은 하나같이 행복과 환희로 밝게 빛나고 있었으며 특히 앞에서 지휘를 하는 흰옷 입은 여인의 몸에선 빛살처럼 눈부신 광채가 흘러나왔다.

둘러보니 그곳은 교회당과 비슷했다. 그렇다고 예식을 치르거나 예배를 보는 것 같지는 않았다. 다만 거기에 모인 백여 명의 사람들은 노래를 하고 저마다 자유롭게 대화를 나누며 시간을 즐기는 듯했다. 나는 이야기를 하고 싶어 아까 노래할 때 지휘를 하던 여인 옆으로 다가갔다. 여전히 여인의 몸에선 은은한 듯하면서도 강렬한 광채가 빛을 발했으며 차마 눈이 부셔 여인에게 접근하지 못했다. 대신 그 여인 가까이에 앉은 사람과 대화를 나누었다.

"저 여인에게선 왜 저와 같은 광채가 나는 거죠?"

"그야 일정한 수련을 거쳤기 때문이지."

"수련이라면 밥따로 물따로 먹는 그것 말입니까?"

"그렇다네."

이 남자 역시 앞에서 만난 사람들처럼 식사법의 중요성을 강조했다. 그의 말에 따르면 자연의 법칙에 따라 식사를 해야 질병에서 해방될 수 있다는 것이다. 그는 야생동물은 병에 걸리는 법이 없는데 유독 인간에게 길들여진 가축에게만 질병이 생기는 현상을 예로 들면서, 이것이야말로 인간의 식습관이 크게 잘못되어 있음을 반증하는 것이라고 했다.

그때였다. 누군가 아는 척을 하며 내게로 다가왔다. 낯이 익은 것도 같고 또 모르는 사람 같기도 해서 머뭇거리고 있으려니 그 사람이 먼저 기억을 환기시키려는 듯 말문을 열었다.

"자네, 나와 함께 식사를 하지 않았나?"

그러고 보니 그는 긴 굴을 지나 맨 처음 찾아간 마을에서 대화를 나눈 사람이었다. 그런데 아무래도 뭔가 이상한 느낌이었다. 그때는 50대쯤 된 것으로 보였는데 다시 나타난 그의 모습은 30대 초반의 건장한 몸으로 바뀌었기 때문이다.

"아, 자세히 보니 얼마전에 1일 3식을 하던 곳에서 뵌 기억이 나네요. 그런데 어떻게 해서 그렇게 젊어졌습니까?"

그는 큰 목소리로 호탕하게 웃더니 이렇게 말했다.

"자네, 그때와 지금의 시간차가 얼마나 되는 줄 아나? 무려 십 년이 흘렀다네. 속세에서는 시간이 지나고 나이를 먹을수록 늙고 추한 모습으로 바뀌지만 이곳에 사는 사람들은 오히려 그 반대야. 자연의 법대로 살기 때문에 천부적으로 부여된 신비한 생명력의 힘이 갈수록 크게 발휘되는 것이지."

그는 인간이야말로 신의 형상대로 만들어진 존재이기에 누구나 온전한 신의 능력을 갖출 수 있다고 했다. 나 역시 열심히 수련을 하기만 하면 눈부신 광채에 싸인 여인처럼 될 수 있다고 가르쳐주었다.

가슴 깊은 곳에서 천둥치는 소리가 들렸다. 벅찬 감동이었다. 나도 모르게 몸이 전율하고 있었다. 삼선교 하숙집에서, 삼각산에서, 속리산에서, 그리고 종로 거리를 거쳐 다시 삼각산으로 들어가 그야말로 목숨을 걸고 수련에 매진한 지난 날들이 주마등처럼 뇌리를 스쳐 지나갔다.

그때만 해도 수련의 방향이 명확하지 않았다. 식이요법으로 지병인 천식을 고쳤기 때문에 여기에 뭔가 생명의 비밀이 숨겨져 있지 않을까 막연하게 생각한 것이지, 수련의 끝에 궁극적으로 무엇이 있을지, 내가 과연 어떻게 변할지는 나조차도 몰랐던 것이다. 그런데 이곳 사람들을 만나면서 그 막연함이 서서히 풀려나가고 있었다. 내겐 그 어떤 것보다도 크고 귀한, 마치 하늘이 부여한 선물처럼 느껴졌다.

"제가 그렇게 될 수 있다면 오죽 기쁘겠습니까? 하지만 그런 생각이 들어요. 여기 계신 분들은 특별하게 선택된 사람들이기 때문에 가능한 것이 아닐까 하는……."

이렇게 생각하는 것도 무리는 아니었다. 여기서 만나는 이들은 속세에서 인연을 맺은 이들과는 너무도 다른 사고 체계와 생활 리듬 속에서 살고 있었기 때문이다.

그때 어디선가 한 남자가 나타나 그 누구보다도 우렁찬 목소리로 나의 의문을 풀어주었다. 그는 지휘를 하던 그 여인과 함께 서 있었다. 여인과 마찬가지로 남자의 몸 역시 광휘에 싸여 환하게 빛나고 있었다.

"자네 말은 사실이 아닐세. 나나 여기 있는 이분이나 자네는 모두 다 같은 사람일 뿐이야. 우리도 과거엔 자네와 똑같은 생활을 했다네. 배고 프면 먹고 추우면 옷을 입고, 또 오욕칠정에 얽매여 그렇게 살았지. 다만 우리는 신의 형상으로 돌아가는 자연의 법칙을 발견하여 실천한 것뿐이 지. 사실은 인간만이 아니라 이 세상에 있는 모든 만물이 신의 형상이라 네. 무형의 신이 자신의 모습을 드러내면 만물이 되는 것이고, 형상을 거 두면 다시 신의 말씀으로 돌아가는 것이지. 따라서 만물 사이엔 본래 차 별이 없는 법일세. 생각해보게. 신이 자신의 창조력으로 만든 형상들을 왜 차별하겠나? 그러니 자네도 그런 걱정일랑은 말고 인간이 진정으로 추구해야 할 궁극적인 것이 무엇인가를 찾으려고 노력하게나. 그것이 바 로 수련이 아니고 무엇이겠나."

인간이 진정으로 추구해야 할 것이라……. 그게 무엇일까. 그때 내 머 리를 치는 단어는 다름 아닌 '생명'이란 두 글자였다. 나는 조심스레 그 에게 물어보았다.

"인간에게 궁극적인 거라면 혹시 생명이 아닐까요?"

"그렇다네. 제아무리 사랑이 고귀하다고 하나 그것도 먼저 생명이 있 은 후에 말할 수 있는 것이지. 명예와 부귀는 말할 것도 없고 말야.

생명(生命)이란 글자를 잘 뜯어보면 살아 있는 명령이라고 해석되지 않 는가. 이거야말로 죽음이 없는 영원한 신의 세계를 가리키는 말이 아니 고 무엇이겠나. 그런데도 사람들은 생명의 법에 무지하기만 하니 딱한 노릇이지."

생명의 법이라! 이 말을 듣는 순간 그토록 밝히고자 했던 '생명의 비밀' 의 베일이 한 자락 벗겨지고 있음을 느꼈다. 갑자기 조바심이 인 나는 생명의 법에 대해 자세히 말해달라고 졸랐다.

"생명에도 법이 있다는 말씀이신가요? 헌법이 있는 것처럼 말입니까?"

"그럼, 생명에도 분명한 법이 있고 말고. 천지 대자연의 법칙에 의해 가장 먼저 생긴 것이 생명이니 그것을 유지하는 데도 일정한 법도가 있지 않겠나. 어렵게 생각할 필요가 없어. 생명의 형성 과정을 제대로 이해한다면, 그것이 운용되는 법칙을 아는 것도 아주 간단한 일이지."

그는 지구와 태양계와 은하계를 모두 품고 있는 원대한 우주도 처음 시작은 하나의 원리에서 출발했다고 강조했다. 또한 우리가 진리 혹은 신이라고 부르는 것이 바로 그 원리에 다름 아니라는 사실을 일깨웠다. 듣고 보니 그 하나의 원리는 음양의 법도로서, 천지일월의 운행과 낮과 밤의 조화, 그리고 만물의 형성을 가능케 한 시발점이었다.

눈앞에 선 이들이 모두 생명의 법도를 지키며 살아가는 사람들임을 깨닫자 나에겐 그들이 다시 보이기 시작했다. 한편으론 부럽고 또 한편으론 존경스러웠다.

"그렇다면 밥따로 물따로 수련법도 생명의 법도에서 나온 것이겠군요?"

그들 모두는 일제히 고개를 끄덕였다. 그들의 손짓, 발짓, 그리고 목소리에서도 강한 생명이 느껴졌다.

나는 그들의 손을 잡았다. 나 역시 생명의 광채를 얻고 싶다는 무언의 표현이었다. 나도 모르게 기쁨의 눈물이 솟았다. 그동안의 고생이 과연 헛된 것은 아니었구나 싶었다. 감격에 겨워하며 한참을 그 자리에 서 있었다.

정해진 '공식'을 좇아야

정신을 차리고 보니 어느새 그들은 사라지고 없었다. 그리고 내 존재
는 깊은 산 속으로 옮겨져 있었다. 숲은 울창하고 생동감이 넘쳤다. 훼손
되지 않은 원시림을 방불케 하는 아름드리 나무들이 빽빽하게 서 있고
거기에 기대어 생존하는 이름 모를 생명체들의 움직임은 분주하고 활기
찼다.

나는 숲이 주는 생명의 기운을 한껏 누리며 천천히 길을 걸었다. 벌써
이곳 세계에 적응이 되었는지 이제는 순식간에 장면이 바뀌고 낯선 사람
들이 출몰하는 게 전혀 이상하지 않았다. 오히려 이번엔 또 어떤 사람들
을 만날까 하는 설렘과 기대가 점점 커지는 것이었다.

얼마나 걸었을까. 마침내 또 한 무리의 사람들을 만났다. 다른 곳에서
만난 사람들처럼 이들 역시 흰옷을 입고 있었다. 한 가지 특이한 것은 이
들 모두가 대식을 하고 있다는 점이었다. 나는 의아함을 감출 수 없었다.
지금까지 보아온 사람들이 많아야 1일 2식 아니면 2일 1식, 3일 1식을 하
고 있던 것과는 너무도 대조적인 장면이었다.

이들은 흡사 연습을 마친 씨름 선수처럼 큰 대접에 꾹꾹 눌러담은 밥
을 고봉으로 쌓아놓고 먹어댔다. 보기만 해도 체하는 느낌이었다. 저렇
게 먹고도 탈이 안 나는 것이 신기하게 느껴질 정도였다. 나는 그들에게
다가가 물어보았다.

"지금까지 저는 소식(小食)이 몸에 좋다고 알고 있었는데……. 여기 계신 분들은 왜 이렇게 대식을 하는 거죠?"

내 표정이 잔뜩 겁에 질려 있는 것처럼 보였는지 그들은 너털웃음을 지었다. 그러더니 잠시 후 한 분이 대표로 나서서 설명하기 시작했다.

"우리가 먹는 것을 보고 혹 탈이라도 나지 않을까 겁이 나는 모양이로군. 하지만 걱정할 필요 없다네. 사람의 몸은 생각보다 강하거든. 지금껏 자네가 만나본 많은 사람들은 대개 굶는 수련을 하고 있었을 걸세.

우린 그 과정을 다 거친 사람들이야. 굶는 것은 필요 없는 노폐물을 제거하는 데는 좋지만 그렇다고 무조건 굶기만 하는 것은 문제가 있지. 또 소식을 하더라도 인체가 서서히 변화에 적응할 수 있도록 여유를 주어야 하네.

그리고 자네가 알아둬야 할 것이 있네. 줄이는 연단이 필요한 만큼 보충하는 연단도 필요하다는 것이야. 인체도 리듬을 타게 마련이어서 기운을 모아야 할 때는 바짝 모아주어야 무리가 없거든. 그러니까 이 사람들은 현재 보충해주는 연단을 하고 있는 셈이지."

수련 초기에 삼각산과 속리산에서 3일에 한 끼, 5일에 한 끼, 7일에 한 끼씩 먹으며 버텼던 기억을 떠올렸다. 당시에는 그렇게 쫄쫄 굶다가 어느 순간 폭식을 반복했다. 물론 처음부터 작정하고 그랬던 것은 아니다. 하지만 극도로 굶은 후에 먹는 밥은 그 어떤 산해진미보다 맛이 있기 때문에 자연히 과식을 하기 마련이었다. 한 번 그런 과정을 거칠 때마다 온몸이 물먹은 솜처럼 퉁퉁 부어오르고 이빨은 들떠 흔들리기 일쑤고 호흡도 가빠졌다.

아무리 이들이 연단의 일환으로 대식을 하는 것이라고 해도 인체에 무리가 따르리라는 것이 내 생각이었다. 그러나 그의 대답은 예상을 빗나갔다.

"수련의 하나라고 하지만 저렇게 먹어대다가는 몸이 퉁퉁 부을 텐데요."

"법도 없이 대식을 하면 필연적으로 문제가 생기겠지만 우리는 밥따로 물따로 식이요법을 바탕으로 한 일정한 법도를 좇아서 하기 때문에 아무런 문제도 생기지 않는다네. 자네가 한번 직접 보게나. 붓거나 혹 아파 보이는 사람이 있는지."

그의 말은 나의 무지함을 반증할 뿐이었다. 법도도 모르고 무조건 소식과 대식을 반복한 나의 어리석은 행동을 탓했다. 현명하지 못한 처사로 내 몸이 얼마나 고통을 당했을까 생각하니 미안한 마음마저 들었다.

하지만 여전히 궁금한 것은 그리 어렵지도 않은 '밥따로 물따로'의 법도를 왜 사람들이 모르는가 하는 점이었다. 이는 생명의 법을 모르고 병고에 시달리는 무수한 인간들에 대한 연민에서 비롯된 질문이었다.

"돈이 드는 것도 아니고 큰 노력이 필요한 것도 아닌데 왜 사람들이 밥따로 물따로를 깨닫지 못하고 사는지 그게 안타까워요."

"모든 것은 다 때가 있는 법이지. 식물도 가을이 되어야 열매를 맺지 않는가. 쉽게 말하면 그동안 인간은 봄과 여름의 단계를 지나온 것이라 할 수 있네. 그래서 보아도 보지 못하고 들어도 듣지 못했던 것이야. 하지만 이제 인류는 가을의 단계로 접어들었네. 우주의 가을, 말하자면 후천에 접어든 것이지.

바야흐로 이제 생명의 실상을 드러내야 할 시기가 되었다는 말일세. 자네도 알겠지만 그동안 사람들은 이론적이고도 정신적인 면에서 진리를 찾아 헤매지 않았나. 정작 생명의 법을 이루는 먹고 마시는 일은 등한시하고서 말이야. 그것 자체가 문제일세. 일단 몸이 건강해야 정신도 건강해지는 법이거든.

그런데 너무 지적인 면만 중시하니까 몸도 망치고 또 여러 가지 사회문제를 야기하게 되는 것이지. 따지고 보면 명예, 지위, 학문, 권력 따위의 틀이야말로 인간의 정신을 썩게 만드는 지독한 굴레 아닌가.”

나는 수련을 통해 물질과 정신은 별개의 것이 아닌 동전의 양면처럼 상호 공존하는 것임을 알고 있었다. 그러나 밥따로 물따로 수련법이 단지 몸만 건강하게 할 뿐 아니라 정신적인 깨달음까지 부여할 수 있다는 결론은 다소 생경하게 들렸다. 이런 나의 마음을 이해한다는 듯 그의 설명이 이어졌다.

“정확히 말하면 정신과 육신을 구분하는 자체가 문제라고 할 수 있지. 정신은 보이지 않는 물질이고, 물질은 보이는 정신이니까. 생명도 물질과 정신 어느 하나에 귀속된 것이 아니야. 단지 신이 정한 뜻에 일관된 법칙을 갖는 것뿐이지.”

이로써 나는 유체이탈이 왜 가능한지를 깨닫게 되었다. 몸과 정신은 하나의 다른 표현이므로 이를 서로 넘나드는 것이 가능하며, 따라서 몸을 고정시킨 상태에서 시간과 공간을 초월할 수 있었던 것이다.

‘영체’, 불로장생으로 가는 길

생명의 법도를 따르지 않는 사람들은 보이는 몸과 보이지 않는 정신이 고정된 상태에서 평생을 살지만, 만약 대자연과 생명의 법을 좇는다면 그 사람은 유형과 무형을 자유자재로 넘나들 수가 있게 된다. 몸과 정신이 고정적으로 분리된 상태에서 몸은 그저 육신이고 정신은 그저 영일 뿐이지만 그 경계가 허물어진 후에는 이 둘이 합쳐져 영체가 된다. 그러므로 인간이 완성돼 간다는 것은 곧 영체의 완성을 의미하는 것이라는 게 남자의 주장이었다.

처음엔 생소하기만 한 영체란 단어가 남자의 설명을 듣다보니 차차 귀에 익숙해졌다. 생각해보니 전에 한창 성경을 탐독할 때 영체와 비슷한 개념으로 쓰이는 '신령한 몸'이라는 구절을 접한 기억이 났다. 썩을 몸이 있은 즉 신령한 몸이 있다는.

"사람들이 자주 쓰는 말 중에 혼비백산이란 구절이 있지 않은가. 혼비백산이란 정혼이 약해져 사방으로 흩어지는 것을 의미하지. 즉, 영체는 정혼으로 이루어지는데 정혼이 굳지 않은 허약한 상태에 빠지면 그렇게 되는 것이야. 그런데 여기서 중요한 것은 정혼이 어디까지나 육신을 터전으로 해서 이루어진다는 점일세. 그러니 영체로 가기 위해서는 육신의 완성을 먼저 이루는 것이 필요하지."

그는 인간의 탄생과 성장 과정에 빗대어 육신의 완성을 설명해주었다. 사람의 생은 모태에서의 생과 모태에서 빠져나온 후의 생으로 크게 구분할 수 있으며 태어난 이후의 생은 또 세 부분으로 나뉜다고 한다. 여기서 특징적인 것은 무엇을 먹느냐에 따라 그 세 부분이 구분된다는 점이다. 즉, 다시 말하면 젖을 먹는 때와 밥을 먹는 때, 그리고 기식을 하는 때로 모태 이후의 삶이 구성된다는 것이다.

젖이란 액체다. 액체는 갓 태어나 발육이 덜 된 아기에게 적당한 양식이다. 따라서 아기는 태어난 직후부터 이가 돋을 때까지 액체식 위주의 식사를 한다. 반면 밥은 고체식이다. 아기가 좀 자라 이가 돋은 후부터는 이 고체식 위주의 식사를 하며, 보통 사람들은 죽을 때까지 고체식에서 벗어나지 않는다.

여기까지는 누구나 상식적으로 다 알고 있는 이야기다. 그런데 중요한 것은 이 다음부터다. 남자의 말에 따르면 '고체식에서 멈추지 말고 한 단계 더 진전하여 기체식을 해야 헛되이 죽음에 이르지 않는다'는 것이다. 이 대목에서 놀라지 않을 수 없었다. 죽음에 이르지 않을 수 있다니, 그렇다면 영원히 살 수 있는 길이 있단 말인가.

오랫동안 수련을 하고 또 그 과정에서 속세를 벗어나 이곳까지 오게 된 가장 큰 이유는 생명의 비밀을 밝히고자 하는 열망 때문이다. 그리고 이곳 사람들에게 생명의 법도에 대한 여러 가지 이야기를 들으면서 그동안 막연하게 생각했던 것이 선명해지는 기쁨을 느꼈고 앞으로 수련에 더욱 정진하겠다는 다짐을 해온 터였다. 그러나 그것은 어디까지나 병에 걸리지 않고 오래도록 건강하게 사는 방법을 터득했다는 것이지 영원히 살 수 있다는 의미는 아니었다. 적어도 그렇게 받아들였다. 그런데 지금 이 남자는 영생을 말하고 있는 것이다. 그러니 내가 얼마나 놀라고 당황했을 것인가.

"태어나면 죽는 것이 당연한 이치 아닙니까? 그래서 공수래공수거(空手來空手去)라는 말도 있는 게 아닐까요?"

"이 거대한 우주와 자연에서 만물이 태동한다는 것은 옳은 말이네. 그러나 시작과 완성의 형태는 서로 다르지. 영체로 완성된 인간은 신과 같은 존재나 마찬가지므로 오히려 자연의 원소를 자유자재로 다룰 수 있게 되는 거야. 인간이 천지 자연의 주인이 되어 자연의 원소를 자유자재로 주관할 수 있는 능력자가 되기를 바라는 것은 신의 뜻이기도 하네. 그렇게 된 상태가 바로 영체인 것이지. 물론 현재 자네는 그런 경지에 이른 사람들을 볼 수 없지만 장차 그 사람들과 같은 수준에 이르면 자연히 볼 수도 있고 말을 할 수도 있다네. 설혹 죽는다고 하더라도 인간의 몸은 사라지는 것이 아니라 그냥 자연의 형태로 변하는 것이 아닌가."

들고 보니 옳은 말이었다. 사람이 죽으면 육신은 없어지지만 그렇다고 우주에서 사라지는 것은 아니다. 다만 우주를 구성하는 요소들이 시시각각으로 변하다보니 우주 전체가 제멋대로 움직이는 것처럼 보일 뿐이다. 그럼에도 내겐 여전히 의문이 남았다. 영체의 경지에 이른 인류의 스승들이 내 눈에 보이지 않는 어딘가에 존재한다고 하는 것이 바로 그것이었다.

"영체에 이른 사람들을 만나볼 가능성이 있다고 했는데 그들은 과연 어디에 존재해 있는 겁니까?"

"허허, 자네가 이곳에 와서 본 사람들이 바로 그들이야. 그들은 적게는 백 세에서 많게는 몇천 년에 이르기까지 수많은 세월을 살고 있네. 하지만 자네는 그 성인들의 얼굴을 알아보기가 힘들걸? 죽음의 공식에서 벗어난 그들은 오히려 과거보다 더 젊은 모습을 하고 있으니까."

남자는 계속하여 사람이 영원한 존재라는 점을 각인시키려 했다. 그는 같은 몸이라도 필연적으로 소멸한 몸이 있는 반면 불멸의 몸도 있다는 사실을 강조했다. 흔히 사람들은 필연적으로 소멸해야 할 몸만 보고 거기에 얽매여 죽음에 이르는 경우가 다반사이나 사실은 영체에 이르러 불멸의 생을 사는 이들도 있다는 것이다.

처음엔 이를 받아들이기가 힘들었다. 그러나 따지고 보면 이곳 자체가 속세와는 너무나 다르고 또 이곳에 사는 사람들 역시 여느 사람들과는 달랐다. 그들 모두는 나이를 종잡을 수 없게 생기발랄하고 눈이 초롱초롱 빛났으며, 미래에 대한 비전으로 가득 차 있었다. 심지어는 며칠을 굶어 송장처럼 비쩍 마른 사람들조차 생명의 강한 기운을 온몸으로 발산하고 있었던 것이다.

그러나 남자는 내가 굴 밖 세상으로 나와 지금껏 만난 사람들이 영체로 완성된 인간은 아니라고 했다. 게다가 영체의 인간이 흔히 생각하듯 역사 속에서 훌륭한 사람으로 추앙받던 사람들도 아니라고 했다. 오히려 영체의 경지에 이르면 선과 악에 대한 개념마저 사라진다고 말했다.

나는 그 말을 조금은 이해할 수 있었다. 사실 선과 악은 서로 상대적인 것이 아닌가. 따라서 이편에서 보면 선이지만 상대편에서 보면 악이 되는 경우가 비일비재하지 않은가. 양심이란 것도 지극히 인간적인 도덕과 윤리에 기초한 것이므로 그 자체를 절대적인 잣대로 삼아서는 안 된다는 생각이 들었다. 실제로 이곳 사람들 중에서 양심과 도덕 등을 거론하는 사람은 아무도 없었다. 섣부른 잣대로 남을 판단하는 대신 그들은 오로지 신성한 생명의 법도를 좇고 있었으며 천부적인 생명력을 발현하기 위한 구체적인 수련과 실천에 몰입하고 있었다.

하루라도 빨리 영체로 완성된 인간을 만나보고 싶은 욕구가 고개를 들었다. 그들을 만나 물어보고 싶은 게 너무 많았다. 죽음이 없는 삶이란 것은 솔직히 내게 믿기지 않는 일이었다. 머리로는 이해가 되어도 가슴으로 받아들이기가 힘들었다. 이런 나의 마음을 아는지 남자는 '얼마 후면 영체로 완성된 사람들을 만나볼 수 있을 것'이라는 말을 남기고 사라졌다. 나는 그가 사라진 지점을 바라보며 한참을 서 있었다. 갑자기 또 머릿속이 혼란스러워지기 시작했다.

나도 영체에 이를 수 있다

시간이 잠깐 흐른 후 나는 내가 웬 석굴 앞에 서 있는 것을 발견했다. 석굴은 말 그대로 커다란 바위를 파내어 만든 형상이었다. 그 안에는 한 청년이 앉아 있었다. 그의 반듯한 얼굴이 조각된 석고상을 연상시켰다. 무엇보다도 시원한 이마와 오똑한 콧날이 청년의 외모를 아름다워 보이게 했다.

그는 무언가를 저울에 올려놓고 무게를 다는 중이었다. 저울 위에 올려진 것은 생긴 게 마치 빈대떡 같아 상당히 먹음직스러워 보였다.

"지금 무얼 하고 계신 거죠? 가만히 보니 떡 같은데 그것을 왜 저울에 달아보는 겁니까?"

솔직히 나는 배가 너무 고파 저울 위에 올려진 물건에 욕심이 났다. 청년은 그런 나의 마음을 간파했는지 얼굴에 한가득 웃음을 지으며 말을 걸었다.

"자네 이게 먹고 싶은가? 그렇다면 자, 여기 있네. 맛 좀 보게나."

청년이 저울 옆에 놓인 그릇에서 한 주먹이나 되는 떡을 떼어내 내 손에 쥐어주었다. 입에 넣는 순간 한마디로 표현하기 힘든 여러 가지 맛과 느낌이 전해졌다. 찹쌀떡처럼 차진 감촉에 맛은 달착지근하면서도 쌉쌀한 것이 뭐라 형용하기가 힘들었다.

"이건 하나의 재료로 만든 것 같지가 않군요."

"잘 봤네. 그건 여섯 가지의 곡식으로 만든 걸세."

내가 그 여섯 가지의 곡식을 알려달라고 부탁하자 청년은 친절하게 말해주었다. 나는 이곳에 들어와서 처음 보는 그 음식이 신기하기만 했다. 특히 그것을 누가 먹는지가 가장 궁금했다.

"이건 도대체 누가 먹는 음식이죠? 저 같이 평범한 사람도 먹을 수 있나요?"

"입이 있는데 누군들 먹지 못하겠나. 그러나 이 음식의 진짜 주인은 후반기 수련 7년 과정 중에서도 이미 절반을 거친 사람이라네. 만약 그런 과정을 거치지 않은 사람이 이 음식으로 살아가고자 한다면 오히려 체력적인 한계를 느낄 수밖에 없지. 또 체력이 달리면 몸은 망가지기 마련이고."

"지금 후반기라고 했습니까? 그렇다면 밥따로 물따로 식이요법에도 전반기와 후반기 과정이 따로 있다는 말씀입니까?"

청년은 사람의 인체가 성장하면서 모두 세 번의 체질 변화를 겪게 된다고 말했다. 먼저 모태 안의 태아는 인간으로 막 형성되는 시기에 놓인 1차원의 형성체질이라 한다. 태어나서 젖을 떼기까지의 6개월 간은 2차원의 발육체질이다. 3차원은 성장체질인데 젖을 뗀 이후부터 보통 성인으로 성장하기까지의 기간이 모두 이에 해당한다. 마지막으로 4차원은 영장체질이다. 성장체질의 수명이 보통 1백 살인데 반해 영장체질이 되면 1천 년의 세월을 1기로 살 수 있다. 물론 누구나 영장체질에 도달하는 것은 아니다. 1차원에서 2차원으로 변화하는 과정에서 인간은 액체식을 하고, 2차원에서 3차원으로 변할 때는 고체식을 한다. 3차원에서 4차원으로 변화하기 위해서 필수적으로 요구되는 것이 기체식이다. 보통 사람들은 평생 고체식만 하고 살기 때문에 미처 4차원 영장체질로 변화할 기회를 놓치고 생을 마감한다.

그는 3차원에서 4차원으로 넘어가기 위해서는 전반기와 후반기 과정의 연단을 거쳐야 하는데 여기서 전반기란 원래 17세부터 23세까지이고 후반기는 24세부터 30세까지를 가리킨다고 말했다. 즉, 전반기와 후반기를 합쳐서 총 14년의 기간을 경과하면 인체는 기체식을 하는 영체로 완성된다는 것이다.

나는 23세까지를 전반기로 보고 24세부터 30세까지를 후반기로 정한다는 그 근거가 무엇인지 매우 궁금했다. 청년은 나의 궁금증을 풀어주기 위해 인체가 대우주의 원리를 그대로 담고 있는 소우주라는 점을 일깨웠다.

"한 달은 30일이므로 15일을 기준으로 전반기와 후반기가 나뉘지. 전반기에서 8일은 상현달이 되는 때이고, 후반기에서 23일은 하현달이 되는 때라네. 이를 인체에 적용시켜 설명하면 23세부터는 세포의 성장이 완전히 끝난다고 볼 수 있지. 이는 마치 16일부터 달이 기우는 것과 마찬가지야. 인체도 16세까지는 세포들이 엄청난 속도의 분열과 성장을 거듭하다가 17세부터 23세까지 서서히 새로운 체질로 변화할 대비를 하게 되는 거라네. 그러니까 지금까지 자네가 보고 겪은 밥따로 물따로 수행은 바로 전반기 과정에서 수행해야 할 연단법이지. 그러나 후반기에 접어드는 24세부터는 먹는 음식이 전혀 달라져야 하네."

나는 내 나이가 마침 24세라는 사실을 떠올렸다.

"그러고 보니 제 나이가 스물네 살이네요. 선생님 말씀대로라면 저는 이미 전반기 과정을 다 보낸 셈인데 그러면 이미 기체식을 준비할 시기를 놓친 게 아닙니까? 또 이곳을 지나면서 보니 노인들도 많던데 그분들은 어떻게 되는 거죠?"

"나는 단지 이론적이고 객관적인 사실을 말한 것이야. 물론 모든 인간이 표준에 맞게 착착 변화해간다면 더 바랄 게 없겠지. 하지만 자네도 알다시피 이런 원리조차 모르고 살아가는 사람이 부지기수 아닌가. 그러니 장년이 되어서 시작하는 사람도 있고 또 할아버지가 된 후에 시작하는 사람도 있고 천차만별이라네. 하지만 여기서도 분명한 사실은 누구든지 철저하게 연단을 수행하기만 하면 기식을 하는 영체로 완성된다는 점일세. 물론 정해진 표준이 제시하는 대로 길을 걸어간 사람에 비하면야 훨씬 시간이 많이 걸리겠지만 말이야."

알고 보니 청년도 나이 50이 넘어 연단을 시작한 경우였다. 그러나 그의 모습은 20대처럼 생생하기만 했다. 어딜 봐도 중년의 흔적은 남아 있지 않았다. 그는 이것이야말로 연단의 결과라고 말했다. 또한 이곳은 속세와 달리 시간과 공간의 한계가 없기 때문에 나이라는 것이 무의미하다고 했다.

내가 비록 시기를 놓쳤어도 영체가 될 가능성이 있다는 말에 희망을 가졌으나 그래도 여전히 의문은 남았다. 무엇보다도 기체식이라는 단어의 의미가 모호하게 느껴졌다. 기체식이라면 공기를 먹고산다는 뜻인데 그것이 과연 가능하겠냐는 것이 내 질문의 핵심이었다. 그러자 청년은 고체식이 끝나는 24세부터 기체식으로 들어갈 준비만 철저히 하면 아무 문제가 없다고 말했다. 기체식은 글자 그대로 공기만 섭취하는 것을 말하지만 공기에는 눈에 보이지 않는 엄청난 에너지가 있다는 설명도 했다.

"자네는 생명이 어디서 나온다고 생각하나?"

갑작스런 질문에 당황하여 머뭇거렸다. 생명의 출발, 생명의 출발이라…… 그것은 아무래도 물이 아닐까.

"모든 만물은 수(水)에서 시작되지 않습니까?"

"그럼, 그 물은 도대체 어디서 나오나?"

"……."

"모든 물질은 본래 무형에서 생기는 법일세. 그 무형의 상태를 일컬어 바로 '기(氣)'라고 하는 것이지. 하늘의 공기가 대지와 맞닿으면 여러 가지 생명의 씨앗이 뿌려진다네. 이거야말로 공기 안에 무한한 생명의 인자들이 들어 있다는 증거가 아니겠나. 만물은 저절로 생기는 것이 아니라 반드시 기의 작용에 의해서 생긴다는 진리를 알아야 해. 공기는 말하자면 모든 에너지의 원천이라고 할 수 있지. 바짝바짝 타들어가는 대지 위에 비가 내리면 생물이 얼마나 싱그러워지는지 자네도 알지 않는가. 그만큼 공기 속에 많은 에너지가 있다는 증거일세. 공기라는 말 자체가 벌써 공(空) 속에 기(氣)가 들어 있다는 뜻을 담고 있지 않은가."

그래도 나는 공기만 먹고 살 수 있다는 말을 믿기 어려웠다. 아무리 많은 에너지가 그 속에 있다 한들 사람의 수명을 유지하는 결정적인 역할까지 할 수 있을지 의심스러웠기 때문이다. 물론 나도 청년의 말이 사실이길 바랐다. 단식을 할 때는 물론이고 그렇지 않을 때조차 내게는 먹는 일이 적잖게 귀찮은 일이었던 탓이다. 그때마다 '사람이 먹지 않고도 살 수 있다면 얼마나 좋을까' 하고 생각한 적이 많았다. 특히 돈이 궁할 때는 먹어야 살 수 있다는 것이 무슨 죄악처럼 느껴지기도 했다. 때로는 먹는 것, 입는 것 따위의 물질에서 벗어나면 세계 평화는 물론 인류가 좀 더 자유로워질 것이라는 생각을 한 적도 있었다.

내가 상념에서 벗어나기 전에 청년이 다시 말문을 열었다.

"물론 자네 같은 사람이 기식을 하면 금방 죽음에 이르겠지. 하지만 나나 내 동료는 달라. 일정한 연단 과정을 이미 거쳤기 때문에 기식은 물론 고체식이나 액체식도 자유자재로 얼마든지 할 수 있다네. 기식의 과정을 통과하면 굳이 기식에만 매달릴 필요마저 없게 되거든. 이거야 말로 대자유를 얻은 게 아니고 무어란 말인가. 그러나 연단 과정을 거치지 않은 상태에서 섣불리 기식을 하려들면 그것만큼 위험한 것이 없지. 생각해보게. 갓난애가 액체식도 거치기 전에 바로 밥이나 빵 같은 고체식을 하면 어떻게 되겠는지. 생명이란 다 거쳐야 할 단계를 밟아 완성이 되는 거야. 아무 때나 내리는 비 같아도 그게 다 신이 정한 이치와 계획에 의한 것임을 명심해야 할 걸세."

말을 마친 청년의 몸에서 갑자기 강렬한 빛이 발산되기 시작했다. 흡사 이글이글 타오르는 태양을 연상시켰다. 눈이 부셔 고개를 들지 못할 정도였다. 손으로 눈을 가리고 어서 빛이 사라지기만을 기다렸다.

"많이 놀랐나? 하하하, 나쁜 뜻은 없었네. 그저 자네에게 생명의 실상을 보여주려고 한 것뿐이니 노여워 말게나. 자네는 이곳에 와서 광채 나는 사람들을 많이 봐왔을 게야. 하지만 그들은 자신의 몸에서 나는 광채를 스스로 조절할 수 없지. 그러니까 광채를 가리기 위해서 수건도 두르고 하는 것이야. 그런 현상은 보통 후반기 7년 중 절반쯤 이르렀을 때 생기는데 그 단계를 넘어서면 나처럼 이렇게 스스로 조절할 능력이 생긴다네."

과연 청년은 원래의 모습으로 돌아와 있었다. 그의 몸에선 광채가 뿜어져나온 흔적조차 없었다. 그는 어안이 벙벙하여 입을 다물지 못하는 나를 석굴 밖으로 인도했다. 곧 손을 들어 어딘가를 가리켰다. 청년의 손끝은 멀리 보이는 산 위의 어떤 바위를 향해 있었다.

"저게 바로 사자바위라네. 여기서 한 5리는 족히 되는 거리지. 자, 잘 보게나."

손을 거둔 청년은 갑자기 웃옷을 헤쳐 배꼽을 드러냈다. 아, 그런데 이게 웬일인가. 그의 배꼽에서 백색 광선이 뻗쳐나가는 게 아닌가. 눈 깜짝할 사이에 광선은 사자바위를 맞추었다. 요란한 굉음을 내며 바위는 허공으로 흩어졌고 그 자리엔 먼지만 뽀얗게 피어올랐다. 두려움으로 온몸이 덜덜 떨렸다. 청년이 무섭다기보다 같은 인간의 몸에서 그토록 강한 괴력이 나올 수 있다는 사실이 나를 경악케 했다.

"이보게, 아직 안 끝났네. 저렇게 부수는 것은 아무것도 아니야. 자, 다시 사자바위를 보게나."

고개를 들어 바위가 놓여 있던 산 중턱을 바라본 순간 나는 아까보다 더 놀라고 말았다. 무슨 조화를 부렸는지 바위가 다시 사자머리 모양을 하고 얌전히 제자리에 놓여 있는 것이 아닌가. 나는 턱이 덜덜 떨려 입을 다물 수가 없었다. 날카롭고 싸늘한 냉기가 나를 죄어오는 듯한 느낌이었다.

이런 나의 심정을 아는지 모르는지 청년은 내 손을 잡고 휙 하며 바람을 일으켰다. 순식간에 우리는 석굴에서 강둑 위로 옮겨졌다. 거기에는 우리 말고도 많은 사람들이 있었다. 무언가 재미있는 일이 막 시작되려는 듯 분위기는 적당한 흥분으로 들떠 있었다.

"저 사람들이 지금 무엇을 하려고 하는 줄 아나? 이제 곧 강을 건너는 시범을 보일 걸세. 후반기 수련 과정에서 종종 심심풀이로 하는 것이니 잘 구경해두게나."

흩어져 있던 사람들이 어느새 일렬로 줄을 맞추어 섰다. 그리고 잠시 후 거리낌없이 강물로 들어갔다. 아니, 정확히 말하면 강물로 들어간 것이 아니라 물 위를 걷고 있었다.

그들에게 강은 강이 아닌 듯했다. 오히려 단단하게 굳은 땅 위를 걷는 듯 무척이나 자연스러워 보였다. 나는 그들이 걷고 있는 것이 강물인지 육지인지 자세히 살펴보았다. 하지만 그건 처음 본 대로 분명히 강이었다. 마침 살랑살랑 부는 바람에 강물은 엷고 은은하게 몸을 뒤척이며 흔들리기까지 했다.

"어떻게 저런 일이 가능한 거죠?"

그의 답변은 간단했다. '영체가 되면 누구나 가능하다'는 게 그가 던진 한마디였다. 솔직히 이제는 영체를 부인할래야 부인할 수가 없게 되었다. 눈앞에서 직접 펼쳐진 광경이 하도 엄청나 그 놀라운 능력을 인정하지 않을 수 없었던 것이다. 내가 수련을 통해 궁극적으로 이르고자 했던 것도 곧 죽음을 초월한 영체가 아니었을까 하는 생각마저 들었다. 하지만 영체의 실상을 인정해도 나로서는 그 구체적인 방법을 알 수 없으니 답답하기만 했다. 밥따로 물따로 연단법 말고 무슨 다른 방법이 있는 것일까. 기체식을 한다더니 그렇게 되려면 도대체 얼마나 많은 시간과 노력이 필요한 것일까.

"영체가 되는 구체적인 방법을 알려줄 수는 없나요?"

"우선 지금까지 자네가 해온 것처럼, 그리고 이곳에서 본 것처럼 밥따로 물따로의 식생활을 착실하게 하게나. 그것이야말로 모든 것의 기초가 되는 가장 기본적인 수련법이니까. 하지만 그 후의 방법은 가르쳐줄 수가 없어. 밥따로 물따로를 일정한 기간 내에 얼마나 철저하게 지키느냐에 따라 비로소 다음 단계로 갈 수 있는 자격이 주어지니까.

다만 내가 가르쳐주지 않더라도 자네는 이미 다 아는 것이나 다름없네. 이곳에 들어와 자네가 경험한 것을 종합해보면 아마 결론이 도출될 거야.

자네는 여기에서 많은 사람들이 식사하는 모습을 보지 않았나. 어떤 사람은 하루에 두 끼를 먹지만 어떤 사람은 세 끼를 먹었을 걸세.

또 어떤 사람은 밥을 먹지만 어떤 사람은 밀가루 빵을 구워 먹었겠지. 심지어는 물과 음식을 일일이 저울에 달아서 먹는 사람도 있었을 테고 말이야. 이 모든 것을 순서대로 잘 연결해보게나. 일정한 규칙이 있다는 것을 발견할 수 있을 테니."

청년은 영체의 능력을 좀더 분명하게 보여주기 위해 순간이동, 공중부양(空中浮揚), 비월(飛越) 등 상식적으로 도저히 상상할 수 없는 기적들을 직접 행했다.

하지만 그는 이런 신비한 기적은 별로 자랑할 만한 것이 못 된다고 했다. 또 억지로 노력한다고 해서 되는 것은 더더욱 아니라고 했다. 말하자면 수련의 단계가 어느 정도 깊어지면 자연히 획득되는 것이라는 얘기였다.

"중요한 것은 초월적인 능력의 발휘가 아니라네. 우주의 이치를 깨닫지 못하고 그것대로 실천하지 못한다면 제아무리 능력을 발휘한다 한들 그게 무슨 소용이 있겠는가. 오히려 화를 자초할 뿐이지……."

청년이 남긴 마지막 말을 나는 오래도록 곱씹고 또 되새겼다. 그러자 소경이 눈을 뜬 것처럼 앞이 환해지는 느낌이 들었다. 우주의 이치, 그 오묘하고도 놀라운 진실이 내 몸을 통째로 집어삼키는 듯한 충격과 기쁨에 감격했다.

청년과 헤어진 후 나는 10여 명쯤 되는 사람들에게 외계를 방문해보지 않겠냐는 제안을 받았다. 외계라니, 말로만 듣던 그 외계와 외계인이 이 우주 어딘가에 정말로 존재한단 말인가. 내가 믿을 수 없다는 표정을 짓자 그들은 이 드넓은 우주에 어찌 지구에만 생명이 존재하겠느냐고 반문했다. 눈으로 볼 수 없을 뿐이지 우주에는 지구가 속한 태양계, 혹은 은하계와 같은 공간이 매우 많다고 설명해주었다. 지구 내에서 논쟁이 되곤 하는 미확인 비행물체 역시 지구가 속한 태양계가 아닌 그 밖의 다른 공간에서 날아오는 것이라는 얘기도 덧붙였다.

"외계인이 존재한다는 자체도 믿기 어렵지만 그들이 지구가 속한 태양계가 아닌 곳에 존재한다는 것은 더욱 의문인데요? 태양계에 속한 9행성 중에서 유독 지구에만 인간과 같은 생물체가 존재한다고 주장하는 근거는 무엇이죠?"

"태양계에는 비록 여러 개의 행성이 있지만 태양을 아버지로, 달을 어머니로 삼아 한 가정을 이룰 수 있는 것은 오직 지구뿐이라네. 게다가 춘하추동과 5운6기가 가장 온전한 형태로 발현되는 곳 역시 지구밖에 없지. 모든 것은 하나에서 출발한다는 우주의 원리를 자네는 아직 모르나?"

대답이 궁해진 나는 다소 당황했지만 어찌됐든 외계를 방문한다는 것은 흥분되는 일이었다. 따라서 나는 그들의 제안을 받아들였고, 그렇게 해서 나까지 총 다섯 명이 외계로 여행을 시작하였다. 우리는 빙 둘러서서 손을 맞잡았다. 나는 눈을 감았다. 뭔가 엄청난 일이 일어날 것 같았기 때문이었다. 하지만 "자, 떠납시다." 하는 목소리가 들린 것 외에는 아무런 변화도 느껴지지 않았다.

눈을 떠보니 우리 일행은 이미 외계라는 곳에 당도한 후였다. 키가 약간 작은 것을 제외하면 외계인의 모습은 지구인과 거의 비슷했다. 그러나 자세히 살펴보면 분위기가 매우 다르다는 것을 알 수 있었다. 그들의 몸에선 하나같이 맑은 기운이 샘솟고 있었으며 무엇보다도 눈이 맑았다. 그것은 사람을 참 편안하게 만드는 힘을 지니고 있었다.

외계인들은 우리 일행을 반갑게 맞이했다. 서로서로 왕래를 자주 하는 사이인지 그들은 만나자마자 반갑게 포옹을 하기도 하고 또 지나간 옛일을 얘기하기도 하면서 즐거운 시간을 보냈다. 첫 만남이기는 해도 나 역시 낯설고 어색하다는 느낌은 들지 않았다. 오히려 아주 오래된 친구처럼 느껴졌다.

나는 내가 경험한 굴 밖 세계와 여기 외계인이 사는 공간이 매우 비슷하다는 것을 깨달았다. 두 곳 모두 시간과 공간에 얽매여 있지 않았다. 천안통, 천이통, 공중부양술, 둔갑술, 순간이동 등의 비법이 다반사로 행해졌다. 사실 그것은 비법이랄 수도 없었다. 누구나 자연스럽게 행하는 것이기에 그냥 몸짓이라고 표현하는 게 더 적당할 것 같았다. 또 하나의 공통점은 외계인들 역시 음식조절법을 실천하고 있다는 사실이었다. 말하자면 그들 역시 존재하는 곳은 달라도 우주의 원리를 좇는 점에선 일치했던 것이다.

나는 외계인에게 내면의 세계를 들여다보는 수련법을 익혔다.

나에게 그 이치를 설명해준 외계인은 '내면의 세계를 깊이 보면 은하계의 1일, 태양계의 1일, 지구의 1일, 인체의 1일, 세포의 1일 등이 모두 같은 원리로 진행됨을 알 수 있을 것'이라고 강조했다(그때는 그 말의 의미가 무엇인지 잘 몰랐지만 훗날 나는 명상을 통해 그 계산법을 온전히 터득하게 되었다).

마침내 헤어지는 순간이 다가왔다. 우리 일행을 보내기 위해 외계인들은 특별한 시간을 마련했다. 그들은 우리 일행을 어느 산기슭 양지 바른 곳으로 데려갔다. 그곳엔 이미 많은 외계인들이 모여 담소를 나누고 있었다. 그들의 얼굴에서 어두운 기색을 찾아보기란 불가능했다. 그들 모두는 환희에 찬 모습이었으며 선량한 인상을 지니고 있었다.

우리가 도착하자 약간 마른 중년의 남자가 연단으로 나가 연설을 시작했다. 그의 목소리는 우렁차고 사람의 마음을 움직이는 힘이 실려 있었다. 연설 내용 또한 감동적인 것이었다. 그는 따뜻한 생명의 기운이 얼마나 중요한지를 역설했다. 그것만이 우주의 모든 불안과 절망을 사라지게 할 희망임을 강조했다.

순간 내 머릿속으로는 속세의 생이 필름처럼 돌아가기 시작했다. 가난에 찌든 어린 시절, 돈 벌겠다고 아귀다툼하듯 살아온 나날, 부와 명예를 바라고 마라톤 연습에 매진했던 시간들, 그리고 수련중에 겪었던 유체이탈과 치유의 능력……. 잠시나마 돈과 명예와 사람들의 떠받듦을 좇아 시간을 낭비한 것이 부질없게 느껴졌다. 그런 것은 결코 진실된 생명의 기운이 아니었다. 오히려 화석화된 죽음의 껍데기에 불과했다.

나는 외계인의 연설을 들으며 다시 한 번 생명의 법이 얼마나 위대한 진리인지를 확인할 수 있었다. 일정한 리듬에 의해 변화하는 우주의 율동이 곧 인체 내 세포의 움직임과 같다는 것을, 그 소리에 귀 기울이는 것이 생명의 법을 온전히 실천하는 길이라는 것을 뼈저리게 실감했다.

감동에 겨워 눈물을 흘리는 사이에 외계인 남자의 연설은 모두 끝이 났다. 그는 마지막으로 우리를 천천히 둘러본 후에 이렇게 외쳤다.

"자! 우리 모두 생명의 기운을 발산해봅시다. 모두 손을 잡고 뜨거운 마음을 한데 모읍시다."

우리 일행은 서로 옆 사람의 손을 잡았다. 강렬한 전류가 흘러드는 것처럼 짜릿하고 뜨거운 느낌이었다. 나만 그렇게 느끼는 것이 아니었다. 우리가 서 있는 공간이 마치 거대한 불덩이로 타오르듯 밝게 빛났다. 눈을 감고 기운을 온몸으로 받아들이고자 했다. 각양각색의 빛깔로 아름답게 물든 마음들이 보이기 시작했다. 어떤 마음은 진한 청색이고 어떤 마음은 연한 분홍빛이었다. 또 붉은 장미빛도 있고 울창한 숲을 연상시키는 초록빛도 있었다. 그러다 어느 순간 그 마음의 색깔들이 모여 한 점 빛이 되었다. 나도 모르게 입이 열리며 한 번도 들어보지 못한 내 안의 격정적인 목소리가 흘러나오기 시작했다.

"아, 이것이구나! 영체의 실상이란 게 바로 이런 것이로구나! 내가 바라고 소망하던 것이 이것이로구나!"

온몸이 전율하며 공중으로 떠오르는 것 같았다. 그 순간 눈이 번쩍 뜨였다. 정신이 얼얼한 것이 지금 어디 있는지 종잡을 수가 없었다. 주위를 둘러보았다. 나와 함께 외계로 떠났던 일행들도, 연설을 한 외계인 남자도 보이지 않았다. 산기슭에 모여 함께 손을 맞잡았던 그 수많은 인파가 순식간에 사라지고 만 것이었다.

나는 손을 펴고 찬찬히 들여다보았다. 아직도 열감이 느껴졌다. 기분

좋게 따뜻하고 훈훈한 느낌이었다. 꿈은 아닌 것이 분명한데……. 주위를 둘러보니 낯익은 바위와 또 그 아래 낡은 천으로 얼기설기 엮어놓은 천막이 보였다. 손으로 얼굴을 더듬어보니 수염이 제멋대로 자라나 까칠까칠했다. 광대뼈만 불쑥 솟은 것이 거울을 보면 흡사 해골이 서 있을 것 같았다. 두 손을 움직여 눈을 더듬었다. 보지 않아도 두 눈이 내뿜는 광채를 느낄 수 있었다. 이글이글 타오르는 것 같으면서도 온화한 기운의 광채가.

나는 깊게 숨을 들이마셨다. 세상의 모든 공기가 다 내 폐부로 빨려들어오는 것 같았다. 세포 하나 하나가 마치 거대한 블랙홀이 되어 사물을 빨아들이는 느낌이라고 하면 정확할까.

마침내 나는 모든 사태를 파악했다. 단식 13일째 되는 날 천막을 빠져나오다가 쓰러졌다는 것과 그 후 이 속세가 아닌 낯선 세계로 가서 놀라운 진리의 말씀과 살아 있는 생명의 역사를 직접 체험하고 왔다는 것을. 아무것도 기록한 것은 없었으되 내 머릿속은 모든 것을 재생시키고 있었다. 나 스스로가 거대한 창고요, 카메라요, 녹음기가 된 기분이었다.

나는 천천히 바위 위로 올라갔다. 새로 탄생한 희열을 우주와 더불어 느끼고 싶었다. 이런 나의 마음을 아는 듯 아침 햇살이 반짝이고, 부드러운 바람은 손을 흔들어댔다. 나는 그들에게 화답하기 위해 이렇게 조용히 읊조렸다.

"이제야 생명의 법을 깨달았다."

인체 투시로 본 오장육부의 비밀

엄마의 자궁을 빌어 세상에 머리를 내밀었을 때의 느낌을 알 리 없건만, 가사 상태에서 깨어난 뒤 줄곧 '이런 게 탄생의 신비로움이구나' 하는 감탄을 연발했다.

정신을 가다듬기 위해 올라간 바위 위. 적당히 따끈하게 달궈진 돌의 온도가 몸 안으로 전해지면서 마치 온 근육과 신경이 쫙쫙 펴지는 것 같아 상쾌함을 느꼈다. 막 깨어났을 때만 해노 주위가 온통 아침 이슬에 젖어 촉촉했는데, 어느새 벌써 해가 차 올라 사물은 하나둘 꾸덕꾸덕 말라가고 그 자리에선 아지랑이 같은 김이 피어올랐다.

나는 가부좌를 틀고 앉아 조용히 명상에 잠겼다. 깨어나고 처음 하는 명상인지라 가슴이 떨렸다. 깊고 고요한 들숨과 날숨. 호흡에 집중하고 있으려니 바위에 앉아 명상을 하는 모습이 눈에 보였다.

새삼 나 자신이 미치도록 반가웠다. 그렇지 않아도 의식을 잃었다 다시 깨어난 모습이 어떻게 변했는지를 한번 확인해보고 싶던 터였다. 꼼꼼히 나를 살펴보았다. 조금 수척하고 마른 것 외에 눈에 띄는 변화는 없었다. 그러나 전체적으로 몸에서 발산되는 기운이 과거보다 많이 강하고 맑아진 것을 느낄 수 있었다.

겉모습이 아닌 몸 안의 세계가 궁금해져 마치 피부 속으로 파고들 것처럼 나를 뚫어지게 쳐다보았다. 초점을 내면에 맞추고 의식을 집중하니, 아닌 게 아니라 내가 내 몸 안으로 빨려들어가는 기분이었다. 잠시 후 주변이 온통 화려하게 장식된 무슨 궁궐처럼 변해 있음을 발견했다.

'아, 여기가 어디인가. 정녕 내 몸 안이 이렇게 깨끗하고 호화롭단 말인가?'

위장을 보고 싶다고 생각한 순간 공중에 붕 뜨는 느낌과 함께 어딘가로 옮겨졌다. 이는 유체이탈을 하는 것과 같은 현상이었다. 생각을 하면 생각한 대로 몸이 움직였다. 말 그대로 시간과 공간을 초월하여 이동이 가능해진 것이다.

위장 역시 처음 인체 안에 들어와서 본 장면과 비슷했다. 음식물의 통로여서 지저분하고 냄새가 날 줄 알았는데 전혀 그렇지 않았다. 오히려 은은하게 반짝이는 옥색 벽면들과 그 사이를 활기차게 걸어다니는 사람들이 눈에 띄었다. 나 역시 그들 틈에 섞여 길을 걸었다. 마치 서울 종로 거리를 걷는 기분으로 한참을 걸어가니 시내가 나타났다. 냇물은 깊은 산 속 계곡 물처럼 맑고 투명해 그 안에서 유영하는 물고기들이 다 보일 정도였다. 물고기들의 지느러미가 닿을 때마다 몸을 살랑이는 수초 또한 자태가 아름다웠다.

간장, 대장 등 내가 다녀본 몸 안의 오장육부는 거의가 다 이처럼 평화롭고 깨끗했다. 가장 신기한 것은 인체 어느 곳이든 지상과 마찬가지로 하늘과 땅, 산과 내가 있으며 또 태양이 비치고 바람이 불더라는 것이다. 심지어는 사계절의 변화도 뚜렷했고 게다가 사람들까지 살고 있었다. 이는 내게 충격이었다. 병원에 가서 엑스레이로 촬영해 나온 것과는 너무나 다른 모습이었다.

이로써 우리 인체를 구성하는 세포 하나 하나가 단순한 물질로 이루어진 것이 아니라 그 안에 우주의 모든 형상을 함축하고 있다는 것을 깨달았다. 이는 내가 명상을 통해 무아의 경지에 이른 시점에서 원정핵(圓靜核)의 상태가 된 세포를 보았기 때문에 얻을 수 있는 깨달음이었다. 즉, 나는 위장, 간장, 대장 등 오장육부의 형상을 본 것이 아니라 그것들을 이루는 세포 속에 들어가 그 본질을 본 것이다. 세포의 본질, 다시 말하면 세포를 이루는 기의 실상을 보았다고나 할까. 이와 같은 경험을 하고 나니 지난 3일 간의 체험으로 얻은 놀랍고도 위대한 진리가 더욱 현실감 있게 다가왔다. 거기서 얻은 깨달음은 세포가 단지 시간의 흐름에 따라 노쇠하고 죽어가는 물질이 아니라 그 자체로 무궁무진한 생명력과 창조성을 포괄하고 있다는 사실이었다. 그것을 직접 내 몸으로 확인했으니 어찌 감격하지 않을 수 있단 말인가.

나중에 경험한 바에 따르면, 13일 간의 단식과 3일 간의 가사 상태를 겪고 난 이후 노폐물이 싹 비워진 몸과는 달리 먹을 것을 섭취하고 들어다본 몸 안의 풍경은 매우 지저분하고, 어둡고, 악취도 심하게 났다.

한 번은 단식 후의 몸 속과 육류 섭취 후의 몸 속을 비교해보기 위해 일부러 육류를 잔뜩 먹고 인체 탐험을 한 적이 있다. 나는 오염된 그 광경에 놀라 비명을 질렀다. 맑고 투명했던 시냇물은 유조선이라도 가라앉은 것처럼 시커먼 기름이 둥둥 떠다니는 더러운 물로 변했고, 청정한 푸른빛 하늘도 암적색 기름 덩어리로 가득 차 있었다. 게다가 세포들은 마치 최루가스에 질식한 것처럼 아무 데나 쓰러져 의식을 잃어갔다. 악취가 코를 찔러 숨쉬기조차 힘들었던 것이다.

이런 극단적인 비교 체험 끝에 세포란 영양의 부실로 죽는 것이 아니라 산소의 결핍으로 죽는다는 사실을 깨달았다. 인체가 하나의 거대한 국가라면 세포는 국가를 구성하는 국민으로서, 만약 이 '국민 세포'가 산소 결핍으로 죽어가면 인체는 복원할 수 없을 정도로 망가지다가 병으로 죽을 수밖에 없다는 결론을 내렸다.

우리의 몸은 기본적으로 음양의 법칙에 따라 구성되었다. 건강하려면 우선은 음양의 조화를 통해 균형을 잡아주는 것이 중요하다. 사실 음양론은 동양의 전통적인 가치관이나 철학과 깊게 연관되어 있어 그다지 낯선 말은 아니다. 사소하게는 장 담그는 법부터 크게는 국가의 기강을 확립하는 것까지 음양 사상은 동양인의 생활 곳곳에 스며 있다. 하지만 정작 나를 이루는 가장 근본인 인체와 관련해서는 특별하게 정립된 음양론이 없었다.

동양의학 정도가 인체의 음양실조론을 받아들이고 있지만 한의사들은 주로 고가의 약재를 통해 해결하려 할 뿐 우리가 먹고 마시는 밥과 물에 대해서는 관심도 없다. 어떻게 먹어야 한다는 방법조차 제시하지 못하고 있다. 인체 음양론에 의거하여 창안해낸 '밥따로 물따로'처럼 간편한 실천 방법도 모르고 말이다.

그러나 밥과 물을 따로 먹는 것만으로 세포의 성질이 변화하지는 않는다. 이를 이루기 위해서는 아기가 자라면서 젖을 떼고 밥을 먹는 것처럼 밥 위주의 고체식에서 벗어나는 준비를 해야 한다. 그래야 세포가 궁극적인 변화를 이뤄 생명의 완성을 이룰 수 있기 때문이다.

이론적으로 세포는 끊임없이 낡은 것에서 새 것으로 교체되어야 옳다. 우리는 인간을 만물의 영장이라 한다. 하다 못해 나무도 수천 년을 살아가며 해마다 새순을 틔우는데 만물의 영장인 인간의 세포가 새로 거듭나지 못한다는 것이 말이 되는가. 노벨 화학상을 두 번씩이나 수상한 미국의 라이너스 폴링 박사도 이와 같은 생각을 피력한 바 있다.

"죽음은 자연에 역행하는 것이다. 이론적으로 말하면 인간은 영원불멸의 존재이지 않으면 안 된다. 육체의 조직은 스스로 재생이 가능한 것이다."

물론 과학은 아직까지 이에 관한 정확한 입장을 피력하지 못하고 있으며, 또한 이론과는 맞지 않게 세포의 소멸로 죽어가는 원인도 밝혀내지 못하고 있다. 이로 인해 수많은 인간들이 늙고 병들어 죽는 것을 당연하게 여기게 되었다.

나는 이 원인을 인간 스스로가 체질이 변화하는 시기에 맞춰 인체의 음양을 조절하지 못했기 때문이라고 본다. 옛말에 이르기를 순천자는 흥하고 역천자는 망한다고 했다. 순천자는 시간과 공간의 변화를 미리 알아 물질과 정신의 조화를 적절하게 꾀하는 사람이요, 역천자는 천지 운행과 맞지 않게 자기 멋대로 먹고 마시어 인체의 음양을 불균형하게 만든 사람이다. 일례로 나무 한 그루를 키우는 데도 물을 주는 시기가 따로 있기 마련이다. 아무 때나 물을 주면 오히려 뿌리가 썩고 만다. 물을 주고 비료를 주는 것도 묘목일 때 하는 것이지 이미 다 자라 성목이 된 나무는 스스로 살아갈 수 있는 능력과 힘을 지니고 있다.

인체도 마찬가지다. 23세 이후에는 영장체질로 가기 위해 음식 조절을 해야 하는데 사람들은 성장체질에서 먹던 것을 계속 고집하여 과영양 상태에 이르게 되고 이는 결국 세포에 악영향을 미친다. 사실 세포에는 이미 영장체질로 변할 수 있는 구체적인 청사진이 들어 있다. 그만큼 세포는 경이로운 존재다.

결론적으로 말하면 어떤 음식물을 섭취하느냐에 따라 인체의 체질이 결정되며 사람의 마음도 몸 상태에 의해 좌지우지된다. 지금까지 많은 양생법과 수련법이 있었지만 체질의 변화에 맞춰 음식 조절을 해야 한다는 이론은 아직 없었다. 바로 이런 점 때문에 나는 3일 간의 체험을 끝낸 후 생명의 법에 확신을 가졌으면서도 한편으론 고민에 빠졌다. 전무후무한 생명의 법을 이해할 사람이 과연 속세에 있을 것인가 회의가 들었기 때문이다.

그러나 결국 산을 내려와 세상에 생명의 복음을 전하기로 마음먹었다. 3일 간의 체험으로 얻은 생명의 메시지와 축복을 다른 이들에게도 전해주고 싶었던 것이다. 내가 더이상 산에 있어야 할 이유는 없었다. 지금까지야 수련의 방법을 제대로 모르고 또 사람들의 방해를 견디지 못해 산 수련을 고집했지만 이제는 수련의 방향과 구체적인 방법을 깨달았으니 나 자신이 어떠한 방해에도 흔들리지 않을 자신이 있었다.

나는 성경에 쓰여 있는 "믿음은 들음에서 난다(로마서 10장 17절)"는 말씀을 떠올렸다. 막연하게 알고서 무엇을 시작하는 것과 자세한 실상을 경험한 후 하는 것은 그 차이가 실로 엄청나다. 여기서 차이란 다름 아닌 믿음이다. 믿음이 생기면 그만큼 자신감이 생기고 또 일을 밀고 나갈 수 있는 추진력이 생기기 마련이다. 그러니 내가 사람들을 피해 산에서 수련을 해야 할 이유가 어디 있단 말인가.

오히려 적극적으로 사람들을 설득하고자 마음먹었다. 세상 속에서 여러 사람과 더불어 하는 수련이 가치 있는 것이지, 세상을 등진 수련은 별 의미가 없다는 생각이 들었다.

3일 동안의 놀라운 경험을 한 것이 과연 우연히 발생한 사건에 불과할까. 어쩌면 세상에 나가 생명의 법을 설파하라는 우주의 계시가 아니었을까……'

생각을 정리하자 앞길이 더욱 분명하게 보였다. 그 길은 결코 영화롭지 않았으나 누군가는 걸어가야 하고 또 그럴 만한 가치가 충분했다. 나는 새로 길을 떠나는 구도자의 심정으로 산에서의 마지막 밤을 보냈다. 그동안 나를 지켜봐주던 삼각산의 해와 별과 그리고 나무와 바람이 내 등을 조용히 쓸어주었다.

문둥병을 고치다

산을 내려와 처음 직면한 문제는 역시 생계였다. 이제 무분별한 단식은 수련의 올바른 방법이 아님을 알았고, 올바른 수련을 위해서라도 내겐 최소한의 돈이 필요했다.

나는 속세로 내려오는 것과 동시에 후반기 7년 과정 수련에 돌입한 상태였다. 따라서 매우 정확하면서도 철저한 식사법이 요구되었다.

나는 후반기 과정에 필요한 식재료와 저울을 구입하여 그 양을 정확하게 달아서 먹었으며 심지어는 물도 저울에 달아 필요한 양만 마셨다. 밥맛이 있다고 더 먹을 수도 없지만, 그렇다고 옛날처럼 3일에 한 끼, 7일에 한 끼 하는 식으로 원칙 없이 굶을 수도 없었다.

다시 사람들을 치유하는 일에 나서기로 했다. 공식적인 자격을 갖춘 의사도 약사도 아니어서 남의 병을 고쳐주고 돈을 벌기란 생각보다 힘이 들었다. 게다가 오는 환자들 중에는 가난한 사람이 많았다. 돈이 없어 병원에 가지 못하고 오래도록 방치한 사람, 그러다 급기야 치료를 포기하고 죽을 날만 기다리는 사람, 혹은 병을 고쳐보겠다고 이 병원 저 병원을 전전하며 가산을 탕진한 후 마지막으로 지푸라기 잡는 심정으로 오는 사람이 대부분이었다. 하지만 이런 것이 문제될 것은 없었다. 애당초 떼돈 벌기를 바란 것도 아니고 그저 최소한의 생계 유지비만 필요로 하였기에, 나는 아예 환자를 받을 때부터 경제적인 대가에 관해서는 기대하지 않고 있던 터였다.

나를 실망시킨 것은 오히려 환자들의 태도였다. 처음 와서는 병만 낫게 해주면 무슨 일이라도 다 하겠다는 시늉을 하며 머리를 조아리던 사람들이 정작 병을 고친 후에는 뒤도 안 돌아보고 가기 일쑤였다. 그럴 때면 나도 모르게 마음이 텅 빈 것처럼 허탈해지곤 했다.

병 고쳐준 것을 위세로 누군가에게 존경받고 싶은 마음은 눈곱만큼도 없었다. 그렇지만 사람의 예의와 도리를 갖추지 못한 뻔뻔함에는 어쩔 수 없이 회의가 밀려들기 마련이었다. 특히 우울하게 만드는 것은 그런 환자들일수록 또다시 병고에 시달린다는 사실이었다.

흔히 자기만 알고 타인을 배려할 줄 모르는 사람일수록 욕심도 많고 남의 말에 귀 기울이지 않는 법이다. 그러니 아무리 '이제 밥따로 물따로를 철저하게 실천하라'고 한들 내 말을 그대로 따를 것인가. 오히려 병에서 해방된 김에 호사 한번 해보겠다고 몸에 좋은 것이라면 가리지 않고 먹으려고 들 것이 아닌가.

실제로 나의 불길한 예감은 언제나 백발백중이었다. 고맙다는 인사 한마디 없이 냉정하게 돌아갔던 사람들은 언젠가는 꼭 다시 한 번 찾아오기 마련이었다.

이와 같은 일이 반복되면서 점점 병을 고치는 일에 뜨악해진 나는 어느 날 훌쩍 집을 나서 고향으로 내려갔다. 새파랗게 젊은 스무 살, 서울에 가서 돈 벌어오겠다며 고향집 싸리문을 나선 후 6년 만에 처음 찾아가보는 발걸음이었다. 새삼스럽게 마음이 아려왔다. 고향이란 단어가 주는 짠한 감정 때문이기도 했지만, 그보다는 유체이탈을 통해 어머니의 장례식을 목도한 탓이 컸다.

'어머니도 계시지 않은 고향집을 나는 왜 이제야 찾아가는 것일까……'

수시로 눈물이 나려는 것을 참으며 간신히 고향집에 도착하고 보니 어머니는 계시지 않았다. 예상대로 내가 본 어머니의 장례식은 그날 그 시간에 일어난 실제 상황이었다. 형님의 안내를 받아 어머니의 무덤을 찾았다. 한번 두번, 절을 할 때마다 어머니에 대한 그리움으로 목이 메었다.

형님에게 얘기를 들으니 어머니는 내가 집 나간 후 소식이 없자 매우 걱정을 했다고 한다. 그러던 중에 이웃 마을로 논일을 하러 나갔다가 마침 마을에 와 있다는 용한 점쟁이 앞으로 사람들과 우르르 몰려갔던 모양이다.

그런데 점쟁이가 옆집 김씨 아저씨의 두 번 장가든 사연과 부모 몰래 집 나간 영팔이네 딸이 서울에서 무엇을 하는지 따위의 일을 눈에 보이듯이 늘어놓자 어머니의 약한 마음이 흔들렸던 것이다. 기어코 어머니는 집 나간 나와 내 동생의 소식을 물어보았고, 점쟁이는 두 아들 모두 객지에서 사망했으니 다시 볼 생각은 말라고 했다 한다.

"그 말에 어머니의 충격이 컸던 모양이여. 돌팔이 점쟁이가 헛소리한다고 큰 소릴 치셨어도 마음은 불길했던 게지. 그래서 그런가 계속 안절부절을 못하시더니 어느 날인가는 큰 사발로 막걸리를 막 들이켜시는 거야. 그런데 참 재수가 없으면 접시 물에 코 빠져 죽는다고, 들이켠 막걸리에 체하셨는지 그날로 드러누워 식사도 못하고 시름시름 앓더라니까. 그러다 약 한 첩 변변히 써보지도 못하고 한 달 만에 돌아가셨지……."

나는 기어코 울음을 터뜨리며 울부짖고 말았다.

"선무당이 사람 잡는다더니! 에잇, 잡신 들린 돌팔이 하나가 엄한 우리 어머니 목숨을 앗아갔구나!"

내가 듣기에 그 점쟁이의 세포와 정신력은 아주 질이 낮고 허약한 것임에 분명했다. 내가 잡신이란 표현을 썼듯 잡신이 들고나는 현상은 실제로 발견된다. 그러나 그것은 자기 자신 안에서 일어나는 일이지 외부의 무언가가 들어오고 나가는 것은 아니다.

가사 상태에서 3일 동안 여러 가지 일을 체험했지만 그것 역시 나의 몸 속에서 이루어진 일이지 어느 신비한 외계에서 벌어진 일은 아니었다. 즉, 사람의 생명력이 강하면 그 사람을 지배하는 신도 강해지며 반대로 생명력이 약하면 신도 약해지는 것이다. 그런데 사람의 생명력을 주관하는 것은 세포이므로, 결론적으로는 그 사람의 세포가 얼마나 체질 변화에 성공해 활성화되었느냐에 따라 그를 지배하는 신의 종류가 정신 혹은 잡신으로 결정된다고 할 수 있다.

"어머니, 왜 그렇게 어리석으셨어요? 그 점쟁이는 몸도 마음도 병든 잡신에 불과했는데……. 이제 와 누굴 탓한들 무슨 소용이 있겠습니까. 그동안 찾아뵙지 못한 제가 불효자지요……."

어머니가 없는 고향은 너무도 쓸쓸했다. 그러나 고향이 주는 따뜻하고 정겨운 분위기에 마음의 상처는 차차 아물어갔다. 나는 고향집에 머물며 환자들을 치료하기 시작했다. 그것 외엔 딱히 할 일도 없었고, 또 어머니의 죽음을 생각하면 병들어 죽어가는 환자들에 대한 연민이 솟구쳤기 때문이다.

하루는 화령에 산다는 문둥이가 찾아왔다. 잘 걷지도 못해 리어카에 실려온 그는 나를 보자마자 다짜고짜 "선생님, 제발 저를 좀 고쳐주십시오. 다른 데서 문둥이를 고치셨다는 말씀을 듣고 이렇게 찾아왔습니다." 하며 울고불고 매달렸다.

이 외에도 폐결핵을 앓는 사람 등 여러 명의 환자들이 연일 몰려왔는데 이들은 물에 빠진 사람이 잡은 지푸라기처럼 나를 마지막 희망으로 보고 막무가내로 붙들었다. 졸지에 지푸라기 신세가 된 나는 그들을 성심껏 치료했다. 내가 치료했다기보다는 생명의 법을 좇아 치료한 것이라고 해야 옳을 것이다.

문둥이 환자의 경우 치료한 지 6일이 지나자 누런 진물이 줄줄 흐르던 상처가 굳으면서 아물기 시작했다. 12일이 지나자 정상적인 피부로 돌아왔다. 폐결핵 환자는 겨우 스무 살 남짓 된 젊은 총각이었는데 숨이 차서 걸음도 못 걷고 기침할 때마다 시뻘건 핏덩이를 쏟는 등 증세가 아주 심각했다. 그러나 일정량의 밀가루를 저울에 달아 정량으로 만든 밀가루 빵을 하루 두 끼씩 먹게 하고 밤에만 물을 마시게 하니 눈에 띄게 증세가 호전되었다. 이 청년 역시 15일쯤 지나자 무리 없이 걸을 수 있는 정도가 되었고, 약 두 달이 지난 후에는 달리기를 해도 아무 이상이 없을 정도로 상태가 좋아졌다.

앞에서도 강조했다시피 나는 그들에게 특별한 약을 쓴 것도, 비싼 기구를 이용하여 수술을 해준 것도 아니다. 지금도 그렇지만 당시 문둥병은 천형이라 하여 아무도 가까이 하려 하지 않았고 폐병 역시 집안 망하게 하는 병이라 하여 기피했다. 그나마 돈깨나 있는 집 환자는 돈을 처들이며 기름진 고급 음식으로 병고에서 벗어나고자 했고, 가난한 집 환자들은 식구들 보기가 미안해 객지를 떠돌다 죽기 일쑤였다.

그러나 나는 그들을 꺼리지도, 비싼 돈을 요구하지도, 또 좋은 음식과 약을 먹이지도 않았다. 오직 내가 한 일이라곤 각각의 증상에 따라 밀가루나 그 밖의 곡물을 저울에 달아 일정한 양을 먹이고, 낮에는 물을 못마시게 하면서 저녁때만 미지근한 물로 갈증을 없애준 것뿐이다.

혹자는 왜 쌀밥이 아닌 밀가루 빵인지를 무척 궁금해할 것이다. 여기에는 특별한 이유가 있다. 쌀은 한여름 이글거리는 태양의 기운을 흡수하면서 자라나지만 쌀 자체의 기운은 음이 그 바탕을 이루고 있다. 반면밀은 겨울의 차가운 기운을 흡수하고 자라면서도 그 성질은 양의 기운을 바탕으로 한다.

이런 이유로 당시 환자들에게 실조된 양의 기운을 북돋우려고 밀가루빵을 먹인 것인데, 요즘은 사정이 다르다. 그때만 해도 주로 국산 밀가루를 먹었지만, 지금은 거의 다 수입 밀가루여서 문제가 많기 때문이다.

수입 밀가루의 가장 큰 문제는 운송과 보관상의 이유로 방부제나 표백제를 많이 섞는다는 것이다. 그러므로 수입 밀가루를 먹는 것은 곧 독을 먹는 것과 마찬가지다. 그러나 내가 수입 밀가루를 권하지 않는 이유는 따로 있다. 같은 분량을 먹어도 국산 밀가루로 만든 빵은 맛이 구수할 뿐 아니라 기운이 오래 가는 데 반해 수입 밀가루로 만든 빵은 그렇지 못하다. 이는 내가 직접 실험해서 확인해본 결과다.

국산 밀가루를 먹는다고 해서 무조건 기가 강해지는 것은 아니다. 같은 재료라 하더라도 조리법에 의해 맛과 영양이 달라지듯 기운을 발휘하는 것도 차이가 난다.

내가 직접 실험해본 결과에 따르면 밀가루는 찌거나 데치거나 부치는 등 그 어떤 방법보다도 구운 것의 효능이 가장 좋았다. 밀가루를 반죽해서 구우면 수분이 증발하여 단단해지는데, 그래서인지 많이 먹어도 위장에 무리가 없고 또 먹고 나면 오랫동안 속이 든든한 것을 느낄 수 있었다. 그러나 다른 조리법은 수분과 기름을 요구하기 때문에 소화도 잘 안되고 인체의 음양 조화에 역행할 뿐이었다.

물론 환자들을 치료하는 방법은 내가 가사 상태에 빠져 있던 그 3일 동안 보고 듣고 체험한 것이었다. 사람들은 흔히 병에 걸리면 독한 약을 먹어야 하고 또 그 독으로부터 몸을 보호하기 위해 좋은 음식을 먹어야 한다고 생각하는데 내가 체험한 바에 따르면 사실은 그렇지 않았다.

고단백질이나 고지방질의 음식을 먹으면 세포들이 숨을 제대로 쉬지 못하기 때문에 오히려 병이 악화된다. 나는 이미 명상을 통해 내 몸 속을 직접 들여다본 경험이 있다.

단식과 식이요법으로 깨끗해진 몸은 기품 있고 아름다운 궁궐처럼 보기 좋았지만 곰탕이나 사골, 혹은 고기를 섭취한 후의 몸은 끔찍했다. 원유로 뒤덮인 바다보다도 더 지독한 악취가 풍겼고, 그 속에서 세포들이 질식하며 죽어가고 있었다. 누군가 인위적으로 코와 눈, 그리고 입과 귀를 두껍게 기름칠하여 막아놓았다고 상상해보라. 그러면 질식사당하는 세포의 고통이 어떨지를 이해할 수 있을 것이다.

그러나 사람들은 이 사실을 모르고 몸이 좋아지는 기미가 조금만 보이면 고기부터 찾는다. 폐결핵 환자인 청년도 그랬다. 두 달쯤 지나 거의 병이 나았을 무렵, 나는 그를 데리고 뒷산으로 토끼를 잡으러갔다. 청년의 몸 상태도 점검하고 오랜만에 식구들에게 토끼고기라도 먹일 겸해서 고안해낸 생각이었다.

다행히 청년은 산을 오르면서도 전혀 숨차는 기색을 보이지 않았다. 오히려 어렸을 때 고향에서 토끼 잡던 기억을 떠올리며 마냥 즐거워했다. 우리는 토끼가 다니는 길목을 찾아 덫을 놓고 기다렸다. 오래 지나지 않아 토끼는 덫에 걸려들었고 그것을 잡아 집으로 왔다.

온 집 안에 토끼고기 요리하는 냄새가 진동을 했다. 고소한 냄새를 맡는 것만으로도 군침이 나올 정도였다. 나는 나 자신과 환자들을 제외하고 다른 식구들에게만 토끼고기를 먹으라고 허락했다. 흘낏 보니 청년은 고기가 무척 먹고 싶은 모양인지 자꾸 입맛을 다시며 아쉬운 표정을 지었다. 그러나 그에게 고기를 먹일 수는 없었다. 아직 완치되기까지는 시간이 걸리기 때문에 고기를 먹는 것은 아직 일렀던 것이다.

"자네, 만약 당장의 식탐으로 고기를 먹으면 병은 금세 재발할 것이니 앞으로 조심하게. 자네가 고기를 먹을 수 있게 되기까지는 적어도 3년 6개월이 더 필요하지. 그때까지는 무슨 일이 있어도 고기는 안 된다네. 그 전에 고기를 먹으면 자네 몸을 이루는 세포가 기름에 찌들어 질식사를 하고 말 걸세. 그러면 도로 숨이 차고 피를 토하게 될 것이고 말이야, 알겠나?"

청년에게 단단히 주의를 주고 식구들과 집을 나섰다. 그날이 마침 한 동네 사는 친척의 환갑날이어서 그 집으로 저녁 초대를 받았기 때문이다. 나는 달랑 혼자 남아 빈 집을 지켜야 하는 청년이 걱정되었지만 그래도 믿고 집을 나섰다.

그런데 기어코 일이 터지고 말았다. 밤늦게 집으로 돌아와보니 청년의 숨소리가 처음 병을 고쳐달라고 찾아왔을 때처럼 거칠어진 것이 아닌가.

"아니, 자네 이게 어떻게 된 일인가? 숨소리가 이상하잖아?"

그러자 청년이 무릎을 꿇으며 눈물을 뚝뚝 떨구었다.

"선생님, 제가 잘못했습니다. 사실은 아까 토끼고기를 조금 먹었어요. 안 먹으려고 했는데 자꾸 생각이 나서 그만……. 많이도 아닙니다. 딱 한 점 먹었을 뿐이에요. 그런데 고기를 먹자마자 이렇게 숨이 차 오르면서 몸이 이상해지기 시작했습니다. 죄송합니다, 선생님. 앞으로는 선생님께서 시키시는 대로만 하겠습니다."

더이상 듣지 않아도 청년이 무슨 일을 저질렀는지 다 보였다. 그는 집 안에 아무도 없는 틈을 타서 냄비에 남아 있는 토끼고기를 몰래 먹은 것이고, 그에 따라 병세가 다시 악화되기 시작한 것이다. 고기를 먹지 말라고 신신당부한 것은 나였지만, 솔직히 단 한 점의 고기조각에 사람의 몸이 저렇게 악화될 수도 있다는 것은 나조차도 짐작하지 못한 일이었다.

청년을 잘 타일러 방으로 돌려보낸 후 명상을 통해 보았던 세포의 상태를 떠올렸다. 고지방의 음식이 인체 내에 들어오면 수많은 세포들이 질식사로 죽어 나자빠지던 장면이 기억에 생생했다. 건강한 사람이라면 고기 몇 번 먹는 것으로 금세 심각한 이상이 생기거나 하지는 않는다. 그러나 환자의 경우는 문제가 다르다. 고기 한 점, 거기에 들러붙은 기름 한 방울이라도 생명에 지장을 줄 수 있다.

나는 토끼고기를 먹고 한동안 곤욕을 치른 폐결핵 청년의 일화를 통해 암환자 등 하루아침에 목숨이 왔다갔다 하는 중환자들에게는, 고기뿐 아니라 참기름 등 식물성 지방이라 할지라도 확실하게 금기시해야 한다는 것을 다시 한 번 깨달았다.

고향집에 내려와 환자들을 돌본 지도 여러 날이 흘렀다. 그동안 나에 대한 입소문이 여기저기로 퍼져나가 나중엔 들도 보도 못한 희한한 병을 지닌 환자들도 찾아왔다.

한번은 나이 든 여자가 나를 찾아왔다. 그는 내가 고쳐 돌려보낸 문둥병 환자의 누나라고 자기를 소개하더니 대뜸 조용한 곳에 가서 얘기 좀 하자며 내 소매를 끌었다. 눈치를 보아하니 말하기가 곤란한 내용 같아 사람들을 다 내보낸 뒤 여자와 단 둘이 마주 앉았다.

"그래, 무슨 속사정이 있길래 남들 앞에서 얘길 못하는 겁니까? 동생 병이 다시 악화되기라도 했나요?"

"아니, 그런 게 아니구요. 도대체 우리가 전생에 무슨 죄를 졌는지 동생은 문둥병에 걸리고 나 역시 남들은 잘 알지도 못하는 희귀한 병에 걸렸지 뭡니까. 그동안 병을 고쳐보려고 안 다닌 데가 없지만 의사들이 다들 고개를 내젓더라구요. 그런데 마침 동생이 선생님을 만나 병을 고쳤다길래 나도 어떻게 안 될까 싶어 한 가닥 희망을 걸고 이렇게 찾아온 거예요. 선생님, 제 병만 고쳐주신다면 그 은혜 평생 잊지 않겠습니다."

알고보니 그 여자의 병은 탈음증(脫陰症)이었다. 하도 말하기를 부끄러워하길래 필경 성기나 자궁에 관련된 병이겠거니 짐작은 했지만 탈음증이란 병은 나도 처음 접하는 증세였다. 여인의 말에 따르면 생식기 밖으로 마치 돼지 오줌통처럼 생긴 것이 툭 튀어나오는데 주로 낮에 그런 증상이 생긴다고 했다. 밤에는 안으로 들어갔다가 낮이 되면 다시 튀어나오는 식인데 병원에서도 포기한 희한한 병이라는 것이다.

난처하기는 나도 마찬가지였다. 하지만 흔한 병이 아니라고 해서 못 고칠 이유는 없었다. 더욱이 나는 생명의 법으로 치료하지 못할 병은 없다는 확신을 이미 분명하게 굳힌 사람이었다.

일단 쇠비름을 뜯어다가 불에 곤 후 거기에 밀가루를 섞어 손가락 한 마디 크기만한 환을 지었다. 그것을 여인의 질에 삽입하도록 했다. 그렇게 보름 정도 하였을까, 여인의 탈음증은 씻은 듯이 나았다. 오랜 시간 동안 이상한 증세로 고생했다는 것이 믿기지 않을 정도였다.

이와 같은 일이 한번 두번 반복되면서 나에게도 변화가 일기 시작했다. 찾아온 환자와 따로 대화를 나누지 않아도 그가 어디가 어떻게 아파서 왔는지를 다 알 수 있게 된 것이다. 신기하게도 내 눈엔 환자의 몸 상태가 다 보였다. 어느 부위가 병들었는지, 병은 어느 정도 진척됐는지, 나으려면 얼마나 시간이 걸릴지 굳이 환자의 맥을 짚지 않아도 다 알 수 있었다. 그러나 나는 그와 같은 신묘한 변화를 밖으로 드러내지 않았다. 잘 모르는 사람들이 보면 신이 내린 무당으로 오해할 수도 있기 때문이다.

그 당시 내가 가장 골몰하고 있던 것은 다름 아닌 맥진법에 대한 연구였다. 그때 내 불만은 우리나라 한의학에서 가르치는 맥진법이 너무 어려워 일반인들이 자기 손으로 자기 맥을 짚고 싶어도 그럴 수가 없다는 점이었다. 이런 문제점을 개선하려면 누구나 쉽게 따라할 수 있는 새로운 맥진법을 고안해야 했다. 따라서 환자의 상태를 다 알고 있음에도 불구하고 일부러 환자의 맥을 일일이 짚어가며 맥진법을 연구했다. 결과는 성공이었다. 마침내 쉽고도 간편한 맥진법을 고안해낸 것이다.

새로운 맥진법의 이론적인 기초는 역시 우주와 인체와의 밀접한 관계에서 출발한다. 우주와 인체는 불가분으로 연결되어 있기 때문에 대기 중의 날씨와 인체 내 기압 역시 매우 밀접한 관계를 유지하고 있다는 것이 핵심 내용이다. 즉, 대기의 기압이 높으면 사람의 맥이 지닌 저항력이 약해지는 반면 대기의 기압이 낮으면 맥의 저항력은 강해진다. 그러므로 날씨가 흐리고 비가 오면 기압은 낮아지는 대신 인체의 맥은 강해지고 날씨가 화창하고 맑으면 맥도 가볍게 뛴다.

물론 이것은 가장 기본적인 원리다. 아무리 쉽고 간편하다 할지라도 맥진의 목적이 인체의 상태를 정확히 파악하는 것인 이상, 제대로 맥진을 하려면 고려해야 할 것도 많고 그만큼 고도의 기술이 요구된다.

예를 들면 인체에 열이 있을 경우 그 열의 성질을 좇아 맥박도 가볍고 급한 상태가 되지만 인체에 냉기가 많으면 맥박이 둔해지며 무거워진다는 식의, 다양한 원리를 알아야만 제대로 맥을 볼 수 있다는 소리다.

내가 알아낸 맥진법의 핵심은 우선 날씨와 맥의 상태를 파악하는 것이다. 때문에 가장 기초적인 것만 알아두어도 자기 몸을 진단하는 데 도움이 될 수 있었다. 이를테면 날씨가 흐리고 비가 오는데 환자의 맥이 깃털처럼 가볍거나 반대로 날씨가 쾌청한데도 맥이 무겁고 둔중하면 그것은 상태가 매우 위험하다는 증거이므로 가급적 빨리 병원에 가야 한다. 아무튼 새로운 맥진법을 고안하느라 수도 없이 많은 환자들의 맥을 잡아보아야 했다.

그러던 어느 날 동네 이장 어른이 찾아와 자신의 고충을 털어놓았다.

"이보게 상문이, 환자들 고치느라고 요즘 얼마나 바쁜가. 자넨 정말 난 인물일세그려. 그런 기술을 타고났으니 어디 나가도 굶어죽을 걱정은 없을 테니 말이야. 그런데 이거 참, 안 좋은 소식을 전해야 하니 어쩌면 좋은가. 자네는 잘 모르겠지만 동네 사람들 사이에서는 꽤 말들이 많은 모양이야. 하긴 이해 안 가는 바는 아니네. 문둥이에 결핵환자에 별의별 환자들이 수시로 들락거리니 누가 좋아하겠냐고……. 오죽하면 이웃 동네까지 소문이 났대잖나. 우리 동네에 전염병이 돌 거라고 말일세. 나도 이런 말 하기는 괴롭지만 여론이 그러니 어떡하겠나."

동네 사람들의 심정을 충분히 이해할 수 있었다. 입장을 바꿔놓고 생각하면 나도 그럴 것 같았다. 나 역시 나의 의료 행위가 합법적인 것이 아니라는 사실 때문에 늘 마음 한구석이 께름칙하던 터였다. 나는 마침내 고향을 떠나기로 결심했다. 그렇다고 마을 사람들에게 떠밀려 도망치듯 마을을 떠나온 것은 아니었다. 어차피 생명의 법을 널리 전파하려면 스스로 보다 많은 임상 경험을 쌓는 것이 필요했다. 그러기에 고향은 너무 좁았다.

고향을 떠나 다시 여장을 푼 곳은 문경군 가은면 벌바위. 애초에 고향을 떠날 때는 이제 나 자신의 수련에 힘을 쏟아야겠다고 마음먹었지만 현실은 내 맘 같지 않았다. 어떻게 알고 찾아오는지 환자의 행렬은 끊임없이 이어졌고, 그들을 등 떠밀어 돌려보내기란 결코 쉽지 않았다.

하루는 70대 중반으로 보이는 늙은 할머니 한 분이 찾아왔다. 젊어서부터 변비로 고생을 했다는 그 할머니는 요즘 기력이 없어 그런지 변비가 더 심해졌다며 고통을 호소했다. 나는 우선 변의 상태를 물어보았다. 흔히 사람들은 변이 되게 나오면 무조건 변비로 단정짓는 경우가 많은데 그렇지 않다. 잘 나오건 안 나오건 상관없이 변이 마치 토끼 똥처럼 방울져 나오는 것, 그게 바로 변비다.

"꼭 토끼 똥처럼 방울방울 떨어진다니까. 한 번 화장실에 들어가면 거의 1시간은 걸려."

할머니는 지독한 변비에 걸려 있었다. 하지만 걱정할 것은 없었다. 변비 정도야 보통 1~2주일이면 90퍼센트 완치가 가능하다는 것을 알고 있었다. 물론 그렇게 되기 위해서는 환자의 협조가 필요했다.

할머니에게 아침 공복에 물을 마시지 말 것과, 밥따로 물따로 식이요법을 실천할 것과, 만약 정 물이 먹고 싶으면 식후 2시간이 경과 한 후에 마실 것과, 어떤 종류의 간식도 먹지 말고 특히 밤 10시 이후에는 아무것도 마시지 말 것을 강조했다. 젊은 사람 같으면 하루 식사를 아침과 저녁 두 끼로 제한했을 것이나 환자가 그렇지 않아도 기력이 쇠한 노인인지라 그냥 세 끼를 드시게 했다.

특별히 식후 2시간이 지나길 기다렸다가 물을 마시라고 한 이유는 음식물이 위장에서 머무는 시간이 보통 2시간이기 때문이다. 하지만 이는 서양식 논리에 따른 간단한 설명이고 동양식 논리에 입각하면 설명이 좀더 복잡하고 길어진다.

동양에서는 하루를 12시간으로, 1시간을 120분으로 계산하므로 서양의 2시간은 동양의 1시간과 같다. 하늘의 달은 한 달이 지나야 새로 뜬다. 이를 하루의 시간으로 환산하면 달이 다시 뜨는 주기는 120분이 된다. 즉, 나는 동양적 관점에서 달의 변화 주기를 고려하여 물 마시는 시간을 정확하게 계산했던 것이다.

할머니는 이틀만에 다시 나를 찾아왔다. 처음에 왔을 때와는 많이 달라 보였다. 잔뜩 찌푸린 얼굴은 웃는 낯으로 바뀌었고 무엇보다도 내게 선생님이라는 호칭과 존댓말을 썼다.

"선생님, 이런 기적이 또 있을까요? 오늘 아침 변을 보는데 어찌나 수월하게 나오던지……. 아, 평소에는 화장실에 가면 세월아 네월아 하고 앉아 있기가 예사였는데 오늘은 10분도 안 걸렸다니까요?"

할머니는 내가 보는 앞에서 전에 먹던 약들을 쓰레기통에 집어넣었다. 그런 할머니의 모습을 보는 것이 싫지는 않았지만 그렇다고 할머니에게 무조건 맞장구 칠 수만은 없었다. 자칫 잘못하면 원점으로 돌아갈 수도 있기 때문에 오히려 조금 나아졌을 때 더 주의를 기울어야 했던 것이다.

"할머니, 아직 다 나은 게 아니니까 계속 제가 말씀 드린 대로 하셔야 합니다."

"알았어요, 선생님. 하지 말라고 해도 할 겁니다."

그로부터 1주일 후. 웬일인지 할머니는 풀이 죽은 모습으로 나타났다. 나는 직감적으로 할머니의 변 상태가 나빠졌다는 것을 눈치챘지만 모른 척하고 물어보았다.

"할머니, 안색이 안 좋은데 무슨 걱정거리라도 생긴 거예요?"

"이상하게 요새는 변 보기가 힘드네요. 옛날하고 달라진 게 별로 없어요."

할머니의 증세가 안 좋아진 것은 이틀 전부터라고 했다. 대개 이런 일이 발생하는 이유는 섭취하는 음식물의 종류를 바꾸었거나 갑작스럽게 분량을 조절했거나 하는 데 있기 마련이었다. 역시 내 짐작은 정확했다. 원인은 다름 아닌 저녁에 마신 찬 감주였다.

"할머니, 앞으로 뭐 드시고 싶은 게 생기면 먼저 저에게 상의를 하셔야 돼요. 그리고 오늘부터는 밥 먹고 한 시간이 지나길 기다렸다가 물을 드세요. 당분간 감주는 아예 잡숫지 않는 게 좋겠습니다."

할머니에게 감주를 아예 먹지 말라고 한 것은 할머니의 몸 상태가 안 좋았기 때문이다. 고기와 당분, 그리고 찬 음식은 건강하지 않은 사람에게 치명적인 독이 될 수 있으므로 각별한 주의가 필요했다.

환자들을 대하면서 새삼 느낀 것은 몸이 아프면 정신력도 쇠할 수밖에 없다는 것이었다. 간혹 환자들 중에는 자기 병이 귀신의 장난으로 생긴 거라는 둥, 조상의 묘를 잘못 쓴 탓이라는 둥 병의 원인을 자기와는 무관한 외부에서 찾으려는 이들이 있었다. 물론 그들의 말이 아주 일리가 없는 것은 아니었다.

사실 그 무렵 나의 신묘한 능력은 점점 확대되어 단지 인체만 투시할 수 있는 것이 아니라 무덤의 형태만 보고도 그 집안의 내력과 현재 상황을 알아맞출 정도였다. 따라서 지관들이 묘 자리를 잘 써야 한다고 말하는 게 결코 빈말은 아님을 잘 알고 있었다. 때로 어떤 환자를 보면 선친 묘혈에 대못이 박혀 있는 장면이 떠오르기도 했다. 그럴 때면 그 환자에게 내가 본 그대로를 일러주기는 하되, 대못을 빼는 일보다 더 중요한 것은 자연의 순리를 좇아 밥따로 물따로를 실천하는 것임을 반드시 강조하곤 했다.

우주의 변화와 인체의 변화가 조화를 이룬다면, 그리하여 인체의 체질이 음양의 원리에 부합하기만 한다면 몸에서 발산되는 기운이 영험해져 제아무리 드센 잡귀라 해도 감히 범접할 수 없는 법이다. 이는 잡귀란 모름지기 외부에서 침입하는 게 아니라 자기 자신이 원인이 되어 생겨나는 것임을 의미한다. 실제로 몸이 건강하고 정신이 강하면 어떤 시련이나 난관도 별 어려움 없이 극복할 수 있다. 반대로 심신이 병들어 있으면 운명도 불운의 길에서 벗어나지 못한다.

그런데도 사람들은 곧잘 자신에게 닥친 불행의 원인을 다른 데로 돌리곤 한다. 조상신이 노해서, 구천을 맴도는 악귀가 장난을 쳐서 따위의 온갖 잡스런 이유를 갖다붙이는 것이다. 이는 자기의 삶을 스스로 책임지려 하지 않는 나약한 태도이며, 나아가 사회적으로 미신과 사이비 종교를 양산하는 원인이 되고 만다.

하루는 대구에서 사람이 찾아온 적이 있었다. 그는 현재 팔공산에서 수도를 하고 있다 했다.

"수련중에 어떤 사람이 홀연히 나타났습니다. 그래서 "당신은 누구요?" 하고 물었더니 아무 말도 않고 사라지는 겁니다. 혹시 그 사람이 저의 수호신 아닐까요……."

"그렇습니까? 만약 다음에 그 사람이 또 나타나거든 같은 질문을 해보십시오. 아마도 그는 '내가 너다' 라고 대답할 테니."

사람에게 나타나는 모든 현상은 그의 내부에서 나오는 것이라는 게 내 생각이다. 의식이든 무의식이든 어찌됐건 내 안에 있으니까 그것이 어느 순간 눈앞에 나타나는 것이다. 이와 같은 맥락에서 나는 영장체질로 인간이 완성돼가는 것 역시 인간 외부의 절대적인 힘에 의해서가 아니라 자기 자신의 노력과 깨달음에서 가능하다고 굳게 믿었다.

육신의 병을 고치는 것은 그렇게 어려운 일이 아니다. 그보다는 병을 일으킨 원인을 없애는 것이 더 어렵고 또 근원적인 과제라 할 수 있다. 그렇다면 병을 일으키는 원인을 없앨 수 있는 방법은 무엇인가. 그것은 바로 진리를 깨닫고 그대로 생활하는 것이다.

제아무리 고치기 힘든 병에 걸렸다고 하더라도 두려워할 필요는 없다고 생각한다. 병이란 나를 살리기 위해 몸이 보내는 일종의 신호요, 어서 빨리 생명의 진리를 깨우치라는 무언의 호소이기 때문이다.

따라서 병을 발견하면 먼저 기뻐하고 감사할 줄 알아야 한다. 사람이 주인 노릇을 제대로 못해서 불쌍한 몸과 세포가 고통받고 있음을 자책할 줄 알아야 한다.

하지만 대다수의 사람들은 그렇지 못한 게 또한 사실이다. 나에게 와서 병을 고친 이들은 병이 낫는 것에만 급급해하지 정작 낫고 난 후에는 다시 세포를 혹사시킨다. 밥따로 물따로는 안중에도 없고 술, 담배 등 몸을 망치는 온갖 안 좋은 것에 손을 대기 일쑤다.

게다가 어떤 이들은 아예 내 말을 들을 생각도 않고 불신의 벽부터 쌓았다. 그까짓 밀가루 빵으로 무슨 병을 고치며, 더욱이 낮에 물을 먹지 못하게 하는 것은 탈수증을 유발시켜 환자를 더욱 안 좋은 상태에 빠뜨린다는 것이었다.

이로 인해 어쩔 수 없이 고안해서 개발해낸 맥진법을 활용하고 또 약을 처방하고 해야 했다. 사실 그렇게 하지 않아도 될 것이지만 좀더 많은 이들을 설득하기 위해 시간과 돈과 노력을 투자한 셈이다.

환자들의 태도에 질리는 일이 많아지면 많아질수록 내 마음엔 영장체질로 변하기 위한 수련을 하고 싶다는 열정이 솟구쳤다. 이것은 애당초 산에서 내려올 때 한 결심이었다. 그러나 산에서 내려와 내가 한 것은 환자들을 보는 일뿐이었다. 물론 밥따로 물따로는 제대로 실천하고 있었지만 이는 내가 해야 할 수련 단계가 아니었다.

영장체질이 되려면 후반기 7년 과정의 수련을 거쳐야 하는데 이를 하려면 정해진 재료를 정해진 분량만큼만 먹어야 할 뿐 아니라, 1년에 두 차례, 6개월에 한 번씩 음양의 변화가 찾아올 때마다 음식량을 조절해야 했다.

수련에 대한 열망으로 부풀어 있던 어느 날 불현듯 짐을 꾸려 길을 나섰다. 목적지는 전에도 한 번 수련의 거처로 삼은 적이 있는 속리산이었다. 길 가는 도중 문둥병 환자 한 사람을 만나 그와 동행했다.

그는 경상북도 경산 출신으로 나보다 세 살 많았다. 그가 문둥병에 걸린 것은 3년 전 일로 처음엔 발에 진물이 생기면서 피부가 헐더니 점점 온몸으로 상처가 퍼졌다고 했다. 내가 그를 만났을 때는 이미 눈썹까지 벗겨진 상태였다.

그를 데리고 속리산 빈대바위를 찾았다. 전에 수련을 했던 장소라 낯설지 않았다. 예전처럼 나무 줄기 등을 이용해 얼기설기 움막을 세우고 그날부터 문둥병 환자와 함께 생활하기 시작했다.

계절은 초여름이건만 산 속의 날씨는 아직 냉랭했다. 특히 밤에는 기온이 뚝 떨어져 추위를 이기려면 둘이 꼭 끌어안고 자는 수밖에 없었다. 보통 사람들은 문둥이가 보기에도 징그럽고 잘못하면 병에 옮을 수 있다고 멀리했지만 나는 달랐다. 병이란 나 자신의 기력이 약할 때 침범하는 것이다. 기력만 강하다면 제아무리 무서운 균일지언정 내 몸을 공략하지 못할 것임을 잘 알고 있었다. 게다가 곧 그 환자가 나으리라는 것도 알고 있었다. 그러니 그와 함께 기거하지 못할 이유가 어디 있단 말인가.

우선 그에게 보름 동안 물을 먹지 말 것을 명했다. 단지 입으로 먹지 않는 것뿐만 아니라 손에 대지도 못하게 했다. 그의 기력은 약해질 대로 약해져 있었다. 인간에게 천부적으로 부여된 기력을 열이라 한다면 그의 기력은 거의 무에 가까웠다.

따라서 생명의 불기운을 다시 지피기 위해서는 물을 금하는 것이 필수였다. 식사량도 제한했다. 밀가루 빵을 구워 아침 저녁에 한 덩이씩, 하루 두 끼만 먹게 했다. 물을 금하고 밀가루 빵을 구워 먹으면 속이 뜨겁게 달구어진다. 이는 단전에 생명의 불꽃이 피어오르면서 나타나는 현상이지만 문둥병 환자는 그것까진 알 턱이 없었다.

그는 한창 많이 먹을 젊은 나이였기에 배고픔을 고통스러워했다. 갈증을 참기가 힘들다고 투정도 부렸다. 그럴 때마다 그를 달래는 한편 타이르기도 하고 협박도 하면서 병 치료에 온 신경을 쏟았다.

그렇게 하길 13일째. 옆에 누워 있는 그의 얼굴이 너무 더러워 씻길 요량으로 옷을 벗긴 순간 우리는 동시에 놀라고 말았다. 3년 간 한시도 그치지 않고 흐르던 누런 진물과 그로 인해 너덜너덜 헤진 피부에서 새록새록 새 살이 뽀얗게 돋아나고 있는 것이 아닌가. 환자는 양말을 벗고 자기의 발바닥을 살펴보았다. 거의 정상인과 똑같은 상태가 되어 있었다.

그는 13일 만에 변화한 자신의 몸이 자못 신기한 듯 자꾸만 발바닥을 쳐다보고 몸을 쓸어보고 하길 반복했다. 그러다가 그는 마침내 발에 코를 묻고 흐느껴 울었다. 내 눈에도 뜨거운 기운이 몰리며 한 방울 두 방울 이슬이 맺혔다. 그는 이제 정상인이 되어 사회로 돌아갈 수 있다는 기쁨에 울고, 나는 인체의 자생력과 자연적인 치유력에 감탄해 울었다.

13일째 이렇게 몸이 변화한 사실도 알고 보면 우연히 일어난 결과는 아니었다. 세상의 1개월은 세포에게 1일이나 마찬가지다. 이를 전제로 계산해보면 1년 12개월은 세포에게 12일이 된다. 6일이 경과하면 6개월이 경과한 것과 같아 이때부터 피부의 상처는 아물기 시작한다. 그러나 온전히 딱지가 벗겨지려면 12일이란 시간이 필요하다. 즉 말하자면 세포의 기준으로 봤을 때 1년이 경과해야 한다는 얘기다.

나는 이 문둥병 환자를 치료하는 과정에서 태양계의 1일은 지구의 1년과 같고, 지구의 1일은 인체의 1년과 같으며, 세포분자의 1일은 세포원자의 1년과 같고, 세포원자의 1일은 원자핵의 1년과 같은 것임을 다시 한 번 확신할 수 있었다.

피부가 아무는 것을 확인한 환자는 더이상 배고픔과 갈증을 호소하지 않고 열심히 지도에 따랐다. 치료를 시작한 지 21일이 지나자 환자의 눈썹이 새로 돋아나기 시작했으며 그 후 또 며칠 지나지 않아 청년의 눈썹은 제법 새까맣게 자라났다. 문둥병에서 해방될 수 있다는 희망을 얻었는지 청년은 집에 돌아가겠다는 의사를 비추었다. 이제 혼자서도 충분히 할 수 있다는 것이었다. 나는 그가 지켜야 할 수칙을 단단히 일러준 후 그를 집으로 보냈다.

나도 얼마 뒤 하산하였다. 예정에 없던 사람을 끌고 들어온 탓에 식량이 이미 바닥을 드러냈다. 속리산을 내려가 예천 지역 수심이라는 곳에 자리를 잡았다. 먹고살려면 역시 또 환자를 돌보는 수밖에 없었다. 큰 병을 앓고 있지 않은 이상 밥따로 물따로만 제대로 실천하게 해도 효과는 백발백중이었다. 그렇게 해서 동네 아주머니들의 무좀과 변비, 위장병 등을 고쳐주었더니 금세 찾아오는 환자들이 붓기 시작했다.

어느 날 내 방문을 두드린 한 아가씨도 소문을 듣고 찾아온 이였다. 그의 체구는 무척 작았고 또 몹시 허약해 보였다. 병을 고치기 위해 찾아 왔다는 아가씨를 방으로 들인 후 몸을 투시해보니 그가 앓고 있는 병은 다름 아닌 심화병이었다.

"전에 한 두어 번 크게 놀란 일이 있지요? 그래서 작은 일에도 가슴이 두근두근 뛰고 열이 오르지 않습니까?"

내 말이 끝나자 그는 놀랍다는 표정으로 나를 바라보았다. 잠시 후 말문을 연 그는 과거에 크게 두 번 놀란 일이 있다며 그 사연을 이야기 했다.

"고향에 갔다오는 길이었어요. 워낙 외지고 인적이 뜸한 곳이라 가뜩 이나 마음을 졸이며 가는데 갑자기 앞에서 불쑥 군인이 나타나지 않겠 어요. 얼마나 소스라치게 놀랐는지……. 그리고 동생이 죽었을 때 또 한 번 큰 충격을 받았지요. 그 이후 사사로운 일에도 가슴이 쿵쾅거리고 잠 도 잘 못 자고 그래요."

처녀의 몸이 꼬챙이처럼 말라가자 집안에서는 용하다는 무당을 불러 푸닥거리도 몇 번인가 해봤다고 한다. 그러나 아무런 소용이 없었다. 병 원에 가봐도 다들 신경성이라고 할 뿐 구체적인 병명도, 치료 방법도 알 려주지 않았다. 그러다 주위 사람들에게 내 소문을 듣고 여기까지 찾아 온 것이다.

나는 처녀의 목 뒤에 부항을 떠서 사기와 악혈을 뽑아낸 후 약을 처방 해주었다. 당시 돈으로 약값이 꽤 비쌌지만 보아하니 집안 형편이 좋은 것 같지도 않아 약값도 받지 않았다. 그 후 처녀는 아무 대가도 바라지 않고 병을 고쳐준 것에 감사하는 뜻으로 매일 내 집을 방문하여 청소 따 위의 허드렛일을 도와주곤 했다.

얼마 후 우리는 부부의 인연을 맺기로 하고 동거에 들어갔다. 환자와 의사로 만나 졸지에 백년가약을 맺게 된 것도 특이하다면 특이한 인연이지만, 훗날 알고 보니 아내는 이미 나와 결혼하게 될 것임을 예감하고 있었다 한다.

나를 찾아오기 며칠 전 낮잠을 자다가 낯선 남자에게 목을 졸리는 꿈을 꾸었는데 병을 고치러 남자를 찾아갔더니 그 얼굴이 바로 꿈 속의 남자더라는 것이다. 순간 아내가 '저 남자와 강한 운명의 끈으로 엮어져 있구나' 생각했다 하니, 아무래도 나와의 결혼은 그래서 성사된 게 아닐까 싶다.

그러나 결혼 자체는 둘에게 축복일지언정 생활은 고통의 연속이라 해도 과언이 아니었다. 나야 가난한 환자들 뒷수발하는 보람으로 하루를 버틴다고 하지만 돈 못 버는 남편 대신 가장 노릇을 해야 하는 아내에게 생활은 그야말로 무거운 짐이었을 것이다. 뒷박 쌀로 하루 끼니를 해결해야 했으며 그것도 처가에서 도와주어야 간신히 이어갈 수 있는 형편이었다.

그런 중에 아내가 임신을 했다. 태어날 아이를 생각하니 발등에 불이라도 떨어진 것처럼 마음이 급하고 분주했다. 더이상 이렇게 살 수는 없었다. 시골에 묻혀 겨우 담뱃값이나 받아가며 병을 고치는 일은 가장으로서 너무 무책임한 행동이었다.

우리 부부는 마침내 서울로 올라와 서울역 근처 동자동에 세를 얻어 살림을 시작했다. 그런데 그곳은 창녀촌이어서 대낮에도 버젓이 매매춘이 성행했지만 우리 처지에 이것 저것 따질 수는 없는 노릇이었다.

치열하고도 비참한 삶이 이어졌다. 아내 보기가 미안해 나 역시 포장

마차에, 양담배 장사에 닥치는 대로 일을 했다. 대부분이 불법이어서 언제 단속반이 들이닥칠지 몰라 불안에 떨어야 했다. 그러다 결국 처음으로 1개월 간 옥살이를 치르기도 했다.

하지만 어떤 상황에 놓이든 음식 조절 하나만큼은 철저하게 실천했다. 내가 이렇게 할 수 있도록 가장 큰 힘을 준 것은 삼각산에서 겪은 3일 간의 체험이었다. 만약 그 경험이 없었다면 아마도 나는 주변 상황에 휘둘리며 엉망으로 살았을 것이다. 하지만 3일 간의 놀라운 체험은 생명의 법에 대한 확신을 심어주었고 삶의 분명한 목적을 보여주었던 것이다.

심지어 감옥에서도 철저하게 밥따로 물따로를 실천했다. 이틀에 한 끼씩 하니 내 몫의 밥이 남아돌았고 그것을 다른 사람들에게 퍼주었다. 다른 데 신경 쓸 것이 없으니 오히려 감옥에서의 생활이 더 편하게 느껴졌다.

외모는 수척해졌으나 백옥 같이 하얀 피부는 마치 갈고닦은 듯 매끄러워졌다. 몸도 가벼워 운동 시간이면 남들보다 몇 배는 더 빠르게 운동장을 뛰어다녔다.

감옥을 나온 후에도 생활은 좀처럼 나아지지 않았다. 툭하면 수련을 한다거나 환자를 치료한다면서 산으로, 기도원으로 들어가기 일쑤니 애딸린 아내의 힘으로는 도무지 집안 살림을 일으킬 수가 없었던 것이다.

아내에겐 지금도 미안하지만 그땐 내 나름대로 다 이유가 있었다. 어차피 영장체질을 이루기 위한 수련에 집중할 수 없는 바에야 환자라도 고치면서 임상 경험을 두루 쌓고 싶었다. 그래야 궁극적으로 내가 가야 할 길을 놓치지 않을 것 같은 조바심이 일었던 것이다.

어느 핸가, 한 기도원에 들어가 있을 때의 일이다.

기도원의 룰은 생명의 법을 좇는 나의 수련 생활과 맞지 않는 부분이 많았다. 인체의 세포는 낮에 양의 기운을 받아 활동하고 밤엔 음의 성질대로 정적 속에 휴식을 취해야 하는데, 기도원에선 걸핏하면 철야 기도를 강행했다.

이는 생명의 법에서 보면 대단히 위험한 것으로, 건강한 사람은 큰 영향을 받지 않지만 기력이 떨어진 환자에겐 반드시 무리가 따르기 마련이었다.

기도원에서 주는 음식 또한 병을 고치는 것과는 거리가 멀었다. 끼니마다 국과 찌개가 나왔으며 이는 몸 속의 양기를 떨어뜨리는 작용을 하여 병을 악화시키는 결과를 초래했다. 금식 기도도 잦았는데 간암이나 간경화증을 앓는 환자에게 금식은 치명적이었던 것이다.

내가 기도원의 내부 규칙을 어기면서까지 그곳에 거하려 했던 이유는 그곳에 중환자가 많았기 때문이었다. 다양한 증상을 보이는 환자들을 가급적이면 많이 접하고 싶었고 또 보이지 않게 그들을 도와줌으로써 생명의 법이 지닌 놀라운 능력을 검증하고 싶기도 했다.

기도원에서 만난 환자들 가운데 특히 기억에 남는 사람은 폐결핵에 걸린 한 여자와, 그 여자의 치유를 위해 따라들어온 오빠다. 앞길이 창창한 처녀가 몹쓸 병에 걸려 세월을 탕진하고 있는 것이 안타까웠던지 오빠는 혼신의 힘을 다해 기도를 하며 신의 기적을 바랐다. 그러나 내가 봤을 때 이미 누이동생은 다 꺼져가는 불씨와도 같았다. 필사적으로 기도에만 매달리는 그들 남매를 보는 것이 안쓰러워 오빠를 찾아가 제안을 했다.

"동생의 병이 꼭 낫길 원한다면 저를 한번 믿어보지 않겠습니까?"

그는 처음엔 이상한 사람을 다 보겠다며 의심 섞인 눈초리로 쳐다보았으나 내가 살아온 이야기며 병 고친 경험 등을 요약해서 들려주자 태도를 바꿔 제발 그렇게만 해주면 소원이 없겠다고 애원했다.

의논한 끝에 작전을 실행하기로 합의를 했다. 그 작전은 다름 아닌 누이동생한테 원기소를 하루에 세 번씩 정기적으로 먹이는 것이었다. 물론 식이요법은 식이요법대로 하면서 말이다.

굳이 이런 이중적인 방법을 고안해낸 이유는 환자를 안심시키기 위해서였다. 그렇지 않아도 언제 죽을지 몰라 불안해하는 환자에게 느닷없이 다가가 밥따로 물따로를 강권한다는 것은 어째 실효성이 없을 것 같았기 때문이다.

"원기소를 가루로 만들어 누이동생한테 하루 세 번씩 먹이십시오. 물론 원기소는 보통 영양제에 지나지 않습니다. 따라서 이걸 먹는다고 병이 낫는 것도 아니지요. 하지만 이것이 보통 영양제가 아니라 귀하고 비싼 약인 줄 안다면 아마도 동생은 이 약으로 희망을 갖게 될 것입니다. 현재 누이동생의 상태는 너무나 절망적이기 때문에 무엇인가 의지할 것을 마련해주는 게 절실합니다. 그러니 당신이 이 약에 대해 얘기를 잘해야 합니다. 외국에서 수입한 약이라고 하세요. 이 약을 먹으면 일주일 내에 병이 나을 거라는 말도 잊지 마십시오."

"아니, 세상에 원기소를 먹고 일주일 만에 병이 낫는다니 그게 무슨 소립니까? 그러다 만약 안 나으면 동생은 더 실의에 빠질 거 아닙니까? 그렇게 비싼 약을 먹었는데도 아무 차도가 없구나 하면서 말입니다."

"그런 염려는 하지 않으셔도 됩니다. 충분히 그 기간 내에 나을 수 있으니까요. 단 원기소를 제때 주는 것 못지 않게 지금부터 제가 말하는 것을 철저하게 지켜야 합니다. 우선 당분간은 기도원에서 주는 음식을 먹이지 마세요. 또 낮에는 물을 주면 안 됩니다. 밤에만, 그것도 식후 2시간 후에만 먹이세요. 이 약을 먹는 동안은 참아야 한다고 설득해서 말입니다."

이로써 모든 준비가 끝났다. 동생이 비싼 약이라는 것을 믿지 않을까 봐 우리는 일부러 사람을 구해 약속어음을 주고 받으며 돈을 빌리는 시늉까지 했다. 그러자 동생은 진짜로 그 약의 효능을 믿게 되었고 오빠 역시 내가 시키는 대로 동생이 식이요법을 지킬 수 있도록 도와주었다.

예상대로 효과는 금세 나타났다. 누이동생은 편안한 낯빛으로 숨쉬기가 편해졌다며 즐거워했다. 그럴 수밖에 없었다. 호흡 곤란을 일으켰던 주범이 다름 아닌 아무 때나 마시는 물과 국, 찌개, 반찬 등에 첨가된 기름기였기 때문이다. 누이동생은 숨쉬기가 수월해지자 약의 효능을 더욱 신뢰하게 됐고 나의 말이라면 뭐든지 따르려고 애썼다.

약을 먹은 지 일주일째 되던 날. 누이동생은 갑자기 가슴이 타는 듯 뜨거운 느낌이 든다며 기도실로 달려가 '성령의 불을 주셔서 감사하다' 며 기도를 시작했다.

놀라운 것은 기숙사에서 기도실까지 한 번도 쉬지 않고 단숨에 뛰어갔다는 점이다. 평소의 그녀로서는 상상할 수도 없는 일이었다. 오빠의 부축을 받아, 그것도 몇 번씩 숨을 고르면서 가야 하는 거리였다. 그런데 그 길을 단숨에 달렸으니 이거야말로 다 나았다는 증거가 아니고 무엇이겠는가.

자신도 놀랐는지 기도를 마치고 나오는 그녀의 얼굴에선 기쁨과 희망의 눈물이 흘러내렸다. 그녀는 이미 예전의 그녀가 아니었다. 백짓장처럼 창백하기만 하던 얼굴에 생기가 돌고, 고꾸라질 것처럼 비비 꼬여 있던 마른 몸에서도 어느새 기운이 넘쳤다. 남매는 얼싸안고 울기 시작했다. 나 역시 감격에 겨워 고개를 숙이고 눈물을 훔쳐냈다.

'인체의 음양실조에서 병이 비롯되며 그것은 물을 시간에 맞추어 먹지 않기 때문에 생기는 것이거늘, 왜 사람들은 이 사실을 모르고 병을 만들어 자신의 육신을 괴롭힌단 말인가……'

나는 부둥켜안고 새롭게 찾은 삶에 축복을 보내는 남매를 바라보며 밥따로 물따로의 전도사가 될 것을 결심했다. 지금까지는 시골에 파묻혀 소문을 듣고 찾아오는 환자들을 치료하는 것이 전부였다. 하지만 그것만으로는 대중화의 결실을 이룰 수가 없었다. 이젠 다른 방식으로 환자들을 만나야 했다.

'그렇다면 그 방법이 무엇일까?'

머릿속으로 수만 가지의 생각이 별처럼 반짝거리다 꼬리를 이끌고 사라졌다. 뭔가를 계획하며 상념에 잠기는 것은 항상 즐겁고 흥미로운 일이었다. 더욱이 이 계획은 인류를 한 차원 높은 삶의 단계로 끌어올리기 위한 것이 아닌가. 이런 원대한 구상에 시간이 아까울 리가 없었다. 나는 기도원 앞마당에 앉아 그날 밤을 꼬박 새웠다.

감옥에서 새로 태어난 음양식사법

나는 밥따로 물따로 식이요법을 대중화하기 위해 합법적으로 한의원을 개원했다. 내 나이 35세 되던 1974년, 용산 삼각지 근처에 차린 김천한의 원이 그것이었다. 공식적인 면허가 없었기 때문에 면허증을 가진 사람과 동업을 해야 했다. 원장이 된 동업자는 주로 일반 환자들을 맡고 나는 중병 환자만 따로 치료했다. 한의원엔 환자들이 많이 몰려 성업을 이루 었다.

개원 후 5년 정도 지났을까. 의원을 찾는 이들 가운데 유독 암에 걸린 환자가 기하급수적으로 늘기 시작했다. 당시 경제 수준이 나아지면서 일 반 가정에까지 냉장고가 대거 보급되고 인스턴트 식품이 식탁에 자주 오 르내리는 사회적 추세와 깊은 연관이 있었다. 특히 냉장고의 보급은 음 식을 신선하게 보관할 수 있다는 장점을 지니고 있는 반면 찬 음식을 많 이 먹게 하는 단점도 지니고 있었다. 나로서는 우려하지 않을 수 없는 일이었다.

뜨거운 여름일수록 양기를 몸 안에 비축해두어야 가을, 겨울 음기가 강한 계절을 건강하게 보낼 수 있는데, 냉장고의 보급으로 한여름에도 시원한 얼음과 찬물을 즐겨 먹게 되었기 때문이다. 이는 결과적으로 양기의 손실을 야기하여 인체에 좋지 않은 영향을 미쳤다.

하루를 시간에 따라 아침, 낮, 저녁 등으로 나눌 수 있듯이 1년 전체를 놓고 볼 때도 각각의 시간대에 해당하는 계절이 있다. 봄은 아침이요, 여름은 대낮이며, 가을은 저녁이고, 겨울은 늦은 밤에 해당한다. 따라서 여름에 찬 음식을 많이 먹는 사람은 반드시 겨울에 잔병치레를 하기 마련이라, 냉장고에서 음식을 꺼내 먹을 때는 냉기가 어느 정도 가신 후에 섭취하라고 강조했다.

암에 걸린 중환자를 자주 대하면서 새삼 느낀 것이 있다면 만병의 시작은 역시 인체의 음양실조에서 비롯된다는 사실이었다. 비단 암뿐만이 아니었다. 가벼운 병으로 치부되는 것도 따지고 보면 전부 인체의 음양실조가 원인이고, 이로 인해 기혈의 순환이 제대로 이루어지지 않는 것이 고통을 야기했다.

나는 환자들에게 공복에는 절대 물을 마시지 말라고 강조했다. 그 다음으로는 찬 음식을 먹지 못하게 했으며, 또 밥상에서 국과 찌개를 없애도록 했다. 여기까지가 모든 환자에게 공통된 사안이라면 특히 암에 걸린 중환자들에게는 일반 환자와 달리 일체의 기름기 있는 음식을 먹지 말도록 조치했다. 당분이 많은 과일도 될 수 있으면 금하도록 했다. 그리고 대개의 경우 하루의 식사량을 아침과 저녁 두끼로 제한했으며, 환자의 음양 상태나 병의 진척 정도에 따라서는 점심이나 저녁 중 한 끼만 먹도록 권유하기도 했다.

일반 환자와 달리 중환자들에게는 식이요법과 동시에 약 처방도 했다. 당시 모 일간지에 식이요법과 찜질, 그리고 한약을 병행하여 병을 치료한다는 광고를 내기도 했는데 이것이 화근이 되어 두 번째 옥살이를 하게 되었다.

경찰이 집으로 찾아온 것은 1979년 7월, 어느 화창한 날이었다. 다짜고짜 집안으로 들어온 경찰은 내게 경찰서로 동행할 것을 요구했다. 알고 보니 나도 모르게 '기소중지자'가 되어 있었다. 나를 더욱 놀라게 한 것은 기소된 시점이 13년 전인 1967년이며, 그 내용이 다름 아닌 약사법위반이라는 것이었다. 경찰이 건네준 기소장을 보니 정말로 1967년에 경상북도 상주에 사는 누군가가 나를 약사법위반으로 고발해놓은 상태였다. 물론 나는 고발한 사람이 누구인지 알 수 없었다. 다만 고소장 작성 시기를 따져보아 대충 내가 고향집에 있을 때 일어난 일이며, 고향을 떠난 후 여기저기를 떠돈 탓에 법원의 소환장을 받지 못한 것이려니 추측할 뿐이었다.

앞 상황은 내가 추측한 그대로였다. 단 경찰에 의해 새롭게 밝혀진 사실은 내 행방이 계속 묘연하자 경찰에선 나를 소환불응자로 판단, 기소중지 처리를 했는데 이번에 광고가 나가는 바람에 내 거처를 파악할 수 있었다는 것이다.

나는 약사법위반에 따른 처분을 달게 받겠노라고 했다. 화가 나지도, 억울하지도 않았다. 그저 할 말이 없을 뿐이었다. 하긴 무슨 말이 필요하겠는가. 내가 무면허로 사람들을 치료한 것도, 또 환자들의 불신을 씻기 위해 약을 처방한 것도 사실이니 말이다.

10개월 간의 옥살이를 선고받자 오히려 마음이 편해졌다. 전에도 잠깐 옥살이를 할 때 느낀 것이지만 교도소에서는 무엇보다도 음식 조절을 하기가 편했다. 비록 거친 밥일지언정 매일 정해진 시간에 규칙적으로 먹을 수 있었고, 교도소엔 왜 물을 안 마시느냐, 왜 국을 안 먹느냐 따위의 쓸데없는 질문을 하는 훼방꾼들도 없었다.

나는 이틀에 한 끼, 사흘에 한 끼 정도 식사를 하고 남는 밥은 다른 사람들에게 주었다. 점점 뼈만 앙상하게 말라갔지만 눈과 피부에서 발산되는 광채는 나날이 빛을 더해갔다.

나 자신만 수련하는 것이 아니라 때때로 아픈 사람들도 고쳐주었다. 약 처방은 못해도 밥따로 물따로는 어디서건 지도할 수 있었다. 물론 내가 시키는 대로 철저하게 식이요법을 실천한 사람들은 병을 고쳤고 내 말을 귓등으로 흘려들은 사람들은 교도소에 머무는 동안 내내 고생을 해야 했다.

10개월 후 출소하고 나와보니 한의원은 이미 온데 간데 없이 사라지고 말았다. 나는 다시 생계 걱정을 해야 했다. 무면허 의료 행위가 얼마나 불안하고 위험한 일인지 경험을 했지만 그래도 그것밖에는 달리 할 만한 것이 없었다. 게다가 생명의 법을 널리 전하고자 하는 내 열정은 옥살이가 아니라 그보다 더한 무엇으로도 막을 수 없었다.

1년여의 세월이 지났지만 암환자들은 나를 수소문해 찾아왔으며 나 역시 밥과 물을 제때 먹고 마시는 식이요법을 위주로 그들을 치료했다. 약재가 필요한 상황도 있었으나 목숨이 왔다갔다 하는 중병 환자에게나 적용되었을 뿐이다. 그렇지 않은 환자들의 대다수는 밥과 물을 제때에 먹고 마시는 치료법만으로도 금세 건강을 되찾았다.

나는 환자를 치료하는 동시에 나의 몸을 이용해 실험하는 일도 게을리 하지 않았다. 날이 흐릴 때와 맑을 때, 술을 먹었을 때와 안 먹었을 때, 바람이 불 때와 안 불 때, 과식했을 때와 소식했을 때, 낮에 목욕했을 때와 밤에 목욕했을 때, 신경 썼을 때와 안 썼을 때 등 몸 안팎에서 일어나는 변화와 상관 관계를 면밀하게 관찰했다. 그리고 환자들의 몸을 통해서도 위의 실험과 관찰을 계속 해나갔다. 그 결과 생명의 법은 모든 사람에게 공통적으로 통용되는 것임을 확신할 수 있었다. 자신의 체질과 맞지 않으면 아무리 좋은 방법이라 하더라도 소용없다는 식으로 얘기하지만, 밥따로 물따로만은 체질과 상관이 없다는 것을 깨달았다.

물론 찾아오는 사람들 중엔 자신의 체질에 대해 민감하게 반응하는 환자가 있기도 했다. 그들의 경우 내가 태음인인데, 혹은 목 체질인데 선생님이 보기엔 어떠냐는 질문부터 밥따로 물따로의 식이요법이 과연 내 체질과 잘 맞겠냐는 질문까지 다양했다. 그럴 때마다 모든 것이 항상 변하듯 체질도 그러하다는 것을 강조했다.

영원한 것은 대자연의 진리밖에 없다. 진리에 의해 우주가 변하고 세상이 움직이며 우리 인체도 바뀌는 것이다. 그런데 체질이라고 뭐 다르겠는가. 게다가 4상, 5행, 6기 등은 모두 음양에서 퍼져나간 것으로, 인체의 음양을 조화시키면 이 곁가지로 뻗어나간 것들도 조화를 이루기 마련이다. 따라서 체질을 논하기 전에 먼저 영원히 변하지 않는 법칙을 알아야 한다.

굳이 음양식사법의 관점에서 체질을 알려달라고 하는 사람이 있으면 나는 그가 음체질인지 양체질인지를 구별해주었다. 찬 것을 많이 먹어도 별로 영향을 받지 않으면 양체질로, 찬 것을 조금만 먹어도 설사를 하는 식으로 금세 몸에 이상이 생기면 음체질로 판단했다. 그러나 음체질과 양체질을 구분하는 것보다 중요한 것은 무슨 체질이든 상관없이 그저 밥과 물을 따로 먹고 마시는 것이다. 그러면 인체의 음양이 조화를 찾고 세포가 활성화된다고 늘 강조했다.

내가 다시 생명한의원을 차린 곳은 숭인동이었다. 역시 면허증을 소유한 한의사를 고용하고, 나는 주로 암환자들만 보았다. 당시 나를 찾아온 환자들 중에는 고관대작의 부인도 많았다. 그들 사이에서 퍼지는 입소문의 위력은 대단했다. 권력 있고 돈 많은 이들의 발걸음이 이어지자 한의원은 금세 본 궤도에 올랐다. 한의원은 늘 발 디딜 틈조차 없이 성업을 이루었고 일손은 항상 부족했다.

하지만 나는 또 무면허 의료 행위라는 멍에를 짊어지고 보건범죄에 관한 특별조치법위반죄로 감옥에 끌려갔다. 누군가 나의 의료 행위를 경찰에 신고한 것이다. 나는 호사다마의 의미를 새삼스럽게 곱씹으며 1984년 7월부터 2년 6개월 간 교도소에서 옥살이를 했다.

교도소 생활은 이미 친숙한 것이어서 당황하거나 불편함을 느끼지는 않았다. 그저 밖에서 환자 보던 것을 교도소 안으로 옮겼다고 생각할 뿐이었다. 어딜 가나 그렇듯 교도소 내에서도 인기가 좋았다. 교도소에 들락날락하는 사람 치고 그리 건강한 사람이 없기 때문이었다.

한 번은 강도죄로 들어온 젊은이와 대면하게 되었다. 그는 위장이 안 좋은지 밥을 먹고 나면 꼭 소화불량에 걸린 것처럼 극극거리고 가끔은 통증을 호소하기도 했다. 나는 그에게 밥과 물을 따로 먹으라고 일러주었다. 물론 실천을 하고 안 하고는 그의 선택이었다. 그런데 그는 위장병으로 얼마나 고생이 심했는지 곧 내 말대로 실천을 한 모양이었다. 며칠이 지난 후 그는 내 곁을 스쳐 지나가면서 흘리듯 '고맙다'는 말을 전했다.

교도소 내에서 발생한 일화는 수도 없이 많다. 하지만 그 중에서도 기억에 가장 오래도록 남을 일은 이감하고 난 후 맞은 한여름 무더위 속에서 일어났다. 때는 8월, 어느 날인가 공장에서 조화를 만들고 있는데 누군가 면회를 왔으니 나가보라는 전갈을 받았다.

'나를 찾아올 사람이 없는데, 도대체 누가 면회를 왔다는 것일까?'

일부러 가족들로 하여금 면회를 오지 못하게 조치하고 있던 터여서 밖에서 나를 기다리고 있을 사람이 누구일까 무척 궁금했다. 그런데 더욱 이상한 것은 나를 안내하는 교도관이 일반 면회실이 아닌 다른 곳으로 데려가고 있다는 사실이었다. 교도관 뒤를 따라 어느 사무실 안으로 들어갔다. 보안과장과 말쑥한 옷차림의 중년 남자 한 사람이 나를 기다리고 있었다. 남자는 나를 보자마자 자리에서 벌떡 일어서며 꾸벅 인사까지 했다. 어안이 벙벙해지는 순간이었다.

"이상문 선생이십니까?"

"그렇습니다만, 누구신지……."

"저는 미국에서 왔습니다."

"미국이요? 저는 미국에 아는 사람이 한 명도 없는데요."

"사실은 한국에 사는 제 동생이 간암을 앓고 있습니다. 미국에서 좋은 약도 보내주고 병원에서 치료도 받게 했지만 아무런 소용이 없더군요. 더이상 가망이 없다는 선고만 받았을 뿐이죠. 이제 어떡해야 하나 하고 한숨만 쉬고 있다가 마침 선생님의 기사가 실린 잡지를 보게 됐습니다."

내가 고친 간암 환자의 체험담이 실린 매체를 본 모양이었다. 그 환자는 경기도 김포에 사는 젊은이였는데 앞날이 창창한 사내가 간암으로 고생하는 게 안돼 보여 식이요법으로 건강을 되찾아준 적이 있었다. 이 낯선 중년 남자가 봤다는 기사는 바로 그 사연을 풀어쓴 것이다.

중년의 남자는 계속 말을 이어갔다.

"그 기사를 보고 마지막이다 하는 심정으로 선생님을 직접 찾아온 것입니다. 아, 여기까지 오는 것이 얼마나 힘들었던지……. 주간지에 기재된 곳으로 전화를 해도 연락이 안 되는 통에 수소문을 해서 예까지 왔습니다. 그러니 그 노고를 생각해서라도 제게 도움을 좀 주십시오."

나이 지긋한 중년 남자는 거의 필사적으로 매달렸다. 그러나 처지가 어떻게 도와줄 형편이 못 되었다. 내 한 몸조차 자유롭지 않은 교도소에 묶여 있는데 어떻게 남을 도와줄 수 있단 말인가. 안타까운 심정을 삭이며 공장으로 돌아왔다. 그런데 다음날 교도관이 나를 부르더니 다짜고짜 지금 빨리 외출할 준비를 하라며 닦달을 해댔다. 대충 얘기를 들어보니 어제 만난 중년 남자가 인맥을 동원하여 결국 일을 성사시킨 모양이었다. 그래도 처음엔 믿기지가 않았다. 교도관이 감시차 동행한다고는 하지만 교도소에서 외출을 허락했다는 것이 너무 의외의 일이었기 때문이다.

시간이 촉박해 우리는 비행기를 타고 서울로 갔다. 오랜만에 밟아보는 서울 땅이었지만 뭐 하나 둘러볼 여유도 없이 남자의 동생이 누워 있다는 면목동으로 향했다. 그러나 이미 환자의 얼굴엔 죽음이 드리워져 있었다. 중년 남자와 내가 만난 것이 너무 늦었던 것이다. 하지만 그 누굴 탓할 수 있으랴. 사람의 목숨은 하늘에 달려 있다는 말로 환자의 가족들을 위로할 수밖에.

죽음 직전에 선 인간과의 안타까운 인연에 큰 영향을 받아 3일 간의 가사 상태에서 목격한 체험을 토대로 이론을 정리하는 작업에 몰두했다. 세속적인 의미의 자유는 없지만 규율이 엄격하고 조용하다는 점에서 교도소는 이론을 체계적으로 정리하기 위한 최적의 장소라 할 만했다.

이 무렵 내가 정리한 이론은 밥따로 물따로 식이요법을 포함하여 영장체질이 되기 위한 후반기 과정 수련의 구체적인 방법론까지 총망라하였다. 이것이 바로 음양식사법이었다.

전통적으로 동양에서는 만물의 탄생과 소멸과 순환 등을 음양론에 입각하여 바라보긴 했어도 음식을 통해 인체의 음양을 조절한다는 이론은 찾아볼 수 없었던 것이 사실이다. 더욱이 음양식사를 통해 죽음을 뛰어넘는 영장체질을 완성한다는 것은 이제까지 한 번도 주장된 적이 없는 매우 독창적인 이론이었다.

교도소에서 거둔 또 하나의 결실로는 '음양침술'의 창안을 꼽을 수 있다. 나는 어렸을 때부터 침의 신비와 효능에 관심이 많았다. 학교 들어갈 무렵 한 번은 발목이 크게 삔 적이 있는데 그것을 치료해준 사람이 동네에서 침을 놓는 할아버지였다. 내가 다쳤을 당시만 해도 시골에는 변변한 병원이 없어 웬만하면 민간요법으로 치료하거나 동네 침쟁이를 찾아가는 것이 고작이었다. 나 역시 아픈 다리를 이끌고 침을 맞으러 갔다.

침을 놓아주는 사람은 머리가 허옇게 센 할아버지였는데 그곳엔 나 외에도 이미 많은 이들이 와 있었다. 누구는 침을 꽂고 누워 있고 또 누구는 아프다고 끙끙거리며 빨리 침을 놓아달라고 재촉했다.

그런데 신기하게도 일단 할아버지의 침이 몸에 꽂히면 방금 전까지 아프다고 절절 매던 이들이 잠잠해지는 것이었다. 배를 잡고 구르던 아저씨가 배에 침을 꽂은 채 조용히 잠이 드는가 하면, 팔을 제대로 올리지도 못하던 아줌마가 침을 한 번 맞고는 팔을 휙휙 돌리며 돌아가기도 했다.

드디어 내 차례가 되어 발목에 침을 맞았다. 과연 욱신거리던 통증이 금세 사라져 집으로 돌아올 때는 편하게 걸을 수 있었다.

이를 계기로 침술에 깊은 관심을 가지게 되어 한때는 공식적으로 한의학을 배울까도 했었지만 내 형편에 그것은 가당찮은 일이었다. 그러나 입산 수련과 3일 간의 가사 상태를 거친 나는 이미 예전의 내가 아니었다. 우주가 변화하는 원리와 인체가 변화하는 원리가 동일하다는 사실을 깨달았고, 또 우주의 기가 어디서 어떻게 흐르는지, 그에 따라 인체 내의 기의 순환이 어떻게 이루어지는지도 다 보였다. 이를테면 오전 중에 남자의 기는 왼손에서 오른손으로 흐르고 여자의 경우는 그 반대라는 사실을, 또한 다리의 순환은 손과 반대여서 남자의 경우 오전에는 오른쪽 다리에서 시작해 왼쪽 다리에서 끝나며 여자는 이와 반대라는 사실을 저절로 알게 된 것이다.

음양침술은 특히 체한 환자에게 효력을 발휘했다. 혹자는 체하는 것을 병도 아닌 가벼운 증상으로 여기기도 하는데 알고 보면 체증은 대단히 위험한 증상이다. 특히 중병을 앓는 환자들에게 체증은 치명적인 독이나 마찬가지다. 내가 아는 암환자 중에는 급체로 그만 손을 써볼 겨를도 없이 목숨을 잃은 사람도 있다. 이렇게 위협적인 체증은 대개의 경우 찬물과 찬 음식을 먹었을 때 나타난다. 오장육부의 온도보다 훨씬 차가운 물질이 몸에 들어가니 문제가 생기는 것이다.

그런데 환자들일수록 속에서 열이 나 찬 것을 찾는 이들이 많았다. 내가 아무리 미지근하게 뎁혀 먹으라 해도 그들은 말을 듣지 않고 찬 것을 찾아 먹기 일쑤였다. 한번은 대장암에 걸려 치료중인 한 아주머니가 찬 음식을 먹어 체증을 일으킨 적이 있었다. 암환자의 경우 상태가 나아지다가도 한번 체하면 다시 악화되는 것이 일반적이어서 아주머니는 몹시 걱정을 했다. 나는 음양침술법을 사용하기로 하고 우선 환자의 합곡에 침을 꽂았다. 그때가 오후여서 왼쪽부터 꽂고 그 다음에 오른쪽에 침을 꽂았다. 그렇게 하니 5분이 채 안 되어 환자는 정상으로 돌아왔다.

내가 창안한 음양침술에서는 인체를 여섯으로 등분하여 침의 원리를 적용한다. 배꼽을 중심으로 상하 두 부분으로 나누고, 좌우의 수족을 기준으로 다시 각각 상하로 나누면 전부 6등분이 된다.

이렇게 여섯으로 인체를 분할한 뒤 그 환자의 증세에 따라 상병하치(上病下治 ; 배꼽 위에 병이 있으면 배꼽 아래 부분에 침을 놓는다는 뜻), 하병상치(下病上治 ; 배꼽 아래에 병이 있으면 배꼽 위 부분에 침을 놓는다는 뜻), 좌병우치(左病右治 ; 좌측에 병이 있으면 우측에 침을 놓는다는 뜻), 우병좌치(右病佐治 ; 우측에 병이 있으면 좌측에 침을 놓는다는 뜻)의 원리대로 침을 놓으면 정확하다. 예를 들면 왼쪽 팔에 이상이 있는 환자에게는 오른쪽 태충혈과 경골 중앙 부위에 침을 놓고, 오른쪽 발목에 이상이 있을 때는 왼쪽 예풍혈에 침을 꽂는 식이다. 이렇게 하면 통증은 씻은 듯이 사라지기 마련이었다.

이처럼 침술과 음양식사법에 대한 이론을 정립하고 또 환자도 치료하면서 교도소 생활을 마무리하고 나와보니 내 나이 어느새 53세였다. 아내는 여전히 없는 살림에 고생을 하고 있었고 언제나 꼬마 같기만 하던 아들 딸 역시 성인으로 자라 있었다. 나는 나의 가족을 거울 삼아 내 모습을 비추어보았다.

아무리 내 인생이 나의 것이라고 해도, 그리고 내가 정한 그 인생에 최선을 다하며 살아왔다 하더라도, 현재의 내 모습은 좋은 가장과는 너무나 동떨어진 것이었으며 나는 거기에서 알 수 없는 부끄러움을 느꼈다.

'아무리 환자들을 잘 고치고 능력을 발휘한다 한들 가족들에게 가장으로 인정받지 못한다면 그게 무슨 의미가 있겠는가.'

사실 나는 남들이 갖길 원하는 능력 때문에 오히려 곤욕을 치르곤 했다. 한 번 보기만 하면 그 사람이 살아온 내력과 현재의 삶, 그리고 미래까지 알아맞추니, 그런 나를 '귀신'으로 여겨 아예 접근을 피하는 것도 무리는 아니었다.

더욱이 3일 간의 가사 상태에서 깨어나 산을 내려온 이후에는 하루라도 빨리 영장체질이 되고 싶은 마음에 급하게 후반기 과정의 수련에 몰입했는데, 그것이 바로 화근이 되었다. 단 하루라도 후반기 음식을 먹기만 하면 몸에서는 갑자기 기운이 뻗치고 투시력과 예지력 등의 능력이 더 활발하게 작동하며 또 눈과 얼굴에서는 광채가 흘러나와, 도무지 이를 스스로 감당할 수가 없었던 것이다.

나는 내 의지와 무관하게 능력이 발동하거나 몸에서 빛이 흘러나올 때는 일부러 소주나 막걸리 따위의 술을 먹었다. 술의 음기를 이용하여 정신을 흐리게 만들어 스스로 감당 못할 기운이 밖으로 뻗는 것을 차단

하기 위해서였다.

인체의 세포가 온전해지면서 저절로 생기는 능력은 때가 되면 원하지 않아도 자연히 얻어질 것이었다. 반면 때가 되기도 전에 무리하여 그런 능력을 얻게 되면 거기에 맛을 들이게 돼 더 높은 진보와 이상은 안중에도 두지 않게 된다. 오로지 능력의 현란한 현상에만 탐닉하게 되는 것이다. 나 역시 그렇게 될까 두려웠다. 그래서 가급적이면 능력을 드러내지 않았고, 나아가 무의식중에 발휘되지는 않을까 경계를 늦추지 않았던 것이다.

게다가 교도소 안에서 얻은 깨달음 중에 하나는 내 몸을 영장체질로 완성하는 것 역시 나 혼자가 아닌 일반 대중과 함께 이루어야 할 과제라는 점이었다. 물론 한때는 나도 남보다 앞서 영체를 이루어 많은 이들의 존경과 선망을 받고 싶다는 욕망을 품고 있었다. 그러나 그것은 올바르지 않다는 결론에 도달했다. 아직은 어느 개인이 홀로 영체를 이룰 만큼 사회적인 분위기와 여건이 충분히 성숙하지 않았다는 판단이 들었기 때문이다.

'많은 대중이 아직 밥따로 물따로 식이요법조차 지키지 못하는 상황에서 나만 혼자 영체의 열매를 맺을 수 있을까. 아니, 설혹 그렇게 된다 해도 그게 무슨 의미가 있을까.'

지나온 인생을 되새기며 여러 번 거듭 반성한 그 순간, 마침내 내면에서 울려퍼지는 참된 자아의 목소리를 들었다. 그 우렁차고도 부드러운 목소리는 내게 이렇게 말해주고 있었다.

"함께 가야 한다. 여럿이 함께 가야 한다. 내게는 가정이 있고 사회가 있다. 그들을 무시하고 혼자 앞으로 달려간다는 것은 자기 욕심만 내세우는 격이다. 이 사회 전체를 질병의 고통과 불안에서 해방시키기 위해 나는 지금까지 어떤 노력을 해왔던가. 밥따로 물따로 식이요법의 대중화를 위해 무슨 노력을 얼마나 해왔던가."

개인의 완성보다는 전체 대중의 꾸준한 성장에 활동의 초점을 맞추기로 결심한 나는 이론을 널리 알리기 위한 방편으로 비디오테이프를 제작하기로 했다. 청중도 없는 데서 까만 렌즈만 바라보고 강의를 한다는 것이 쉽지는 않았으나 4~5시간 만에 강의를 성공적으로 끝냈다. 사전에 준비된 원고도 따로 없었다. 항상 평소에 생각하고 실천하는 것이어서 그런지 나도 모르게 내용이 줄줄 입에서 쏟아졌다.

"먹고 마시는 식생활은 부정부패를 일삼는 정치와 마찬가지라 할 수 있습니다. 따라서 이는 곧 국민세포에게 큰 죄를 짓고 있는 것과 다름없습니다."

이것을 계기로 나는 본격적인 대중 활동에 나서게 되었다. 이렇게 되기까지 무려 30여 년의 세월이 흘렀다고 생각하니 그동안 겪은 수많은 일들이 참으로 아득하게만 느껴졌다. 그렇다고 내가 지금껏 걸어온 길을 무의미한 것으로 치부하고 싶은 생각은 조금도 없었다. 오히려 나에겐 입산하여 홀로 수련한 것도, 시골에서 문둥병 환자와 폐병 환자를 치료한 것도, 그리고 심지어 무면허 의료 행위로 교도소를 들락날락한 것도, 인생의 큰 강물에 작은 징검다리를 놓은 귀중한 활동으로 여겨졌다. 이런 작은 징검다리를 하나하나 놓은 시간이 있었기에, 비로소 지금 더 큰 돌을 굴려 다리를 만들 수 있는 것이었다.

기적은 나에게 달렸다
- 구례 요양원 치료 사례

음양식사법 요양원을 세우자는 말은 밥따로 물따로가 알려진 뒤에 저절로 결성된 모임에서 처음 나왔다. 회원들이 요양원의 필요성을 느끼는 이유는 수시로 올바른 정보를 얻기가 어렵다는 점이었다.

먹어도 되는 음식과 먹지 말아야 하는 음식을 구별하기가 쉽지 않을 뿐더러 자칫 잘못하여 건강이 급속도로 악화되는 경우에 응급 조치를 취하기도 쉽지 않다는 것. 특히 회원의 대부분은 오랫동안 중병을 앓아오다가 음양식사법으로 겨우 목숨을 건진 이들이어서 좀더 마음 편하게 요양과 수련을 할 수 있는 공간을 절실하게 원했다.

여러 차례 회원들과 논의도 거치고 또 혼자 고심한 끝에 요양원을 건립하기로 결정했다. 그러나 건립할 장소가 문제였다. 수도권 일대는 물론 전국 각지를 돌아다니며 적당한 장소를 물색해보았지만 선뜻 어느 한 곳을 결정하기란 생각보다 힘들었다. 회원들의 푼돈을 모아 건립하는 것인 만큼 아무 데나 대충 지을 수는 없었다.

그런데 어느 날 까맣게 잊고 있었던 전○○ 씨가 음양사 사무실로 찾아왔다. 그는 전에 한의원을 운영할 때 함께 일했던 사람으로, 내가 무면허 의료 행위로 옥살이를 하는 바람에 연락이 두절되어 있던 터였다. 알고 보니 그는 서울 생활을 청산하고 구례에 내려가 농장 일을 하고 있었다. 그러던 어느 날 우연히 신문에 난 광고 기사를 보게 되었고, 그래서 반가운 마음에 이곳 독산동까지 찾아왔다고 했다.

오랜만에 만나서 그런지 할 얘기도 그만큼 많았다. 서로 살아온 얘기며 앞으로의 계획이며 이런저런 얘기들이 한없이 이어졌다. 그러다보니 자연히 현재 추진중인 요양원 건립 얘기도 나오게 되었는데, 전씨는 그 말을 듣자마자 자신의 농장 터가 넓으니 그곳을 활용하면 어떻겠느냐는 제안을 했다. 산세가 수려할 뿐 아니라 인적이 드물고 공기도 좋아 요양원을 짓기엔 그만이라는 말도 덧붙였다.

며칠 후 시간을 내어 전씨의 농장을 방문했다. 농장은 구례읍에서 8km 정도 들어간 문척면 중산리 한가운데 위치해 있었다. 중산리는 온통 산으로 둘러싸여 있었다. 산의 모양이 닭발을 닮았다 하여 이름이 계족산(鷄足山)이었다.

이곳에 요양원을 세운다면 사방 어느 곳에서나 계족산을 볼 수 있었다. 과연 산세도 수려하고 조용하고 모든 것이 마음에 들었다. 터가 정해지자 그 다음부터는 모든 게 일사천리로 진척되었다. 농장에서 땅을 제공하는 바람에 회원들의 부담이 상당히 줄어들게 된 것도 다행이었다.

나를 포함해 회원들이 얼마간 갹출한 결과 부족하지 않을 만큼 돈이 모였고 마침내 1995년 봄, 우리는 구례요양원의 문을 활짝 열어젖혔다.

답사할 때까지도 몰랐는데 완공 후 직접 생활해보니 구례요양원 자리는 생각보다 더 좋았다. 중산리는 겨우 10여 호만 거주하고 있는 아주 작은 마을이었다. 사람의 손길이 별로 미치지 않아서인지 우선은 깨끗하고 고요했다.

창문을 열면 어디서나 계족산을 이룬 무성한 나무들이 푸른 잎과 가지를 흔들어대는 풍경을 볼 수 있었고 요양원 앞을 흐르는 시냇물은 소리도 색깔도 모두 맑고 청아했다. 그러나 무엇보다 압권은 밤이면 시작되는 별들의 잔치였다.

요양원 하늘에 뜬 별은 도시에서 보는 별과는 질적으로 달랐다. 까만 하늘을 파랗게, 또 노랗게 밝히는 별들은 싱그럽고 생기가 넘쳤다.

요양원에서 생활하는 이들은 농장 주인인 전씨의 일을 도왔다. 그는 이미 60을 넘긴 노인인데도 5만여 평이나 되는 넓은 땅을 혼자 관리하고 있었다. 그 땅이 전부 농장으로 활용되고 있는 것은 아니었지만 그래도 노인에겐 힘에 부치는 일이었다.

이른 새벽, 환자들을 깨워 아직 채 이슬이 사라지지 않은 풀밭에 앉아 잡초를 뽑을 때면 신선하면서도 달착지근한 공기가 폐부 깊숙이 파고들었다. 그 기운을 온몸으로 받아들이며 '지금 내 몸 속으로 들어가는 것만이 진정한 나의 몸'이라는 말을 새겼다.

지금 이 순간, 작은 입과 허파를 채울 공기와 음식만 있으면 살 수 있는 것이 인간이다. 그런데도 세상이 곧잘 전쟁터로 변해 아수라장이 되는 것은 왜일까. 그것은 욕심에 눈이 가려 진리를 보지 못하기 때문이 아닌가. 나는 요양원 환자들에게도 종종 이런 생각을 전달했다.

구례요양원은 아무래도 건강한 사람보다는 환자들이 많이 찾는 곳이기에 병 치료와 관련된 일화가 지금까지도 많이 전해온다. 너무 늦었거나 음식을 절제하지 못하거나 하는 경우를 제외하면 나머지 환자들은 대부분 병을 고치고 새 생명을 얻어 요양원 문을 나섰다.

1970년생인 양○○ 씨도 그런 예 가운데 하나였다.

그녀는 선천적으로 폐가 약해 1996년 4월에 요양원을 찾았다. 당시 양씨의 몸은 결핵균이 폐를 거쳐 이미 다리와 허리까지 확산되는 바람에 제대로 걷지도 못하는 상태였다. 그나마 다행이라면 밥맛을 아주 잃어버리지는 않았다는 점이다.

꽃처럼 피어나야 할 시기에 다리를 절름거리며 시들어가는 처녀를 보는 것이 안타까워 양씨를 치료하는 데 최선을 다했다.

여느 환자들처럼 음양식사법을 철저하게 실천하도록 지도하는 한편 등쪽 폐유에 쑥뜸도 놓았다. 폐에 한기가 침입해 무척 약화된 상태였으므로 뜸을 놓아 온기를 불어넣어주어야 했다.

양씨가 구례요양원을 알게 된 것은 그녀의 언니가 소개를 했기 때문이다. 약사인 언니는 약을 사러 오는 손님들에게도 음양식사법을 선전할 정도로 열심이었다.

요양원에 오기 전에 언니는 동생에게도 여러 차례 음양식사법을 권했다고 한다. 그러나 동생이 잘 하다가도 중간중간 식탐을 참지 못해 이것저것 마음대로 먹는 바람에 매번 완치에 실패했다는 것이다. 그러다 결국 세상과 격리된 채 치료를 받아야 하는 요양원까지 오게 된 것이다.

다행히 양씨의 상태는 하루가 다르게 좋아졌다. 한 달이 지나서는 누구의 도움 없이 혼자 힘으로 일어설 수 있게 되었다. 상태는 점점 호전되어 그 후 얼마 지나지 않아 화장실도 혼자 다녀올 정도가 되었다.

그날 요양원 식구들은 양씨의 회복을 축하하며 진심으로 박수를 보내주었다. 비록 심하게 다리를 절기는 했지만 혼자 걸을 수 있게 되었고 그것 자체가 놀랄 만한 변화였기 때문이다. 이로써 나을 수 있다는 희망을 갖게 된 양씨는 매일 넓은 거실을 걷는 연습을 했다.

거실은 환자들이 단전호흡이나 명상, 그리고 도인체조 등을 하는 곳으로 30평이나 되기 때문에 양씨가 걷기엔 좀 넓은 편이었다. 그러나 양씨는 땀을 흘리며 걷는 연습을 꾸준히 했고 이처럼 노력한 결과 두 달 후에는 농장 근처를 혼자 산책할 수 있을 정도로 건강해졌다.

물론 양씨에게도 고비는 있었다. 몸이 좀 좋아지니까 또 그놈의 식탐이 고개를 들기 시작한 것이다. 양씨는 산책 중에 살구 몇 개를 따먹고 몇 날 며칠을 고생했다. 맥이 제멋대로 뛰고 호흡이 거칠어졌다.

그러나 그 일 이후 양씨는 결심한 바가 있었던지 매우 성실하게 치료에 임했고 마침내 5개월 만에 아무것에도 의지하지 않고서 자기의 두 다리로 요양원을 나설 수 있었다. 이는 양씨가 처음 요양원에 오던 날 언니의 부축을 받아 택시를 타고 왔던 것과 비교하면 놀랄 만한 변화였다.

작년에 위암 말기 판정을 받았던 배영춘 씨도 음양식사법으로 새로운 인생을 살게 된 사람이다. 구미에서 법무사로 활동하는 그의 나이는 올해 71세다. 나이 70에 위암인 것을 확인한 배씨는 애당초 수술을 거부하고 자연요법으로 고쳐보자고 작정했던 사람이다. 수술을 받아도 살 수 있다는 확신이 없는 데다가 70년이나 살았으니 죽어도 여한이 없겠다는 생각이었다.

배씨는 먼저 생식과 녹즙으로 병을 치유한다는 자연 건강원에 들어가 3일 간 단식을 했다. 차도를 보이기는커녕 입에서 걸죽한 피를 쏟는 등 상황이 악화되어 부랴부랴 병원으로 실려갔다. 긴급 수혈로 간신히 위기를 넘겼으나 의사들은 한결같이 당장 수술을 받아야 한다고 경고했다. 만약 수술을 받지 않으면 몇 개월을 넘기지 못한다는 것이다. 그러나 배씨는 과감히 병원을 나왔고, 딸의 권유로 음양식사법을 창시한 나를 찾아왔다.

지금도 배씨가 찾아왔던 당시 상황을 생생하게 기억하고 있다. 진단을 해보니 그의 상태는 최악이었다. 내 보기에도 살 가능성은 거의 없었다. 그러나 사람의 생명을 섣불리 포기할 수 없어 일단 배씨에게 열흘 동안만 음양식사법을 철저하게 해보라고 지시했다. 생명을 전적으로 내게 맡긴 배씨는 성실하고 진지하게 식이요법을 실천했다. 그러자 그의 몸이 차츰 회복되는 놀라운 기적이 일어났다. 물 한 모금도 넘기지 못하고 토하던 그가 어느 날부터인가 미음을 먹기 시작한 것이다. 그것을 신호로 이제 배씨의 건강을 복원하는 것은 시간 문제라고 생각했다. 나는 '100일 작전'이라는 이름을 붙이고 배씨를 본격적으로 치유하는 일에 나섰다. 하루에 한 끼, 그것도 멀건 죽만 먹게 했고 정해진 시간이 아니면 절대로 물을 먹지 못하게 했다. 다행히 그는 갈증과 배고픔을 잘 참아내었고, 100일이 되기도 전에 밥을 먹고 사무실에 출근할 수 있을 정도가 되었다.

배씨는 요즘 제2의 인생을 즐기고 있다. 요즘은 생선회와 육회를 먹어도 아무 탈이 없을 정도로 건강이 좋아졌으며, 주름살이 엷어지고 손 사마귀도 없어져 전보다 훨씬 젊어 보인다. 아침마다 집 근처 산 정상까지 오르는 배씨에게 과거의 병이 남긴 흔적은 이제 더이상 찾아볼 수 없게 되었다.

강성해 씨는 1942년생으로 부산 사하구 하단1동에서 유진카페를 운영하고 있었다. 강씨가 음양식사법과 인연을 맺은 것은 1992년 12월. 길거리를 지나다 누군가에게 우연히 전단지를 받아든 것이 계기였다.

전단지에는 음양식사법으로 간암을 고친 전승근 씨의 체험담이 적혀 있었는데 당시 강씨에겐 비싼 약을 쓴 것도 아니고 단지 밥과 물을 따로 먹고 마시는 식이요법으로 중병을 고쳤다는 사실이 그렇게 신기하게 여겨질 수가 없었다고 한다. 하긴 그 무렵 강씨는 전씨의 투병 사례에 지대한 관심을 보일 수밖에 없었다.

유방암과 당뇨, 지독한 불면증과 변비, 거기에 하혈까지 그이의 몸은 이미 병충에 반 이상 갉아먹힌 상태로 기적을 원할 만큼 절박했다. 그때의 심정을 강씨는 이렇게 얘기했다.

"그땐 정말 지푸라기라도 잡고 싶었어요. 그래서 이게 정말 사실일까 사이비일까 뭐 그런 복잡한 생각 없이 그냥 무턱대고 전단지에 적힌 곳으로 찾아갔죠. 거기서 음양식사법을 알게 되었어요. 그때가 12월 22일 동지였지, 아마……

아무튼 저로서는 음양식사법이 정말 마음에 들더라구요. 일단은 약을 먹지 않아도 되니까 그게 좋았죠. 한 번쯤 중병을 앓아본 사람들은 다 알잖아요, 얼마나 약이 독한지. 그걸 안 먹어도 된다니까 어찌나 신이 나던지. 그날부터 하루 두 끼 식사를 하면서 밥따로 물따로 음양식사법을 시작했지요. 그렇게 며칠이 지나니까 정말 몸이 가벼워지더라고요. 밥맛도 좋아지고."

당시 강씨가 가장 기뻤던 순간은 음양식사법 치료를 시작한 지 한 달 만에 변다운 변을 보았을 때라고 한다. 피가 많이 섞이긴 했어도 그것은 분명 변이었다. 관장을 해도 한 달 이상 변을 볼 수 없었던 강씨에게 그 건 기적과도 같았다.

자세히 보니 배에 찬 복수도 많이 빠져 있었다. 그러나 안심하기에는 일렀다. 항문을 문질러보니 아직도 그 안에는 주먹만한 크기의 덩어리 가 두 개나 잡히는 것이었다.

"효과가 나타나니까 얼마나 기분이 좋았겠어요? 저는 더 열심히 음양 식사법을 실천했지요. 그러자 다시 한 달이 지났을 쯤에는 항문에서 만 져지던 덩어리가 절반으로 줄어 있더라고요. 그때 확신했죠. 이제 얼마 후면 곧 남은 덩어리도 사라지리란 것을!"

물론 강씨의 예감은 적중했다. 어느 날인가 카페 영업을 끝내고 새벽 3시에 누웠는데 잠은 안 오고 자꾸 화장실만 가게 되더라는 것이다.

그러나 막상 변기 위에 앉으면 아무것도 나오는 것이 없어 강씨는 분 주하게 화장실을 왔다갔다 하면서 그만 뜬눈으로 아침을 맞았다고 한 다. 그런데 어느 순간 변기에 걸터앉자 피가 나오기 시작했다. 강씨에 따르면 그것은 그냥 피가 아니라 무언가 걸죽한 액체처럼 느껴졌다고 한다. 그렇게 한두 시간이 지나자 더이상 피는 나오지 않고 동시에 항문 에서 만져지던 덩어리도 모두 사라졌다는 것이다.

아, 그렇다고 이야기가 완전히 끝난 것은 아니다. 강씨는 자신의 생명 을 구해준 음양식사법의 창시자가 누군지 알고 싶어 서울 음양사로 통 화를 시도했다.

어렵게 첫 통화를 하게 된 것이 1994년 2월. 강씨가 음양식사법을 시작한 지 14개월 만이었다. 물론 강씨가 전화 통화를 한 사람은 다름 아닌 나 자신이므로 여기서부터는 나도 분명하게 기억하고 있다.

강씨는 자신의 병이 완치된 것인지를 확실하게 알고 싶어했고 그래서 직접 서울로 찾아왔다. 강씨의 몸을 점검해보니 과거에 비하면 많이 호전된 상태였지만 워낙 망가질 대로 망가진 상태에서 시작한 탓에 완치까지는 시간이 좀 걸릴 듯했다.

그 후 6개월 동안 음양침술로 강씨를 치료했고 마침내 강씨는 병에 걸리기 전보다 더욱 건강한 심신을 얻을 수 있었다. 이에 강씨는 음양식사법을 실천하는 사람들의 모임을 만드는 데 앞장섰으며 결국은 초대회장까지 하게 되었다.

기분 좋게 나아서 돌아간 환자 중에 특히 기억에 남는 사람은 바로 박○○ 씨다. 박씨는 관세청에서 일하는 고급 공무원이며 체구는 작아도 매우 단단한 인상을 주는 이였다. 그를 데려온 부인 말에 따르면 박씨는 지금까지 별로 아픈 적이 없었다. 이상하게 요 몇 달 사이에 급격히 건강이 악화돼 밥을 못 먹을 정도로 몸이 고장났다고 했다. 병원에 가보았지만 별 이상이 없다는 진단만 나왔다. 밥을 먹지 못해 깡마른 그에게는 특별 지도를 해야만 했다. 내가 보기에 그는 위무력증을 앓고 있었고 그 증세가 상당히 심각했던 것이다. 나는 우선 그가 왜 그런 병을 앓게 되었는지를 알아냈다. 원인은 '식전 공복에 마신 냉수'였다.

"박 선생님, 혹시 오랫동안 새벽마다 찬물을 마시지 않았습니까?"

"예, 맞습니다. 지방 관세청에서 근무할 때 그곳 물맛이 좋다길래 매일 새벽에 습관처럼 냉수를 마셨습니다. 왜 다들 그러잖아요. 새벽 공복에 마시는 냉수가 좋다고……."

그가 그렇게 말하는 것도 무리는 아니었다. 건강과 관련된 책에도 그런 말들이 심심찮게 쓰여 있지 않은가.

"선생님, 새벽 공복에 마시는 물은 독약 중에 독약입니다. 그러니 앞으로는 요양원을 나가더라도 절대로 그렇게 하지 마세요."

그는 이해가 잘 안 되는지 고개를 갸웃거렸다.

"독약 중의 독약이라고요? 그렇다면 왜 유명한 의사들도 그게 건강상식인 것처럼 얘기하는 겁니까?"

의심의 눈초리로 질문을 퍼붓는 그에게 나는 거꾸로 새벽 공복에 마시는 물이 왜 좋은지 얘기해보라고 했다. 그의 대답은 여느 사람들이 알고 있는 잘못된 '논리'에서 한치도 벗어나지 못했다. 새벽은 인체의 배설 기능이 강화되는 시간이니까 깨끗한 물을 먹어서 배설 작용을 도와야 한다는 것이 바로 그것이었다.

나는 박씨를 가운데 눕히고 여러 사람들에게 돌아가며 배를 만져보게 했다. 깡마른 그의 배 안에는 배꼽을 중심으로 바위같이 단단한 덩어리가 들어 있었다. 그 덩어리를 세게 누르니 박씨는 몹시 고통스러워하며 비명을 질렀다.

"자, 여러분이 다 만져보았다시피 지금 박 선생님의 뱃속에는 단단한 덩어리가 뭉쳐져 있습니다. 이것을 한방에서는 적, 즉 덩어리라고 합니다. 그렇다면 이것이 생기는 원인이 무엇일까요? 물론 그 원인은 여러 가지입니다. 그러나 그 중에서도 가장 문제가 되는 원인을 들라면 공복에 냉수를 마시는 잘못된 습관을 꼽겠습니다. 여러분은 의아하게 생각하겠지만 냉수를 마시면 그 속의 냉기가 뱃속으로 들어가게 되고 그것이 누적되면 지금 이분의 배 안에 쌓인 냉적처럼 커지게 됩니다.

그런데 이 냉적이 바로 만병의 근원입니다. 천기와 지기 사이를 막아서 서로 통하지 못하게 하며, 이는 결과적으로 인체 내 기의 흐름을 방해합니다. 위 아래로 통하는 것을 막는 것이죠. 지금 이분이 위무력증에 걸린 이유도 그 때문입니다. 방금 설명한 원리에 의해서 위의 연동 작용이 정체된 것이죠. 자, 그러면 이 냉적을 푸는 방법은 과연 무엇일까요?"

나의 돌연한 질문에 당황한 듯 사람들은 선뜻 말을 못하고 서로의 얼굴만 쳐다볼 뿐이었다.

"쉽게 생각해보세요. 냉수를 많이 먹어서 생긴 것이니 반대로 몸을 따뜻하게 하면 풀리지 않겠어요?"

사람들이 고개를 끄덕거리는 것을 보면서 나는 다음 질문을 던졌다.

"그럼 몸을 따뜻하게 하는 방법으로는 무엇이 있을까요?"

그제서야 사람들은 '밥따로 물따로'를 얘기했다. 사실 몸을 따뜻하게 해주는 인위적인 방법으로 약초도 있고 주사도 있다. 그러나 밥과 물을 따로 먹고 마심으로써 몸의 양기를 보하는 것이 자연에 순응하는 최선의 방법이라는 점에서 가장 현명하다고 할 수 있다. 게다가 밥과 물을 따로 먹고 마시면 세포 구석 구석에 산소가 공급되고 원활하게 유통된다. 산소는 인체 내에서 불꽃을 강하게 하는 작용을 하므로 자연히 인체에 섭취된 영양가가 온전히 연소되고 그래서 그만큼 화력도 강해지는 것이다.

"여러분이 한번 지켜보십시오. 박 선생님의 배 안에 든 냉적이 언제 어떻게 사라지는지를."

그 후 박씨는 6개월 만에 냉적을 다 풀고 위무력증도 말끔히 고친 후에 일상으로 돌아갔다.

요양원에는 때론 건강한 사람들이 찾아와 휴식을 취하고 가기도 했다. 요양원 인근 화엄사의 스님들도 자주 요양원에 들르는 부류에 속했다. 아픈 신도들을 데려온 김에 며칠씩 지내다 가기도 했고, 또 한가한 틈을 타 일부러 쉬러 오기도 했다.

어느 날인가는 모 종단의 종정을 지냈다는 한 스님이 화엄사의 젊은 스님과 함께 나를 찾아왔다. 볼일이 있어 화엄사에 들렀는데 거기서 내 얘기를 듣고 직접 찾아왔다는 것이다.

듣고 보니 그 스님은 위장 장애로 오랫동안 고생을 해온 터였다. 안내를 맡은 젊은 스님은 그 스님을 큰스님이라 부르며 깍듯이 예의를 차렸다. 또 현관에서 신을 벗을 때는 큰스님의 신발을 벗겨주기까지 했다. 나는 그 모습을 보고 한마디 던졌다.

"스님은 저 젊은 스님이 안 계시면 혼자서 신발을 벗을 수 없나요? 스님들이 수도를 하는 이유도 절대 자유를 얻는 데 있다고 알고 있습니다만. 만약 그렇게 누구에게 의존하는 것을 당연시한다면 육체든 마음이든 자유로울 수가 없을 것 아닙니까. 그리고 불교란 본래 사람 위에 사람 없고 사람 밑에 사람 없는 차별 없는 세계를 구현하는 종교로 알고 있는데, 아닙니까?"

내 얼굴엔 잔잔한 미소가 끊이지 않았지만 말 속에는 비수가 숨겨져 있었다. 물론 스님이 그걸 눈치채지 못했을 리 없다. 그래서인지 큰스님은 "허허, 글쎄 내가 해도 된다는데, 꼭 이렇게 해준단 말이야." 하고 그냥 웃어넘겼다. 그러나 나는 웃자고 한 말이 아니었으므로 또 한 번 비수를 날렸다.

"위장 장애가 있으시다니 참 고생 많으시겠습니다. 그런데 다른 분도 아니고 큰스님께서 병으로 고통을 당하다니 그건 좀 의외인데요? 어린 나이에 출가를 해서 지금까지 수도를 하셨다면 굉장히 오랜 시간을 수련으로 단련하셨을 텐데, 어찌하여 위를 파먹는 그 조그만 바이러스 하나를 이기지 못해 고생하시는 겁니까?

자신의 영혼과 육신이 모두 온전할 때야 비로소 중생들도 교화할 수 있는 게 아닌지요. 가장 작은 일에 충성하는 사람이 큰 일에도 충성한다는 말이 있습니다. 저 역시 이 말에 동감합니다. 흔히 사람들은 너무 거창한 것에서만 진리를 찾는 경우가 많은데 실은 가장 작고 낮은 곳에 진리가 있는 게 아닐까요.

그런 점에서 저는 자기 자신의 몸이야말로 진리가 거하는 가장 기본적인 곳이며 따라서 그것이 온전하지 못해 병이 들면 아무리 거대한 이상을 추구해도 모래성처럼 언젠가는 무너질 수밖에 없다고 보는데요, 스님 생각은 어떠신지……."

큰스님은 무안한지 계속 흠흠 헛기침만 해댔다. 또 옆의 젊은 스님은 어찌지 못해 절절 매기만 했다. 아마도 큰스님에게 이런 말을 하는 사람은 지금껏 단 한 명도 없었을 것이기에.

훗날 들리기에 그 큰스님은 절로 돌아간 뒤 음양식사법에 따라 식이요법을 철저히 한 덕에 위장병을 말끔히 고쳤다고 한다. 그동안 신도들이 지어다주는 숱한 약과 건강 식품에도 꿈쩍하지 않던 병이 밥따로 물따로 음양식사법의 실천으로 뿌리째 뽑혀나간 것이다.

구례요양원과 음양사를 운영하면서 새로 알게 된 것은 종교인 중에 의외로 병자들이 많다는 것이었다. 목사나 스님, 혹은 그 외 종교 지도자들이 종종 나에게 건강 상담을 하러 오면, 일반 환자들과는 달리 질병과 건강 얘기는 잘 안 하고 오히려 도와 진리에 관한 이야기를 많이 했다.

종교 지도자야말로 대중의 영혼을 안내하는 길잡이라는 생각이 들었던 탓이다. 한 번은 종교인들이 모인 자리가 마련되었는데 거기서 이와 같이 일침을 놓은 적도 있었다.

"여러분이 무슨 종교를 갖고 있고 또 어떤 신을 믿고 있건 그것은 각자의 자유입니다. 하지만 저는 그 각각의 종교와 신이 궁극적으로는 동일한 존재라고 생각합니다. 형태만 다를 뿐 그 내용은 전부 생명의 법인 진리로 귀일한다고 보기 때문입니다. 여기서 말하는 생명의 법을 저는 우주의 공식이라고 부릅니다.

제가 생명을 이처럼 강조하는 이유는 그 어떤 종교나 신도 인류의 생명력보다 우선하는 것은 없다고 믿기 때문입니다. 진리를 깨닫고 신앙생활을 한다면서 질병에 걸린다는 것은 매우 수치스러운 일입니다. 병은 죽음으로 이어지고, 죽음은 결국 인간의 부조리를 증명하는 최종적인 형태니까요.

여러분은 인간이 질병과 죽음을 극복할 수 없다고 보십니까? 그렇다면 여러분이 말하는 사랑과 화평과 영생은 다 무엇이란 말입니까? 세상에 죽어가는 사람을 살리는 것보다 큰 사랑은 없습니다. 질병으로 고생하는 사람을 고쳐주는 것보다 더한 평화는 없습니다. 또 육체 없는 영생은 허망할 뿐입니다. 그러니 여러분이 질병과 죽음을 극복할 수 있어야 그 모든 종교적 사상과 가치를 실현할 수 있는 게 아니겠습니까?

죽음은 인간을 속박합니다. 죽음 때문에 인간은 항상 끝을 생각하게 되며 그런 생각은 인간으로 하여금 한계를 절감하게 하고 결과적으로 조급함과 욕심을 불러일으킵니다. 반대로 인간이 만약 죽음 없는 존재,

무한한 존재로 살아갈 수 있다면 세상을 타락시키는 모든 요소도 자연히 사라지고 말 것입니다."

내 연설이 끝나자 어느 스님 한 분이 말문을 열었다.

"우주 삼라만상이 태어나고 죽는 것을 반복하는데 어찌 사람이 한낱 이런 육체로 영생을 할 수 있다고 말씀하시는 겁니까? 진정한 영생은 정신적으로나 가능한 게 아닐까요? 저는 지금까지 죽지 않았다는 사람의 얘기는 들은 적이 없는데요……."

"필멸의 몸이 있으면 불멸의 몸도 있는 법입니다. 이것이 있으니 저것이 있고 이것이 없으면 저것도 없다는 말도 있지 않습니까? 물론 대다수의 사람들이 알고 있는 '몸'은 추우면 옷을 입어야 하고 배고프면 음식을 먹어야 하는 단순한 몸입니다. 그리고 원하는 장소로 이동하기 위해서는 열차나 비행기를 이용해야 하고 먼 데 있는 사람과 말을 하기 위해서는 전화를 이용해야 합니다. 즉, 시간과 공간의 제약을 받아야 하는 몸인 것이죠. 이런 몸을 저는 성장체질이라 부릅니다. 그리고 이런 몸으로는 영생을 할 수 없다고 책이나 강의를 통해 분명히 밝혔습니다.

그렇습니다. 성장체질이나 발육체질로는 영생을 할 수 없으며 영원한 자유를 누릴 수도 없습니다. 오로지 영장체질만이 영생과 자유를 맛볼 수 있습니다.

여러분은 과연 보통 인간이 성장체질에서 벗어나 영장체질로 갈 수 있겠는가 의문을 느끼겠지만 그것은 사실입니다. 물론 영체가 그냥 되지는 않습니다.

열매를 맺기 위해서는 뿌리와 꽃과 가지가 필요하듯 영체가 되기 위해서도 형성체질, 발육체질, 성장체질 등의 단계를 반드시 거쳐야 합니다. 그리고 소멸되는 세포가 아닌 불멸의 세포로 형질 전환을 이루기 위해서 수련을 해야 합니다. 그게 바로 제가 말하는 음양식사법인 것이죠.

인간의 세포는 죽음과 탄생을 반복합니다. 그러면서 인체라는 하나의 우주를 형성하는 것입니다. 그것은 마치 수많은 은하가 모여 우주를 이루는 것과 같은 이치입니다.

그런데 일개 별의 입장에서 보면 사라지고 탄생하는 과정을 반복하지만 전체 우주의 입장에서 보면 변하는 것은 하나도 없습니다. 마찬가지로 세포는 사라지기도 하고 탄생하기도 하지만 인간은 영원할 수 있습니다.

여러분, 영원이란 순간이 이어진 것이며 불변하는 것은 변하는 것에 의해 이루어진다는 모순이 다름 아닌 진리임을 염두에 두십시오. 다시 말하면 영원은 순간으로 통하며 불변은 변화 속에 있습니다. 그래서 우리 동양학에서는 음 속에 양이 있고 양 속에 음이 있다고 하는 것입니다."

나는 이런 말을 아무 데서나 하지는 않았다. 그러나 이날 자리에서는 달랐다. 종교지도자들이 모인 자리인 만큼 나는 내가 알고 있는 모든 진실을 얘기하고 싶었다. 그래야 모든 인류의 생명을 염원하는 나의 소망이 하루라도 빨리 이루어질 수 있지 않을까, 생각했기 때문이다.

종교 지도자들과의 만남 이후 한 번은 명상 수련을 하고 있는 젊은이들을 만난 적도 있었다. 그들은 깊은 산 속에서 밭을 일구고 명상을 하며 철저히 자급자족하는 생활을 하고 있었다. 세속의 인연을 끊고 산 속에 들어와 생활하는 그들에게서 지난 날의 나를 보았다.

그 당시 나는 손에 잡히지 않는 우주의 원리, 그리고 생명의 비밀을 깨닫기 위해 고독하고도 극단적인 수련 방법을 택했고, 그 결과 끝내는 목표를 이루었지만 대신 육체는 많은 고통을 치러야 했다. 이러한 생각에 미치자 나는 그 청년들이 명상을 통해 얻고자 하는 것이 무엇인지가 궁금해졌다. 나의 질문에 그들은 도를 얻기 위함이라 했다.

"그런데 도라는 것은 사람들과 같이 살아야 이루어지는 것이 아닐까요? 생각해보십시오.

이 세상에 있는 모든 것은 자기 자신을 위한 것입니다. 부모도, 자식도, 심지어는 사회와 국가도 그렇습니다. 거꾸로 또 개개인은 모두 타인을 위해 존재합니다. 그러므로 결국 우리들은 서로를 위해서 존재하고 있는 셈입니다.

그런데 여러분은 지금 사랑하고 이해하고 아껴야 할 그 모든 대상과 인연을 끊고 산 속으로 들어왔습니다. 물론 명상을 통해 수련을 하다보면 여러 가지 신기한 체험도 많이 할 것이고, 거기서 희열과 만족을 느끼기도 할 것입니다. 하지만 그것이 진정한 도일까요? 또 백 번 양보하여 그것이 설사 도라고 하더라도 혼자서 깨닫고 혼자서 도를 얻는 것이 과연 이 세상에 얼마나 도움을 줄 수 있을까요?

여러분이 도를 깨닫고자 하는 이유가 단지 혼자서 잘 살기 위한 것은 아닐 것입니다. 오히려 자신이 터득한 좋고 아름다운 것들을 되도록 많은 이들과 나누어갖기를 위할 것입니다. 그래야 자기 마음속에 싹튼 진리의 세계가 더욱 깊어질 테니까요.

흔히 사람들은 여러 가지 신기한 능력을 행해야 도통한 것으로 잘못 아는 경우가 많은데 진정 도통한 사람은 자신의 일을 자기가 알아서 스스로 할 수 있는 사람입니다.

일례로 부모는 부모의 일을 하고, 자식은 자식의 일을 하며, 선생은 선생의 일을 제대로 하는 것, 그것이 바로 도로 가는 지름길인 것이지요. 게다가 아무리 명상을 통해서 도의 경지에 이르렀다고 해도 육체의 변화가 그에 부응하지 못한다면 그건 모래 위에 지은 집에 지나지 않습니다.

단전호흡으로 수련을 해서 몸 안의 기를 자유자재로 운용할 수 있는 사람들이 많이 있습니다. 그들은 대맥을 뚫고 임맥과 독맥을 통하게 할 수 있습니다. 그러나 세포를 거듭나게 하지 않는다면 운기 역시 아무런 소용이 없습니다. 그래서 정신적인 것에 앞서 우선 기본이 되는 육체를 다져놓아야 영적인 성숙도 이루어진다고 하는 것입니다.

여러분, 영적인 능력은 어디까지나 육체를 밑바탕으로 삼는다는 사실을 잊지 마십시오. 위대한 영적 능력을 발휘하기 위해서라도 먼저 영을 담을 수 있는 그릇을 준비하는 일이 급선무라는 사실을 결코 잊어서는 안 됩니다. 그릇이 준비되지 않았는데 내용물이 아무리 훌륭한들 무슨 소용이 있겠습니까?"

내가 명상 수련을 하는 이들에게 이런 말을 한 이유는 당시 단전호흡과 기 수련 등이 대유행하면서 일부 사람들이 그것을 절대화하거나 추상화하는 경우를 많이 목도했기 때문이다.

그렇다고 내가 그와 같은 수련의 효능을 전적으로 무시했던 것은 아니다. 나 역시 요양원에서 환자를 치료할 때 단전호흡을 매일 하루 1시간씩 하게 했다. 단전호흡을 하다보면 원기가 모이는 하단전이 강해지고 하단전이 강해지면 정력과 생명력도 그만큼 강해지기 때문이었다.

즉, 흔히 사람들이 '힘이 넘친다', '기운이 넘친다' 라고 하는 것은 바로 하단전이 강해진 상태를 가리키는 말과 같다.

내가 요양원에서 환자들에게 단전호흡을 시킨 것도 병을 이겨내야 하는 그들에게 단전을 강화시켜 기운을 불어넣어주기 위함이었다.

물론 나 자신도 단전호흡을 즐겼음은 물론이다. 특히 음양식사법과 단전호흡을 병행하면 어떤 반응을 일으키는지 확인하고 싶어 나 자신이 직접 실험해본 적도 있었다. 그 결과 단전호흡을 음양식사법과 함께 실천하면 단전호흡만 따로 하는 것보다 훨씬 단전의 힘이 강해진다는 것을 알 수 있었다.

몇 번 밥과 물을 같이 섞어먹은 후 호흡을 시도한 적이 있는데 몸이 무겁고 포만감이 생겨 호흡이 단전까지 잘 내려가지 않는 현상이 발생했다. 이는 배가 부른 상태에서는 호흡이 잘 안 되는 것과 마찬가지 이치다. 그러나 음양식사법대로 식사를 하면서 단전호흡을 하니 포만감이 전혀 느껴지지 않아 그만큼 호흡도 편하게 할 수 있었다.

그러나 무엇보다 내가 단전호흡을 하는 이들에게 말하고 싶은 것은 아무리 명상이 깊어지고 단전호흡이 깊어진다고 해도 세포가 거듭나지 않으면 생명에 결정적인 영향을 줄 수 없다는 사실이다. 밥과 물을 아무 때나 먹고 마시고 거기다 기름기 있는 음식을 섭취해 세포들을 질식사시킨다면 명상과 단전호흡을 아무리 많이 한들 소용이 없다.

음양식사법을 실천하는 사람들이 약과 주사 없이도 건강을 회복할 수 있는 이유는 몸의 세포에 산소를 충분히 공급해 건강 체질로 바꿔주기 때문이다. 호흡을 깊게 해서, 혹은 명상에 깊이 빠져들어서가 아닌 것이다.

구례요양원은 현재 여러 가지 이유로 문을 닫은 상황이지만 부산과 대구, 그리고 서울에서 가족회 모임은 운영되고 있으며 지금도 밥따로 물따로 음양식사법으로 건강을 회복한 이들의 체험담은 끊임없이 쏟아지고 있다.

이는 곧 세상에 생명의 열매가 주렁주렁 매달리는 시기가 다가온다는 것과 마찬가지이며 나는 그날을 준비하는 심정으로 이 글을 썼다. 아직도 때를 준비하지 못하고 어두운 죽음의 문턱에서 서성이는 많은 이들이 부디 이 글에서 영감을 얻어 생명의 법을 깨우쳐 빛의 세계로 나오기만을 간절히 바라면서.

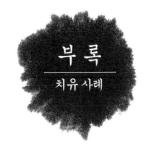
생의 포기 직전에서 만난 음양식사법

– 유방암과 당뇨 (강성해 : 부산시 사하구 하단동 619-1)

　　본인은 1942년생으로 현재 부산에서 조그만 카페를 운영하고 있는 여
성입니다.

　　지난 1990년 5월경, 몸이 피곤하고 유두를 중심으로 겨드랑이 밑까지
당기면서 심하게 통증이 일기에 병원을 찾았습니다. 그때 간 병원이 한
독병원이었는데 조직 검사를 한 결과 악성종양이란 진단이 나왔습니다.
다시 8월 14일 고신의류원에 입원하여 정밀 검사를 받았는데 역시 유방
암 3기라는 진단이 나왔습니다.

　　담당의사는 수술을 하면 2~3년 정도 수명을 연장할 수 있다고 했고,
그래서 8월 17일 수술을 받은 후 20회나 항암제 치료를 받았습니다.

항암제 치료의 고통은 말로 표현할 수 없을 정도였습니다. 머리는 다 빠지고 손톱은 물론 얼굴까지 꺼멓게 죽어 오그라들었습니다. 엎친 데 덮친 격으로 대상포진까지 발생하여 전신이 조여들고 누군가에게 뜯기는 듯한 고통을 겪어야 했습니다. 뿐만 아닙니다. 치질로 인한 하혈과 변비에, 또 중이염과 비염까지 겹쳐, 이렇게 사느니 차라리 죽는 게 낫겠구나 하여 생을 포기하기에 이르렀습니다.

그러던 어느 날, 아니 정확히 말하면 1992년 12월 21일, 저는 서면 로타리 상고 앞에서 우연히 한 장의 전단지를 받았습니다. 전단지에는 음양식사법으로 간암을 고쳤다는 전승근 씨의 치유 수기가 실려 있었습니다. 특별한 약을 쓴 것도 아니고 단지 밥과 물을 따로 먹고 마시는 방법으로 병을 고쳤다는 게 너무 신기하게 느껴졌습니다.

당시 저는 유방암뿐만 아니라 당뇨, 불면증, 대상포진, 치질 등 갖은 질병에 시달리고 있었습니다. 복수가 어찌나 심하게 찼던지 서서 내려다보면 발이 안 보이고, 조금만 걸어도 숨이 차 혼자서는 어디라도 제대로 돌아다닐 수 없을 정도였습니다. 일년이 지나도록 계속되는 변비와 하혈의 고통도 차마 말로 표현하기 힘든 것이었습니다.

저는 물에 빠진 사람이 지푸라기 잡는 심정으로 전단지에 기록된 곳을 찾았습니다. 음양식사수련원 부산지부라고 쓰인 사무실에서 홍보용 비디오테이프를 보게 되었는데 그때 제가 받은 감명은 이루 말로 표현할 수 없을 만큼 대단했습니다.

당장 12월 22일부터 음양식사법을 실천하기 시작했습니다. 암환자는 반드시 아침 저녁으로 1일 2식 수련을 하라는 이상문 선생의 가르침을 좇아 그대로 따랐습니다. 며칠이 지나니 몸의 컨디션이 좋아지는 것을 느낄 수 있었습니다. 일단 무겁던 몸이 가벼워지고 밥맛도 좋아졌습니다.

더군다나 음양식사법을 시작한 지 한 달이 경과했을 무렵에는 정말 오랜만에 변다운 변을 볼 수 있었습니다. 또 발이 보이지 않을 정도로 배를 튀어나오게 했던 복수도 점점 빠지기 시작했습니다. 그때까지만 해도 항문에 두 주먹은 족히 될 만한 덩어리가 만져졌는데, 다시 한 달 정도 지나자 이것도 세 손가락 크기 정도로 줄어들었습니다.

너무나 신기하고 또 감사했습니다. 용하다는 약을 먹은 것도 아니고 병원에 다닌 것도 아닌데 어떻게 이런 일이 있을 수 있는가 하는 생각에 가슴이 벅차 오르는 것을 느낄 수 있었습니다. 그리고 무엇보다도 병을 완치할 수 있다는 자신감이 들기 시작했습니다. 항문에서 만져지는 덩어리도 곧 없어지리라는 기대감에 제 마음은 설레기까지 했습니다.

그러던 어느 날, 어쩐지 항문에 남아 있는 덩어리가 완전히 없어질 것 같은 예감이 들었습니다. 저는 새벽 다섯 시쯤 카페에서 일하는 종업원 들에게 밥을 해서 먹인 후 일찌감치 밖으로 내보내고, 그때부터 분주하게 화장실을 들락거렸습니다.

항문 근처가 간지로운 것이 자꾸만 무언가 나올 것 같은 느낌이 들었습니다. 하지만 막상 화장실에 가서 앉아 있으면 아무것도 나오지 않았습니다. 그렇게 방과 화장실을 왔다갔다 하길 몇 차례, 드디어 조금씩 하혈을 하기 시작하더니 아침 8시 무렵이 되자 하혈이 멈추었고, 항문에서 만져지던 덩어리도 완전히 사라졌습니다.

저는 이렇게 훌륭한 치료법을 창시한 분이 누구인지 궁금해졌습니다. 저를 죽음과 절망의 나락에서 구해준 그분을 찾아가 엎드려 감사의 인사를 올리고 싶었습니다. 몇 차례 시도 끝에 마침내 1994년 2월 이상문 선생과의 통화에 성공한 저는 음양식사법에 대한 보다 큰 확신을 가질 수 있었고 몰랐던 몇 가지 정보도 추가로 알 수 있었습니다.

당시는 제가 음양식사법을 시작한 지 14개월이 경과한 시기로, 몸은 거의 정상으로 돌아왔으나 왼쪽 팔이 조금 아프고 움직임이 다소 부자유스러운 상태였습니다. 이상문 선생에게 이를 말씀드리니 잘만 수련하면 6개월 안에 고칠 수 있겠다고 했습니다.

저는 그 말에 힘을 얻어 서울로 올라가 이상문 선생에게 음양침술 치료를 받았습니다. 왼쪽 팔이 아프다고 하니 오른쪽 다리에 침을 놓아주었습니다. 그러자 신기하게도 왼쪽 팔의 통증이 사라지는 것이었습니다.

저는 이상문 선생의 사무실에서 진기한 풍경을 목격하기도 했습니다. 마침 식사시간이었는지 사무실에서 일하는 사람들이 식사를 하는데 커다란 대접에 가득 밥을 담아 먹는 것이 보통 사람의 몇 끼 분은 족히 되는 것 같았습니다. 반찬이라고 해야 겨우 김치와 간장밖에 없는데도 그들은 아주 맛있게 먹었습니다.

알고 보니 그들은 3일에 한 끼, 2일에 한 끼 식사를 하는 음양식사법을 실천중이었습니다. 저는 그때서야 내가 알고 있는 음양식사법은 일반적인 원리일 뿐 실제 내용은 훨씬 다양하고 깊다는 것을 알 수 있었습니다.

1994년 8월 3일, 저는 과거에 유방암 수술을 집도했던 담당 의사를 찾아가 종합 검진을 받았습니다. 모든 기능이 정상으로 회복되었다는 결과가 나왔습니다. 축하한다는 담당 의사의 말을 듣는 순간, 저에겐 세상이 달라 보였습니다. 어쩌면 그렇게 아름답고 황홀한지요. 그때 저는 남은 여생을 병고에 시달리는 사람들을 위해 쓰겠다고 결심했습니다. 물론 지금도 그 결심은 변함없습니다.

현재 저는 누구보다도 건강해져, 가끔 술도 한 잔 마시고 고기도 먹는 등 정상인과 다름없이 생활하고 있습니다. 저의 체험담이 많은 사람들에게 도움이 되리라 굳게 믿으며 이 글을 씁니다.

'밥따로 물따로' 간단한 원리로 암을 고쳤어요

– 유방암 (김선옥 : 광주시 광산구 월곡2동 512-12)

저는 38세의 주부입니다.

1993년 8월경, 왼쪽 유방에 짜릿짜릿한 통증이 오는 것이 이상해 병원을 찾았습니다. 의사가 '신경성으로 그럴 수도 있으니 좀더 지켜보자'고 하기에 대수롭지 않게 생각하고 그냥 넘겼습니다.

그런데 11월부터는 활동하기가 불편할 정도로 심하게 통증이 왔습니다. 11월 13일, 다시 병원을 찾아가 진단을 받았고 악성종양이라는 판정을 받았습니다.

11월 19일 광주 기독병원에서 수술을 받고 16일 만에 퇴원을 한 뒤 병원에서 시키는 대로 항암제 치료를 시작했습니다.

원래는 12회로 예정돼 있었지만 9회까지 버티다 더는 치료를 견딜 수 없어 포기하고 말았습니다. 머리털이 빠지는 등 겉모습이 망가지는 것은 둘째치고 도대체 기력이 없어 왜 이렇게 살아야 하는지 회의가 들었기 때문입니다.

그렇게 체념과 포기 상태에서 하루 하루를 보내던 중에 저는 이웃 사람의 소개로 '음양식사법'을 접하게 되었습니다.

아침 저녁으로 1일 2식의 수련을 했는데 초반에는 갈증과 배고픔이 심했지만 그래도 항암제를 맞는 것보다는 견디기가 수월했습니다. 또한 '밥따로 물따로' 라는 지극히 간단한 원리여서 실천하기도 쉬웠습니다. 게다가 실천을 해보니 상상을 초월할 정도로 효과가 좋았습니다.

한 달 정도 지나자 몸이 가벼워지고 피로가 없어졌습니다. 피부도 아주 고와지고 밥맛도 좋아져 기력을 회복할 수 있었습니다.

음양식사법을 실천한 결과 저는 병을 고쳤고 지금까지도 건강하게 잘 살고 있습니다.

암은 물론 모난 성격까지 고쳤어요

– 갑상선암 (이다혜 : 대구시 달서구 상인동 1401-7)

저는 대구에 사는 평범한 가정 주부입니다. 평범하게 살아가던 저에게 갑상선암이란 청천벽력 같은 사형 선고가 내려진 것은 지난 1987년 8월이었습니다.

평소에 목이 조금 안 좋다는 느낌은 있었지만, 설마 갑상선암으로 번질 줄은 상상도 못했습니다. 그때만 해도 수술만 하면 온전히 암에서 해방될 수 있을 것으로 믿었습니다. 제 믿음이 적중했는지 다행스럽게도 저는 수술을 한 후 5년이 경과하도록 아무 이상 없이 건강하게 살았습니다. 그러니 저는 당연히 암이 사라진 줄 알았지요.

그런데 5년이 지난 1992년 여름에 다시 갑상선암이 재발되었습니다. 예전처럼 다시 목이 아프기 시작했고 통증도 전보다 더욱 심해졌습니다. 할 수 없이 같은 병원을 찾아가 재수술을 받아야 했습니다. 이미 폐와 임파선으로 전이가 된 상태였기에 대수술을 치러야 했습니다.

수술 후에는 약물요법을 받았습니다. 총 2회를 받았는데 1회 때는 200그램, 2회 때는 150그램을 복용했습니다. 병원에서는 다른 환자에게 안 좋은 영향을 끼칠 수 있다며 저를 격리, 수용하기까지 했습니다. 따라서 저는 병고와 치료의 후유증과 또 외로움으로 하루 하루를 지옥에서 견디는 것 같은 고통스런 심정으로 보내야 했습니다.

그러던 중 1993년 11월에 모 방송국의 '아침 만들기'란 프로를 보다가 대전에 사는 김옥례 씨의 유방암 투병 체험담을 듣게 되었습니다.

김씨의 말인즉슨 '밥따로 물따로'를 실천하여 병을 고쳤다는 것이었습니다. 그 순간 엄청난 행운이 쏟아지는 듯한 느낌을 받았습니다. 어찌어찌 연락을 취해서 1994년 1월부터 드디어 '음양식사법'을 실천하기 시작했습니다.

중환자는 아침 저녁으로 1일 2식 수련을 해야 한다기에 그대로 따랐습니다. 그러자 채 며칠도 지나지 않아 상태가 호전되는 것을 느꼈습니다. 목의 통증이 많이 완화되었고 몸도 가벼워졌습니다. 그러나 주변의 반대도 만만치 않았습니다. 몸이 말라 미이라처럼 변한 제 몸을 보고 사람들이 '암환자는 영양가 있는 음식을 먹어야 한다'며 당장 음양식사법을 그만두라고 성화였던 것입니다. 하지만 저는 확신을 가지고 이상문 선생의 개인 지도 아래 꾸준히 실천하였습니다.

이상문 선생에게 상담과 치료 지도를 받는 과정에서 저는 모난 제 성격이 병 치료를 방해한다는 것을 깨달았습니다. 원래 성질이 급하고 짜증을 잘 부리는 편인데 며칠을 그런 상태로 보내면 호전돼 가던 몸이 다시 악화되는 것이었습니다. 그러면 저는 처음으로 돌아가 수련의 첫걸음부터 다시 디뎌야 했습니다.

몸 상태가 아주 안 좋아져 때로는 음양침술로 간신히 위기를 넘기기도 했고 때로는 저녁 한 끼만으로 하루를 연명해야 하기도 했습니다.

다행히 지금 저는 건강을 되찾았습니다. 물론 모난 저의 성격도 둥글게 변했습니다. 이 모든 것이 저는 음양식사법을 창시한 이상문 선생의 덕이라고 생각합니다. 그분께 진심으로 감사드립니다. 또한 저의 투병생활을 묵묵히 도와주고 지켜봐준 가족들에게도 사랑한다는 말을 전하고 싶습니다.

비웃었던 음양식사법 벌써 13년째 하고 있어요

– 간암 (전승근 : 서울시 영등포구 양평동 1가 28번지)

저는 올해 50대 초반으로 양평동에서 봉제업에 종사하고 있는 전승근입니다.

어려서 고향을 등지고 서울로 올라와 봉제공이 되었던 저는 1988년부터 몸에 이상이 생겼다는 것을 느낄 수 있었습니다. 물먹은 솜처럼 몸은 항상 피곤했고, 소화불량 증세가 심해 밥 한 끼도 편하게 먹을 수가 없었습니다.

또 오른쪽 갈비뼈와 어깨, 팔꿈치, 명치 끝, 옆구리 등에서 담에 걸린 듯한 통증이 찾아왔습니다. 그때마다 소화제, 진통제에 의존하며 살다가 1989년 1월 더이상 통증을 견디다 못해 고대 부속병원에 입원하여 종합검진을 받았습니다. 많이 살아야 6개월 이상 넘기기 힘들다는 '간암'을 선고받았습니다.

병원에서도 치료를 포기하자 저는 단 10일 만에 퇴원했습니다. 나만 바라보고 살아가는 아내와 아이들 모습이 눈에 아른거리자 눈앞이 깜깜해졌습니다. 앞날이 걱정되어 좀처럼 잠을 이룰 수 없는 날들이 이어졌습니다. 통증도 점점 심해져서 나중엔 누워 있기조차 힘들었습니다. 베개에 이마를 대고 구부리고 앉아 밤을 지새야 했습니다. 조금만 먹어도 배가 부풀어올라 밥을 먹을 수도 없었습니다.

그렇게 절망의 나날을 보내던 중, 저는 아는 사람의 소개로 이상문 선생을 만나게 되었습니다. 이상문 선생은 저에게 앞으로 음양식사법 지도를 5일만 해줄 테니 그 안에 효과가 있으면 계속하고 그렇지 않으면 하지 말라고 했습니다.

사실 저는 그때 속으로 '병원에서도 못 고친 간암을 겨우 5일 안에 무슨 수로 고친단 말이냐'고 비웃었습니다. 하지만 어차피 죽을 몸, 무엇인들 못하겠습니까.

물론 결과는 제 예상을 뒤엎었습니다. 상식적으로는 도저히 일어날 수 없는 일들이 내 몸에서 벌어지기 시작한 것입니다. 우선 입에서 나던 역겨운 냄새가 없어졌으며 밥맛이 좋아졌습니다. 항상 무거운 납덩어리가 짓누르는 듯하던 가슴 통증도 사라졌습니다. 명치를 받치는 듯하던 느낌도 현저하게 사그라들었습니다. 무엇보다도 편하게 잠을 잘 수 있다는 사실에 저는 눈물을 흘리며 감격했습니다.

그뿐만이 아닙니다. 누렇다 못해 검게 타들어가던 안색이 본래의 색을 되찾기 시작했으며 몸무게도 어느새 정상 수치를 회복하고 있었습니다.

이와 같은 과정을 거쳐 저는 병을 고쳤고 지금도 음양식사법을 계속 실천하고 있습니다.

아침 저녁으로 1일 2식 하는 습관이 몸에 배어서인지 이제는 1일 3식을 하면 오히려 속이 거북할 지경이 되었습니다. 그래서 그런지 또래에 비해 젊어 보인다고 하고, 저 스스로도 심신이 나날이 젊어지는 느낌을 받습니다. 남들은 힘들다고 꺼리는 봉제일을 하면서도 전혀 피곤하다는 생각이 들지 않습니다. 아마도 이는 음양식사법이 인체의 세포를 활성화시켜 젊음을 되찾게 해주기 때문인 것 같습니다.

음양식사법을 시작한 지 벌써 13년째로 접어들었습니다. 아직까지 별일이 없는 걸 보면 이제 간암이 재발할 가능성은 없다고 봐야 하는 것 아닐까요.

그러나 저는 계속 '밥따로 물따로'의 식생활을 유지할 것입니다. 세상에 건강보다 소중한 것은 없기 때문이죠. 또 병을 고치는 과정에서 음양식사법이야말로 이 세상을 근본적으로 변화시킬 유력한 수단이라는 믿음이 생겼기 때문입니다.

절단할 뻔했던 다리, 음양식사법이 구했어요

– 버거씨병 (방영호 : 전남 구례군 구례읍 봉동리 323-5)

저는 구례에 사는 방영호입니다. 1990년 6월 25일, 발톱이 살 속을 뚫고 들어가는 이상한 병에 걸려 이를 고치려고 구례읍 십자의원에서 발톱을 뽑았습니다. 약 2주일 간 병원에서 치료를 받았으나 완치되지 않았습니다.

집에 와서도 좋다는 민간요법을 동원해 여러 가지 치료를 해보았으나 좀처럼 나아지는 기색을 발견할 수 없었습니다. 그래서 1990년 9월 25일, 순천도립병원에서 2차 발가락 수술을 받고 약 5주 간 치료를 받았습니다. 하지만 염증만 생겼을 뿐 차도는 없었습니다.

저는 하는 수 없이 1990년 11월 5일, 광주기독병원에 입원하여 7일 간 검사를 받았습니다. 그리고 거기서 혈관혈전염(버거씨병)이라는 진단을 받았습니다. 병원에서는 다리를 절단하지 않으면 발가락이 계속 썩어 들어가서 다른 부위로 확산될 수 있으니 다리를 절단하자고 했습니다. 아니, 다리를 절단하라니요, 그것은 제게 있을 수 없는 일이었습니다. 차라리 죽으면 죽었지, 어떻게 다리를 절단하고 살아가라는 말입니까……

저는 집으로 돌아와 몸에 좋다는 것을 구해 먹으며 민간요법에 의지하기 시작했습니다. 그러나 발가락은 점점 더 썩어 들어가고 그 통증에 잠을 이룰 수조차 없었습니다. 그래서 저는 다시 병원을 전전하기 시작했습니다.

1992년 4월 21일 서울 상계동 백병원에 입원하여 수술을 받으려고 하였으나 사정이 여의치 않아 무산되었습니다. 그해 4월 27일에 을지로 백병원에 입원하여 5월 5일 혈관 수술을 받고 5월 17일 퇴원하여 치료를 받았지만 결과는 좋지 않았습니다. 그런데 '이젠 정말 다리를 절단해야 하는 것 아닌가' 하는 절망에 빠져 자포자기하는 심정으로 넋을 놓고 있을 때 저는 하늘의 도움으로 음양식사법을 접하게 되었습니다. 그때가 1992년 8월 27일이었습니다.

음양식사법은 저에게 모든 것을 찾게 했습니다. 잃어버릴 뻔했던 다리도 찾게 해주었고 건강도 돌려주었습니다. 또한 경제적으로도 안정을 되찾게 해주었습니다. 그리고 무엇보다도 질병에 대한 두려움에서 해방시켜 주었고 삶에 대한 자신감을 회복하게 했습니다. 그러니 이 세상에 음양식사법보다 훌륭한 치료법이 어디 있단 말입니까.

음양식사법으로 2개월 만에 13kg 빠졌어요

– 비만과 치질 (임혜숙 : 부산시 동래구 사직3동 155-3)

저는 올해 47세 된 직장 여성입니다.

17년 전부터 비만과 치질로 고생하던 저는 그간 병 치료에 좋다는 약은 모두 구해 먹어보았지만 별 효과를 보지 못했습니다. 그런데 1993년 3월 11일 우연히 신문 광고를 보고 구입한 음양식사법 비디오테이프는 제 삶에 변화를 가져다주었습니다.

처음 한 달 동안은 우선 점심 저녁으로 1일 2식 수련을 하다가 한 달이 지난 4월 11일부터는 저녁 1일 1식을 했습니다. 그러자 체중이 약 5킬로그램 정도 빠졌습니다. 또 몸은 날아갈 듯 가벼워지고 피부는 윤기가 흘러 반들반들해졌습니다.

음양식사법을 하기 이전에 63킬로그램이었던 몸무게가 음양식사법을 시작한 지 2개월이 지나면서 50킬로그램으로 줄어들었습니다. 거울을 보면 완전히 처녀 때 몸매로 돌아간 것 같아 기분이 좋았습니다.

저는 지금도 한때 다이어트를 한다고 억지로 굶었던 기억을 떠올리면 웃음만 납니다. 그것이 얼마나 어리석은 일인지, 음양식사법을 통해 깨달았기 때문입니다. 음양식사법에서는 결코 굶을 것을 강요하지 않습니다. 오히려 어떤 음식이라도 맛있게 먹으라고 권유합니다.

다만 강조하는 것이 있다면 밥과 물을 따로 먹고 마시는 습관을 들여야 한다는 것입니다. 그것만 지키면 뚱뚱한 사람은 살이 저절로 빠지고 반대로 수척한 사람은 살이 알맞게 붙으니까요.

저는 살을 빼기 위해서 온갖 운동에, 다이어트에, 심지어는 몸에 안 좋은 약물까지 복용하는 모든 사람들에게 음양식사법을 권유합니다. 이것을 실천하면 돈을 들여 헬스장을 찾지 않아도 되고 억지로 땀을 흘려가며 운동을 해야 할 필요도 없으며, 또 침을 맞거나 비싼 다이어트 식품을 먹지 않아도 됩니다.

단지 밥과 물을 정해진 시간에 맞추어 따로 먹기만 하면 됩니다. 그러니 이보다 더 간편하고 경제적인 방법이 어디 있단 말입니까. 게다가 이 방법에는 부작용이 없습니다. 오히려 살이 빠지는 것과 동시에 늘어진 피부가 다시 탱탱하게 생기를 되찾습니다. 살도 빼고 건강도 되찾게 하는 음양식사법이 기존의 다이어트와는 무엇이 어떻게 다른지, 직접 눈으로 확인해보시기 바랍니다.

음양이고식에 대한 안내

이고식(離固食)은 단순한 건강식품이 아니고 인류가 먹어야 할 공식적인 음식입니다. 예를 들면 유아의 발육체질이 성장체질로 개선하기 위해 필요한 공식적인 음식이 이유식이듯이 성장된 인체가 무병장수할 수 있는 체질로 개선하기 위해 먹어야 할 공식적인 음식이 이고식입니다. 밥따로 물따로 먹는 법을 이해한 사람들은 모두가 만들어 먹어야 할 음식입니다. 지금까지는 이고식 만드는 법을 세상에 공개하지 않았는데, 이제는 밥물이고식을 실천하는 모든 분들을 위해서 공개하기로 했습니다.

밥물이고식을 통해서 중병을 고치려는 사람들은 물론이고, 건강한 사람들도 이고식을 병행하여 먹는다면 누구나 쉽게 밥물이고식을 실천할 수 있을 것입니다.

이고식 만드는 법

밀, 보리, 콩, 팥, 조, 귀리를 같은 분량으로 하여 분말로 만든 다음, 20~30그램 정도를 국수 반죽 같이 되게 하여 프라이팬에 구우면 됩니다. 이고식은 식전에 먼저 먹고 그 다음에 식사를 하면 됩니다. 식사대용으로 먹을 때는 40~100그램 정도를 하루 한 끼 정도 먹으면 좋습니다. 또한 좋은 것을 가미할 때는 현미, 흑태, 다시마, 신선초, 마, 당근, 시금치, 표고버섯, 미역, 검정깨, 바나나 등을 혼합하여 분말로 만든 다음 과립으로 만들어서 출장이나 해외여행할 때도 40~60그램을 먹으면 아주 좋습니다.

이고식 구입 안내

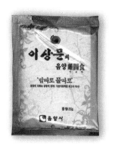

이고식은 누구나 만들 수 있습니다. 그러나 만들기가 번거롭거나, 힘들다고 생각되시는 분들을 위해 음양사에서 만들어놓은 제품이 있습니다. 구입을 원하시는 분들은 음양사로 직접 주문을 하시면 우송해 드리겠습니다. 주문하실 때는 아래의 계좌로 송금하신 후 음양사로 주소와 이름, 연락받을 전화번호 등을 알려주시면 됩니다.

계좌번호	국민은행 041-21-0832-708 예금주 이학주
	기업은행 206-039755-04-016
	농 협 351-0061-6794-93
전화번호	(02) 861-5851~2 (밥물보급회)

이고식을 상품화한 동기

이고식이 탄생한지 약 10년이 지났습니다.

그동안 필자는 이고식(離固食)을 손수 만들어 독자들과 함께 먹기도 하고, 스스로 만들어 먹는 방법도 공개했습니다. 그러나 집에서 직접 만들어 먹어본 독자들에게서 건의가 들어왔습니다. 만들어 먹기도 불편하고 맛도 생각처럼 좋지 않았던 거지요. 그래서 먹기도 편하고 휴대하기도 간편하게 개발해서 밥따로 물따로 음양식사법을 하는 독자들에게 보급해줄 수 있겠냐는 의견이었습니다. 생각해보니, 요즘처럼 시간에 쫓기는 생활을 하면서 일일이 만들어 먹는다는 것이 그리 쉽지 않고, 먹기도 적잖이 불편하겠다는 생각이 들었습니다.

고심 끝에, 필자는 98년에 30여 가지 재료를 가미하여 맛이 좋고 침도 잘 돌아서 물 없이 먹을 수 있는 [음양이고식(陰陽離固食)]을 처음 가공하였습니다. 그러나 그저 장사꾼으로 오해받을 것 같아서 한동안 주변에조차 제대로 알리지 못했습니다. 심지어 필자에게 개인지도를 받고 있는 평생회원들마저도 [음양이고식]이라는 제품이 따로 있는 줄 모르고 8년이라는 세월이 지나갈 정도였습니다.

저 또한 이고식을 후반기 수련을 위한 음식 정도로만 치부해버리고 있었는데, 에이즈 환자에게 먹여 그 결과를 확인하고는 생각을 달리하게 되었습니다. 2006년도에 실험한 결과, 음양식만 2개월 한 에이즈 환자보다 이고식을 1개월 먹은 환자의 면역수치가 더욱 크게 개선되었던 것입니다. 음양식을 한 환자의 수치가 214였고, 이고식을 병행한 환자의 수치가 365여서 담당의사마저 깜짝 놀랄 정도였습니다. 이후로 저는 이고식의 중요성을 더욱 강조하기 시작했습니다. 실지로 이미 이고식을 체험한 분들은 먹을 때와 먹지 않을 때의 기력과 컨디션이 많이 다르다고 말합니다.

이고식을 직접 만들어 드셔도 좋고, 구입해서 드셔도 좋습니다. 어쨌든 이 책을 보신 분들은 반드시 실천해보시기를 적극 권합니다. 건강한 사람은 건강한 사람대로 좋고, 환자는 환자대로 치유에 절대적인 도움이 될 것임을 필자의 실제 경험으로 확인했습니다.

※ 이고식(離固食)은 건강보조식품이 아닙니다. 음양식사법 책을 읽고 이해가 되시는 분들만 먹는 음식입니다. 세계 어느 곳에서도 이고식만은 음양사 외에서는 구입할 수 없다는 것을 기억하시기 바라며, 만약 다른 곳에서 구입했다면 필자의 제품이 아니라는 것도 염두에 두시기 바랍니다.

※ 참고로, 이고식(離固食)을 병행하시는 독자님께서는 궁금한 사항이 있으시면 둘째, 넷째 주 목요일 오후 6시 30분까지 음양사로 오시면 질문상담 하실 수 있습니다. 사정에 따라 일정이 변경될 수 있으니 전화로 확인 예약하시고 참석하시기 바랍니다.

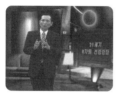 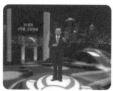 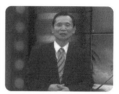
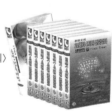